石恩骏
《神农本草经》发微

石恩骏　著

协助整理	何　钱	冷福玉	赵　阳	何　苗
	何　俊	余　春	鲁利香	沈丽萍
	王其良	王亮美	蒋玉忠	刘仕发
	徐寒松	阮学群	徐　润	石雁冰
	曾　琳	赵玉国	张　洁	田小雨

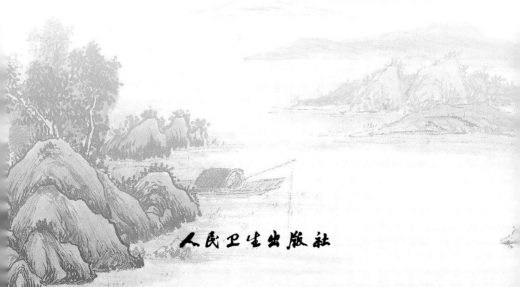

人民卫生出版社

图书在版编目（CIP）数据

石恩骏《神农本草经》发微/石恩骏著.—北京：人民卫生出版社，
2017

ISBN 978-7-117-24127-4

Ⅰ.①石…　Ⅱ.①石…　Ⅲ.①《神农本草经》-研究　Ⅳ.①R281.2

中国版本图书馆 CIP 数据核字（2017）第 027409 号

人卫智网	**www.ipmph.com**	医学教育、学术、考试、健康，购书智慧智能综合服务平台
人卫官网	**www.pmph.com**	人卫官方资讯发布平台

石恩骏《神农本草经》发微

著　　者：石恩骏
出版发行：人民卫生出版社（中继线 010-59780011）
地　　址：北京市朝阳区潘家园南里 19 号
邮　　编：100021
E - mail：pmph @ pmph.com
购书热线：010-59787592　010-59787584　010-65264830
印　　刷：三河市宏达印刷有限公司（胜利）
经　　销：新华书店
开　　本：710×1000　1/16　印张：18　插页：2
字　　数：267 千字
版　　次：2017 年 3 月第 1 版　2023 年 4 月第 1 版第 3 次印刷
标准书号：ISBN 978-7-117-24127-4/R·24128
定　　价：59.00 元

打击盗版举报电话：010-59787491　E-mail：WQ @ pmph.com
（凡属印装质量问题请与本社市场营销中心联系退换）

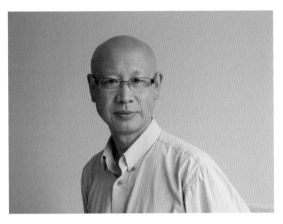

石恩骏,男,汉族,贵州贵阳人,1953年出生于中医世家,主任中医师、教授,硕士研究生导师、贵州省名中医。其父石玉书先生(1893—1973)系贵州近代影响很大的名医,生前系贵阳中医医院、贵阳中医学院附属医院首任院长;其兄石恩权教授(1928—2003)生前曾任贵阳中医学院第二附属医院副院长,贵阳中医学院医疗系主任、中医系主任,首批全国继承老中医药专家学术经验指导老师。

石恩骏教授自幼受其父兄影响,对中医学习有浓厚兴趣,曾系统学习西医,20岁开始中医临床工作。1979年以同等学力身份考取贵阳中医学院首批研究生,跟随许玉鸣、石恩权、袁家玑、李昌源等名家学习,1982年毕业并获医学硕士学位,同年进入贵阳中医学院第二附属医院从事中医临床工作至今。20世纪90年代初被卫生部指定为全国首批名老中医石恩权教授学术继承人,不离左右,尽得其传。具有家传、自学、中西医系统学习及从名师学习和长期实践,从不脱离临床的难得经历。曾先后在《中医杂志》等刊物上发表专业文章数十篇,参与《医林拔萃》《贵州中医耆宿录》等书的编写,并主编《贵州名医名方选析》(人民卫生出版社出版)、《石家百年医案精选》(人民卫生出版社出版),得到了国医大师朱良春先生及著名中医专家连建伟、王新陆、陆鸿宾先生等的高度评价。2015 年 5 月在《中国中医药报》开辟"石恩骏《本经》发微释百药"专栏至今,在全国引起较大反响。此外,尚有验方数首被《中国中医药报》"名医名方"栏目登载,对内、妇、儿科有较为深刻的研究及丰富的临床经验。其学生编著的《石恩骏临证方药经验集》《石恩骏临床经验集》二书均由湖南科学技术出版社出版,较全面地反映了其学术思想及临床实践经验。

朱步先序

　　贵州石恩骏教授近有《本经发微》之作，并以文稿见示，余因得先睹为快，但觉新风扑面，古籍生辉，务实求真，精义叠出，启人心智，发人遐思。良医皆从磨炼出，黔地不乏济世才！

　　《本经》乃上古之遗文，集中体现了先民识药知性的智慧，被历代医家奉为规矩准绳，后之学者寻思抽绎，无不究心于此。惜乎文辞简古，奥旨弥深，不易领会。观前人治经之学，大抵不越疏义与求证两端。疏义者，依据经典，商量邃密，疏其本义，求其引申之义；求证者，求诸《伤寒》《金匮》《千金》《外台》乃至诸子百家之良方妙剂，以征其信。此二者交互参证，从而畅发其精蕴，明药性之真谛，归于致用。历来名篇佳作，各领风骚，如缪仲淳《经疏》之精纯，张石顽《逢原》之广博，邹润安《疏证》之渊深，均彪炳当时，垂范后世。

　　石恩骏教授克承家学，寝馈《本经》多年，积学深醇，疏解《本经》别开生面，既不失前人治学的法度，又能自出机杼，大量采撷家传经验、贵州名医大家及个人的体验，以发经文微旨，阐明于今的实用价值。这就使本书具有鲜明的地域特色，洋溢着生动的时代气息。"贵州前辈知高原气候阴寒，湿气袭人最甚，痹痛最多。""贵州盛产诸多草药，燥湿祛风，益血养气，或类羌独二活，可使正气周流，血脉得养，筋骨强健。""贵州泡参质量上乘，惟能清肺中痰涎，疏利三焦血分壅滞。"此类文字，书中比比皆是，显见风土人情之别，决定了用药的差异。须知因人、因时、因地制宜乃是中医学精髓所在。石教授能从独特的视角来看《本经》，其体验与认知的总结，乃是今天整理国故，研究中医学不可或缺的宝贵资料，实非剿袭雷同、闭门造车者所可比拟！

　　不妨又举数例予说明。石教授之父玉书先生乃一代名医，曾用平淡的豆豉伍青蒿、石菖蒲、栀子、生大黄、杏仁，大锅煎汤分发，截断黄疴瘟疫传染蔓延，取豆豉"流利开通，降逆除烦，宣郁解毒。"正是《别录》豆豉主"瘴气恶毒"的佳绝注脚。玉书先生治脑溢血脱证用安宫牛黄丸，常以炮姜或附子数克煎汤一并灌服或鼻饲，取其引血归经之大用。此证有阴阳离决之险，故一面用安宫牛黄丸清开，一面用姜附温摄，寒温异性，冶于一炉，非识本经大义，明辨阴阳消长、虚实进退之机者不能为之。

石教授治学从宏大处立脚，从细微处着眼，时有独到的见解。如生姜、粳米乃寻常之物，苟洞明其性，可作非常之用。风温初起，头痛身热，咳嗽咽痛，微恶风寒，稍有呕逆胸痞之候，常在连翘、银花、栀子、桔梗、薄荷等清凉方药中加生姜调升降，和表里，"欲使外束之腠理开泄，其内郁之热邪易溃也。"治疗某些特定的热病，真得仲景大青龙汤之法可用可传也。再如其用乌头汤、乌头桂枝汤，"均加入粳米一大撮入汤中同煮，意在助卫气，调营血，又可略缓乌头燥热毒性也。"确见构思巧妙，可以填补前人之未备。

余与石恩骏教授从未谋面，文如其人，读其书可以想见其为人质朴，堪称神交。今年春上与其弟子何钱大夫相聚滇池之滨，促膝畅谈，何君青年才俊，好学深思，矢志医学，淡泊名利，实属难能可贵，遂结本书之缘。值《本经发微》梓行，续绝学，示来者，诚医林之盛事，爰就读后所思所想略述于上，以就正于作者与读者。是为序。

朱步先

于英国牛津
时届丙申中秋

陆鸿宾序

石恩骏教授面壁十年,倾注大量精力与学识,著医书四种凡百万言,所得者寥寥数文。有名医窃笑曰:"皓首穷经,不如我等一日鬻药所获。"抑可奇者,附和者众。石氏笑而未置一语,心中自有一片清凉世界也。

余闻古人著述,往往失地远客,成于羁愁郁闷之中,今日研究整理祖国医药之真学问、大学问者,又必仁爱高义之人可任可托。观石氏《临证经验集》①医理透彻,深入浅出,具确切实用价值,与朱良春先生《用药经验集》相提并论,不为过誉;其《贵州医方》②者,乃因贵州辛亥以来诸多名医大家,累积一生之大量医方精致名贵,却长期无人关注,渐行湮灭,石氏以一己之力搜集整理,深刻解析,使吾地中医精粹不致灰飞烟散,真黔中幸事也;其《石家医案》③者,将石氏中医世家百年来济世活人之大量宝贵经验及诸多家藏妙方精选成册,公之于众,且细细解读,惟恐遗厥。今又著此《本经发微》,发神农氏之精义微旨,参与己见,内容实用,构思精妙,文辞精美,特点至为鲜明,为历来所注《本经》之上乘者。石氏穷其所能,发掘存留大量祖国医学珍贵财富,兼济今生与后世,善莫大焉,又岂汲汲于虚名小利之庸者所知之!

石氏家学渊源深厚,是有丰富实践经验之临床家,著述本非其所长也。观石氏用生地大黄汤治干性肺脓疡咯血星星点点,或盈杯盈盏;用大剂乌头甘草汤治冠心病心痛欲死;用白及甘草汤治胃炎糜烂

注① 《石恩骏临证方药经验集》,湖南科技出版社2011年9月出版,2016年4月增订再版,更名为《石恩骏临床经验集》。

注② 《贵州名医名方选析》,人民卫生出版社2012年11月出版。

注③ 《石家百年医案精选》,人民卫生出版社2014年1月出版。

渗血;用通圣散治多种肝功能损害;用苦参散治肠炎脓血里急;用真武汤治内耳眩晕;用升降散为四时温病、三焦浊邪壅遏之基本方;用滚痰丸除痰湿、泻火毒、荡积滞、行瘀血而推陈致新;用补中益气汤调脾胃而安五脏,恢复人体呼吸出入、吐故纳新之生理以治百十种常见病症,未尝不叹其用药轻灵纯正,用方精细周到,寓意深刻也。

今将本书文稿细细读过,见其非寻常以经解经而失于蹈虚,乃取历来百家及石氏本人千锤百炼之用药经验,所注每一药皆印证于临床,有次第,通大义。不惟阐发《本经》原文旨意,又能从所以然处发挥,经未言而读之又似与其所喻之意相融无隙,故全书通贯实用内容,堪为研究本草及临证用药者所必备,余不禁抚卷而赞焉。

陆鸿宾
丙申年七月初十三日于贵州贵阳

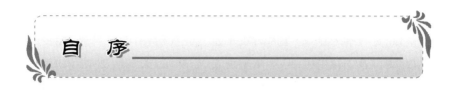

自 序

　　余少年时曾读《神农本草经》三卷，茫茫然无所获，惟知神农尝百草以治天下民疾，中国医药学术始兴。《本经》总结汉代以前医药学知识与经验，从客观立论，学术朴质，不说玄妙虚理，直指药用功能，文词简古，文意深邃，理解精微，若能有识有别，当于医事不惑。余四十余年读百卷之书，临证之际，每与《本经》研究相结合，细细揣摩，愈知其奥妙无穷也。

　　《伤寒论》撰用《素问》《八十一难》《阴阳大论》《胎胪药录》而未言《本经》。然仲景六经辨证，散温以麻桂，造温以姜附，清温以白虎，泻温以承气，保胃气、存津液，用药悉遵《本经》，所得神农氏之传最深，是为方术之祖，万世传承不灭也！唐宋以来，百家争鸣，著述横出，均有不同时代之特色与成就：刘氏寒凉泻阳盛之火；朱氏补阴抑阴虚之火；张氏攻破以安正；李氏扶正以胜邪；张志聪、黄元御论治以气化；雷少逸、吴鞠通之温热时方细密可取；张锡纯、唐容川衷中参西，皆卓然大家，成绩斐然，用药也无不遵《本经》，自有端绪可寻也。乃至辛亥以来，吾贵州大批名老中医博闻强识，临床论治，理致简赅，余推崇备至，用药也悉遵《本经》。先父玉书公医术精湛，遐迩闻名，尝用人参补五脏而除邪气，大黄涤胃肠而推陈致新，每起沉疴大症，自是从《本经》中来。余用当归治咳逆上气，妇人漏下绝子；用生地逐血痹、伤中、寒热结聚；用茯苓治烦满寒热，口焦舌干；用桔梗治腹满肠鸣，心胸结痛。又知羌活开风寒郁滞而通散阳气，用治数十种病证；白及主痈肿恶疮败疽，胃中邪气，用治胃肠糜烂炎证；山药主伤中，补虚羸，用治心脏气血伤损；石膏主中风寒热，用治气分热及营血分热、中焦湿热，余临床略有所得者，也多因意会《本经》之旨也。

　　壬申年，余试注《本经》所载药十味，因嫌冗弱未示于人。辛卯初

9

又注二十余味略有好评,然愈知《本经》之墙,何止数仞! 余六十初度,须发皆白,两目昏暗,心神懈怠,穷经已穷至害怕,退而悠游也。也曾西至欧美,东渡扶桑,南觅爪洼印度,北抵苏俄蒙古,虽见识略增,终无大益,总觉有事未竟,心绪时时难平也。去岁初春,西行林芝,徒步墨脱,此观世音莲花生宝地,雾浓壑清,松竹寒凝,大气清冽,沁人心脾,余欢喜不尽,精神爽利。忽闻人民卫生出版社东枢先生告:"宜将所注《本经》汇集付梓。"余方知所未竟事乃此也。

《本经》载药365种,余无力求其完备,仅遴其体验较深者注解之,亦是千难万难,未及百味之数,已经意尽辞穷,无以为继也。若干不解处,余避而不解,虽经文妙意有所遗漏,然得免牵强穿凿,误读者而遗罪也。

余文学与哲学皆浅薄,自不能以阴阳道论等至理解经,亦未逐字疏证,力避失于肤浅,无助于后学者深入研究。虽力求与经意相谐,偶然可见所以然之妙而有所发挥者,多借前人用药治病之实际经验融贯其中,非余之所能也。

本书分类,大致按上、中、下三品顺序编排,然如附子、大黄、半夏、巴豆、桃仁等均为中药极重要品类,虽属下品,也排序在前。

《本经》所未载药也甚多,余将所常用之粳米、延胡索、砂仁、三七等十数味略解之附录于后,也寓意《本经》之发挥也。

旅英中医大家朱步先教授、著名中西医结合专家陆鸿宾教授皆年逾古稀,百忙之中逐篇逐段、逐句逐字细审文稿,倾注大量精力为本书作序;贵阳中医学院冷福玉同学整理大量资料,余深谢之。

石恩骏
丙申年暑日于贵阳

目　录

目 录

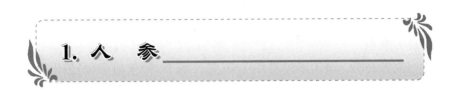

1. 人 参

"味甘微寒，主补五脏，安精神，定魂魄，止惊悸，除邪气，明目，开心益智。"(《本经》)

人参有野山参、园参、移山参、朝鲜红参、朝鲜白参、西洋参等不同品种，皆具《本经》所论功能，其药力有大小深浅之异。野山参得天地自然之气最厚重，功力最宏，能回阳气于垂绝之境地，挽救于无何有之乡。惟数十年来所采得数量日益短乏，常欲取用之而不可得也。

昔日陈修园谓：五脏属阴，精神不安，魂魄不定，惊悸不止，目不明，心智不足，皆阴虚为亢阳所扰也。又因《本经》未言一字温补回阳，故以人参为阴柔之品，功专补阴，一切回阳方中，绝不加用人参。一概而论之见，未免偏颇也。

若西洋参、白色园参固然于阴虚有火及吐衄失血后，或大汗阴液耗损，虚阳偏炽者适之，亦当与四物汤、地黄丸及黄柏、知母、二冬、玉竹、元参、五味子、芍药、山萸肉等甘寒同用，恐其生发之性，又将虚火提出是也。

野山参、红参、朝鲜人参等兼温热之性，气味沉厚，颜色重浊，温养生发是其特性，真阳元气衰竭脱证必然用之。病至阳气衰微，阴寒内盛，四肢逆冷，恶寒蜷卧，呕吐下利，脉微欲绝者，《伤寒论》四逆汤中附子、干姜大辛热，佐甘草和中益气，为回阳救逆代表方剂。寒淫于内，治以甘热，此之谓也。然余认为，无论下利、亡血、烦躁、肢厥、神昏、恶寒、脉微或绝等亡阳之时，益气回阳之品莫如人参，且当重用之，可挽垂危之阳气也。故《伤寒论》有四逆加人参汤、茯苓四逆汤；《伤寒六书》有回阳救急汤；《正体类要》有参附汤；《伤寒大全》更重用一味人参一二两或三四两浓煎为汤，频频喂服，治毒利欲脱，崩漏及胃中大出血，重度创伤致脱，大汗如油如雨，色绝暴脱，寒痰内闭致脱等诸多极危重症,绝非他药所能替代者。《内外伤辨惑论》生脉散(人参、麦冬各5分,五味子7粒)本治热伤元气,阴津消耗,短气自汗,脉虚者。若以此方20～30倍分量,亦能回阳救逆,有认为生脉饮为虚脱休克救治之最佳方剂也。

人参补脾。余治多种慢性胃炎、慢性肠炎,行气消痞,清热平肝,散结缓急,活血化瘀而外,多用人参数克加入。慢性胃炎、慢性肠炎者,脾胃虚弱本为其根本病理。至如消化性溃疡,尤其十二指肠溃疡则必用人参健脾益气,此亦近年医界之共识。

有九旬老人素无疾,近日卧床不起,昏沉欲眠,20余日不食,舌脉乏生气,胃气似绝。无他法,以西洋参15g细切,粳米1大撮共炖煮去渣,频频喂服,3日后能少量进食,起床活动,舌脉渐有生气。人参保胃气,存津液也。

人参养肺。支气管炎、支气管哮喘长期咳喘声低无力,气短,痰多清稀,神疲自汗。《永类钤方》补肺汤、《济生方》人参胡桃汤益气敛肺滋肾也;肺结核咳嗽,咯血,潮热盗汗,保真汤、补天大造丸、琼玉膏补肺气而通肺之血络也。

人参养心。多种心脏疾病所致心功能不全及心律失常者,余最常用《千金翼方》五参丸,此方以人参为主药,随证加减每有良效。炙甘草汤、薯蓣丸、保元汤、十味温胆汤养心气而通心脉,亦为心脏疾病常用良方也。

人参补肾。凡阳痿、遗泄类证,若因恣情纵欲、房劳过度致命门火衰、肾气亏损而发病者,单用人参即有效验。若与壮阳滋阴类药合用之则源泉不竭,阳痿可起,滑泄可止也。

妇科继发性闭经或月经稀发者,血枯血滞,肾气亏也;年老经水复行,脾不统血,肝不藏血,肾气大亏也。傅青主益经汤、安老汤亦极有效验。

人参甘温调中益气,邪正相持,虚实相杂之证,兼用无碍,最能互济药力,经所谓除邪气者,最是人参重要用途。伤寒温热有欲发表者,用人参入药,元气旺则发汗畅,外邪乘势可除。若元气虚弱,徒以发表,邪气半出不出,留连致困,发热无休止也。即使小柴胡和解表里,仲景用人参也寓深意:外邪见势不争而迅退也。又见参苏饮、败毒散、白虎加人参汤、竹叶石膏汤、黄龙汤皆用人参深入气血之分驱邪,则热退而神清。幼科痘疹,青干黑陷,血热毒盛,若顶陷色白、皮薄浆清泄泻,也必用人参救逆也。《伤寒论》用人参者凡 17 方,其所治者,多有邪气之留滞或所伤也。识此则《本经》"除邪气"之旨大明矣。

余常用还少丹治老年性痴呆,因注意到脾胃清阳之气上升,是为开心益智之必要条件,临床若兼见面白少气者,加西洋参或生晒参,名为益气还少丹。先父玉书公有聪明读书丸(白人参或西洋参 100g,石菖蒲、炙远志各 50g,炼蜜为丸,每丸重 6g,每服 1 丸,每日 3 次,用米汤下最好。或以上药无灰醇酒泡 30 余日,少量常饮之)治健忘证。能振奋精神,通利九窍,聪明耳目,也可用于情绪低沉,睡不安稳,无故忧愁悲伤者。

人参所治一般病证,虽属气虚下陷病机,实则元气不和,元气外泄,元气内郁,元气滞涩,均与气虚下陷,清阳不升密切有关。"清阳出上窍,浊阴出下窍;清阳发腠理,浊阴走五脏;清阳实四肢,浊阴归六腑"(《素问·阴阳应象大论》)。呼吸出入,吐故纳新之基本生理活动,亦即人体脏腑器官一切功用,皆有赖气机升降出入之通利。故无论外感内伤,皆气机升降失调使然,识得此理,或可知人参功用之大略。

2. 黄　芪

"气味甘微温，无毒。主痈疽，久败疮，排脓止痛，大风癞疾，五痔鼠瘘，补虚，小儿百病。生用，盐水炒，酒炒，醋炒，蜜炙，白水炒。"（《本经》）

热毒壅盛之疮痈疖肿非黄芪所主。然久治不愈之痈疽，气血不足，疮痈脓成不溃，或溃破后久不收口，黄芪自能补养气血而托毒生肌止痛。曾治一乳腺肿瘤破溃，脓血淋漓而气色惨淡，以大剂黄芪人参汤服六十余剂而创口始敛。凡烧烫伤之中后期创面难愈，骨折难愈合者，余常以大剂量当归补血汤治之，此亦研究《本经》所得。也常用此方于妇科崩漏失血及一般血气虚弱之证。先父认为消化性溃疡特别是十二指肠溃疡，慢性溃疡性结肠炎，也系久败疮类。前者必于疏肝健脾方中加黄芪，后者则用黄芪、生地榆、木香、赤芍为方，确有愈合胃肠溃疡之良效。

大风癞疾，余未常见，然慢性荨麻疹、慢性湿疹等皮肤瘙痒病则临床多见，一般辨证为风热湿毒证。然用清热祛风，除湿解毒方常无效验，余用黄芪赤风汤或防风通圣散加黄芪则每有良效。

痔之所生，在于元气本亏，血气不足，湿热之邪始能下坠大肠，血脉郁而不行，筋脉横解而成痔，补益元气最为重要，清热除湿次之。先父玉书公有方治内外痔：

炙黄芪 24g，焦术 12g，山药 18g，炒槐花 30g，银花 15g，制乳没各 9g，泡参 30g，当归 12g，炒黄柏 9g，厚朴 9g，马齿苋 30g。

补虚二字内容甚多。黄芪补益之性于临床，可用于阳气、血气之亏损者，方如当归补血汤、黄芪人参汤、黄芪附子汤、归脾汤、补中益气汤，更可用于虚实错杂之证。东垣清暑益气汤、家传益气解毒汤等，余最常用于多种慢性迁延性感染。

　　凡表虚之证,常自汗畏风,经常感冒。余有一方:黄芪 15g,泡参 30g,熟地 30g,山萸肉 9g,仙灵脾 15g,防风 9g,虎耳草 12g。此方补益卫外阳气,固表止汗之作用类同于玉屏风散而略胜之。

　　黄芪补虚之能最显现者莫如补阳还五汤,此方黄芪用量二三十倍于诸活血化瘀药。用于中风后气虚血滞,脉络瘀阻所致半身不遂,口眼歪斜。余用于脑血栓形成后遗症,常加服马钱子为主药之仿九分散,确可大补气血,长肌肉,推动瘀血以行。大量黄芪并无升提血压之弊端,反因调节之能而使之略降。若黄芪量少,本方则少效。

　　凡幼儿之病多因少阳生气不足或不条达也。黄芪能生发少阳之气,增加幼儿御邪之力,故常可用之。然阴虚有热者,痰气相壅者,无论幼儿或成人,皆不相宜也。

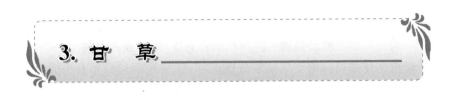

3. 甘 草

"味甘,平。主五脏六腑寒热邪气,坚筋骨,长肌肉,倍气力,金疮肿,解毒。"(《本经》)

甘草药性平缓,具冲和正味,补益阳明胃经、太阴脾经正气,适用中气虚羸之一般劳损内伤。补中益气汤、薯蓣丸、八珍汤、保元汤、炙甘草汤温养补益,必用甘草,然其功用决非止在补土。

甘草能通降上下,和缓内外,中和药性,具调补之力,如仲景甘草泻心汤治太阳中风,下后心下痞硬,干呕心烦,水谷不能消化,腹中雷鸣下利者,乃误下后中气虚寒,土气郁滞,肝木不疏。若无甘草温补中土之虚寒,则芩连难清湿热痰结,半夏难降胃气之上逆,干姜难固肠鸣而止泻,所见胃痞,干呕,水泻诸证皆不得愈或反加重。又如调胃承气汤有硝黄泻热软坚,治伤寒温病阳明燥实,因有甘草和中,攻下而不伤正气。大约今人多有中焦脾虚伤损,体质稍弱于古人,余临床虽见阳明腑实,潮热谵语,手足漐然汗出,或热结旁流,或热厥发狂属里热实证者,用大承气汤峻下热结,亦每加入甘草调胃之法,既可急下燥结,保存阴液,也不致损伤中气,自无寒中、结胸、痞气、虚脱等变端,尤其老年虚弱者如是。

考仲景有甘草汤、甘草泻心汤、甘草茯苓汤、炙甘草汤以及桂枝、麻黄、葛根、青龙、白虎、理中、四逆、建中、柴胡等方皆重用甘草。后世诸家补益方固然用之,泻火解毒之方亦重用甘草。余思甘草不惟有调补之力,并有祛邪之用,抑或尚有增效之利也,故《本经》云:"主五脏六腑寒热邪气"也。

贵州吴氏以白菊花、生甘草各 120g 名曰菊花甘草汤,水煎后酌加白酒恣意饮用,治多种疔疮痈肿疖之属热毒重者;刘氏以生甘草、银花、皂刺、大黄各 30g,瓜蒌壳 1 个,白芷 9g,名曰内消散,酒水各半煎服,治疗毒如粟,坚硬根深如铁钉,局部红肿热痛,全身发热寒战;陈氏以生甘草、银花、野菊、蒲公英各 30g,名曰银花解毒汤,水煎加白酒 1 匙和服,治火毒结聚之痈疮疖肿;陈氏又以马蹄香150g,苦参200g(酒炒),另以生甘草 300g 熬膏合之制丸如梧子大,治热痢、肠炎均有良效。甘草于诸多炎症病变,不惟解毒,并能缓中补虚,护正气而止痛,通经脉气血而散营卫之结滞也。

反复发作之口腔溃疡,余以地黄丸加少许干姜、附子,重用生甘草 30g 或甘草皮 10g;若灼热疼痛甚或体温增高,用五味消毒饮加生甘草 30g 或甘草皮 10g 俱有良效。甘草不仅解火热邪毒之疮肿,亦能收少阴上浮之虚火也。

仲景炙甘草汤所治之心动悸,脉结代者,多为今之冠心病,心肌损害,心肌炎等心脏疾病。历来注家皆云本方益气滋阴,补血复脉,以炙甘草为主药者,欲其甘温益养正气也。《本经别录》谓甘草"通结脉,利血气",显然活血化瘀也。心主血脉,多种心脏病者,脉结代而涩滞,往来不利,舌紫黯而有瘀斑,显然心脉壅塞,营血不畅,血络枯涩病理,仲景岂有不用活血化瘀之理!若仅言益气养阴,实未能识得炙甘草汤真用途也。四逆汤、四逆加人参汤、通脉四逆汤、甘草干姜汤皆治太阴伤寒手足厥逆类证。姜附固可益肾阳而消阴寒,而诸方中所用炙甘草通经脉,利血气,贯通枯涩脉道,宣通阻滞经络,阳气始易外达四布,厥回而危症得安也!

或谓甘草甘味醇厚,于中满腹胀,气滞下利者忌用。因知脾胃气滞湿壅多因中气虚馁不能运行所致,多种慢性消化道疾病如胃炎、溃疡、肠炎,多可重用甘草取效,并无脾胃壅滞之副作用。

一般而论,除邪气、收虚火、治金疮、清热解毒,甘草皆宜生用,缓中补虚则宜炙用,欲通经脉、利血气者,也宜炙用。

4. 生地黄

"主折跌绝筋，伤中。逐血痹，填骨髓，长肌肉，除寒热积聚，除痹。"（《本经》）

《本草正义》治跌仆损伤，肌肉血瘀，发肿青紫，以鲜生地捣烂厚敷，最能去瘀消肿，活血定痛。

生地黄滋阴养血，能流畅血脉之瘀滞，活血化瘀。现以仲景炙甘草汤说明。一般解释，炙甘草汤通阳复脉，滋阴养血，以炙甘草为主药，益气血生化之源，人参气血双补，生地、阿胶、麦冬、麻仁等滋阴养血，桂枝、生姜宣阳化阴，清酒和气血，通经隧，治疗脉结代，心动悸之多种心脏疾患。

脉结代，心动悸之证，故因气血衰微，然血液不能充盈脉管，心脏无力推动血脉，必有瘀血留滞，炙甘草汤中，炙甘草为四两，生地为一斤。《本经》载生地"主伤中，逐血痹"。《大明本草》载生地"治惊悸劳劣，心肺损"。《本经别录》载甘草"通经脉，利血气"。二者合而用之，以余药为辅佐，能通行心脏郁滞之气血。此解应有深意。

《千金方》以生地黄汁三斤，干漆半斤，生牛膝汁一斤，治子门闭，血聚腹中生肉；《圣惠方》以童便一斤，生地黄汁，生藕汁一升，姜汁三升，治产后血气不调，腹中生瘕结而不散，痛无定处。余以此两方，加甲珠、熟大黄、土鳖、蛇舌草、半枝莲、苡仁等，用治子宫颈癌。此"除寒热积聚"之印证。

风寒湿留滞经脉肌肉之间，则为痹证。虽有寒热不同，总因气血痹阻。偏于寒者或有瘀滞，偏于热者多有津血伤耗。生地具滑利流通之性，有破瘀，导滞，活血止痛之功能。且《本经》直言"除痹"。余每于痹证用之。

5. 白　术

"气味甘、温，无毒。主风寒湿痹，死肌、痉、疸、止汗、除热、消食，作煎饵，久服轻身，延年不饥。"(《本经》)

考脾为后天之本，津血精液生化之源，脾胃强则能饮食，营卫强，骨骸滋养，精神保养。白术甘温为补脾益气之正药，无出其右者。一切脾胃虚损之证皆可以白术补益之，脾土旺则清气上升，浊气糟粕下输，故其用也广泛。余对多种慢性疾病若无下手处，总以健脾为主，方如四君子汤、枳术丸、补中益气汤、参苓白术散等缓服，可以调节机体，渐渐生出抵抗免疫之力，病即向愈，此"久服轻身延年"之佐证。

风寒湿三气杂至，脾最为湿气所害，脾为湿困，运化无力，湿停滞中焦则为饮，外溢则为肿，变化而为痰，白术健脾燥湿，通利小便，行气化痰，每为必用之品。风寒湿痹于胃，必食少或食不消，每见脘腹虚胀，倦怠无力，亦可以用四君子汤类方。若痹于大肠则缺乏蠕动之力，运行艰难，遂有大便秘结之证，若用泻药愈加坚结。余治习惯性便秘，若看似津伤而增液无效者，每用自拟之健脾清肠汤有良效。方中生白术可用至 90g，其效乃白术健脾胃而行气机，其功用固然在燥，而在此方中之妙处，则在于白术多脂而生津液以润肠，若仅有燥湿之能，恐非健脾益气之正药。然在此必然重用，少则无效反生滞气。至于风寒湿侵于关节，以致腰膝顽麻痹痛，诸多祛风胜湿方中均用白术，湿重于热之黄疸，也当用白术健脾除湿。死肌者，湿侵肌肉久矣，血不流则死，可曰瘀血。《本经逢原》谓白术"散腰脐间血及冲脉为病"，《医学实在易》谓："白术能利腰脐之死血，凡腰痛诸药罔效者，用白术两许，少佐它药，一服如神"。余治腰痛如腰肌劳损者，常用三方，若无明显寒热虚实者方：生白术 60g，生黄芪 45g，泡参 45g，杜仲 15g，苏梗 12g，可以利腰间死血，强筋壮骨；若寒湿腰痛用方：生白术 60g，仙灵脾 20g，

9

茯苓 30g,熟附片 15g,可以利腰间寒湿,行血通络;若湿热下注腰痛用方:生白术 60g,车前子 30g,土茯苓 45g,苡仁 60g,桑枝 20g,可以健脾除湿清热,利腰间湿热而通络。三方均为有效方,均可随证加减而生白术 60g 不减。

白术除热者,非能除实火之热毒,实所谓内伤发热者。乃因脾胃气虚,清阳下陷阴气之中,其证发热自汗出,渴喜热饮,少气懒言,脉洪而虚,舌质淡,方如补中益气汤、清暑益气汤等。

表虚自汗,余常以玉屏风散加麻黄根、山萸肉,虽无自汗,其实表虚易感冒者,以此方常服亦有良效。

6. 石　斛

"主伤中,除痹,下气,补五脏虚劳羸瘦,强阴,久服厚肠胃。"(《本经》)

本经"主伤中"一语,非指脾胃不足,实指心脏经脉之有所伤损。曾治高龄高血压心脏病患者,并发心衰,心房纤颤,神志昏昧,几度欲脱,舌光红少苔,脉细疾而至数不明,以金石斛18g,炙甘草15g,浓煎服之,证即缓解。余治多种心脏疾病,特别是高血压心脏病及病毒性心肌炎,有心功能不全或快速型心律失常,舌红,脉细数结代者,必用石斛,谓其可稳定心律,纠正心衰。先父玉书公曾嘱我等,"石斛可以利心脉,通心气。"吾慎记之。

风寒湿三气杂至,气血痹阻,是为痹证,石斛养阴益精气,具疏通经脉气血之特性,尤宜于久痹之虚羸者。石斛尚能运消虚之正气。血枯涩,麻木而痹,半身不遂之中风偏枯症,石斛最为要药。

石斛外似清淡无味,实则得中土之正气而补脾,得金水之精气而养肺,内应于肾而益精。故糖尿病、结核病、甲亢等多种慢性消耗疾病,用之不惟可以养阴,更可补益肺、脾、肾之正气。《本经》所谓"补五脏虚劳羸瘦",即可作此理解。

7. 天麻（赤箭）

"味辛，温。主杀鬼精物，蛊毒恶气。久服益气力，长阴，肥健，轻身，增年。"（《本经》）

天麻其实甘平无毒，可以常服以养生，其功在补益气血肝肾，去风痰而定惊，自不能除天地间害人损物之戾气、腐败传染之恶气，历来未见以天麻治心腹切痛，吐血下瘀血黑块，腹胀如鼓，少腹冤热刺痛烦满，莫名发热，呕逆，昏闷神迷之蛊毒类证。或有名赤箭者，系天麻茎叶，其性苦寒，捣敷可治热毒痈肿，大约清热解毒。本篇所论仅为天麻肥厚坚实之块茎者。

贵州赫章一带盛产野生天麻，当年交通闭塞，运输艰难，所产天麻并无十分价值。割草放牛儿童，冬日进山偶然采得，柴火煨熟充为点心，常一冬得食十余斤，羸弱者每常因此强壮，气色红润，疾病少生，是以《本草纲目》以天麻为补益之第一药也。

余认为天麻保健养生之功，不在充养气血如参芪，乃在于其入厥阴肝经以助阴阳正气，通血脉而补五劳七伤，平肝开窍而安神定志，又善引经使攻补诸药深入气血。凡头痛眩晕，癫痫惊风，中风血痹，咯血痴呆等属厥阴气血病证多有适用者。

《圣济总录》有天麻丸（天麻1两半，附子、半夏各1两，荆芥、木香、川芎各半两，桂枝1分，乳香少许，为末滴水为丸，茶清汤下）治偏正头痛；《普济方》也有天麻丸（天麻1两半，川芎2两，为末蜜丸，茶酒任下）消风化痰，清利头目。余谓天麻、川芎相伍，升降得宜，既散血结，又平肝逆，清气升而逆气降，气血通达，最是一般偏正头痛良好对药。多种头痛所用方，除热毒湿痰气壅之重者，无论虚实远近，皆可随证加入此二味。天麻、川芎之用量比例，又当临证而增减之，天麻质密沉重，一般分量稍重为宜。

　　曾治妇科产后畏寒肢冷，血虚寒厥头痛，用四物汤加天麻取良效；治长期难愈之偏正头痛、外伤遗留头痛，用通窍活血汤以羌活、细辛代麝香，重用天麻取常效。其面色未必晦滞，其唇舌未必紫黯，其脉未必涩滞也。

　　阳盛阴虚之人，阳亢于上则见眩晕，天麻钩藤饮为常用方剂，虽有诸多加减，均以天麻平肝降逆为主药。曾治脑供血不足头目晕眩者，胸闷气痞，乏气懒言，常咯白色黏痰量多，舌淡脉弱，补中益气汤无效，加天麻、法夏疏风消痰，5、7剂而眩晕若失。

　　有头额部外伤者眩晕昏沉，服血府逐瘀汤无效，其身倦乏力，少气懒言，畏寒肢冷，舌有瘀，脉沉涩，加天麻、黄芪、熟附子服10余剂亦取良效。古人云："眼黑头旋，风虚内作，非天麻不能治。"实则一般肝经风眩类证，天麻皆可随证运用。

　　凡脑血管意外后遗半身不遂，口眼㖞斜，又兼头痛眩晕，且血压又处高位，补阳还五汤之用黄芪自当从少量渐增，又必加天麻平肝潜阳。若血虚生风，肌肉抽动跳痛，甚或颈项及头部掣痛，天麻必当重用，黄芪则必须慎用。

　　余有贵州方氏所遗荣筋健骨丸方治中风瘫痪，多活血祛风，散寒导滞祛痰药，方中之天麻余数倍用之。余又有广东虎骨酒秘方治半身不遂，风湿麻木，筋骨疼痛诸证，余加数倍于他药之野生天麻于方中养血通络，较之原方更趋合理。

　　《本草汇言》治小儿风痰搐搦，急慢惊风，风痫有方：天麻4两（酒洗），胆星3两、僵蚕2两（俱炒），天竺黄1两，明雄黄5钱。俱研细，半夏曲2两为糊丸如弹子大，薄荷生姜汤调服1丸或2、3丸；《魏氏家藏方》治小儿诸惊有方：天麻半两（余每用2两）、全蝎（去毒，炒）1两，天南星（炮）半两，白僵蚕（炒）2钱。共为细末，酒煮面糊为丸如天麻子大，1岁每服10丸至15丸，荆芥汤下。此药性温不寒，可以常服。

　　王清任可保立苏汤于幼儿慢惊风切合病情，贵州王氏知天麻主小儿风痫惊气，蝉衣主小儿惊痫，均有安神醒脑镇静作用，加之为新订可保立苏汤，疗效有增也。

　　先父玉书公治支气管扩张咯血星星点点，或纯血鲜红，知系肝经火热，冲激肺络破损，以天麻20g，苦参9g，二冬各15g，白及20g。水煎服，每取良效。

13

8. 石菖蒲

"气味辛温,无毒。主风寒湿痹,咳逆上气,开心窍,补五脏,通九窍,明耳目,出声音;主耳聋,痈疮,温肠胃,止小便利。久服轻身,不忘,不迷惑,延年,益心智,高志不老。"(《本经》)

诸书所载,石菖蒲均为芳香化湿,开窍宁神之药,然祛痰化浊实为其基本功用,此《本经》所旨也。

前人有"怪病皆生于痰"之论,寻常之病与痰浊有关者实不为少数。

余曾患痰饮伏留上焦之证,胸闷气促,全身乏力,心率慢至45次/分,疑有心肌损害,苔黄腻脉滑迟,以痰热之辨用黄连温胆汤未效,加石菖蒲12g于方中数剂而愈。

余于临床凡用平胃散、二陈汤、保和丸、茯苓丸、三子养亲汤、清气化痰汤等除痰消积方中多稍加石菖蒲,诸方消痰化气、除痞利湿化浊之力则有所增加。用补益之方,也常稍加石菖蒲,借其行痰湿之力,则方有流动上下之性,无有滞涩之害也。痰湿阻于经络,致肢节疼痛、关节肿胀之痹证,故诸痹方中可用石菖蒲。

咳逆上气无论寒热,多有湿痰阻于气道,若为脾不化湿,痰涎壅滞,石菖蒲善治之。

冠心病之发作每有寒热之痰阻于行血之心窍,余重视这一病机,常于益气化痰、行气化瘀诸方中加石菖蒲;癫狂、痴呆诸证,其神明之心窍为痰所蒙蔽,石菖蒲为常用之药。至于中风、温病热邪内扰,痰浊蒙闭心包,以致神昏失语,痰盛气粗,菖蒲郁金汤可用之。

鼻塞脓浊涕,头痛闷胀之鼻窦炎,余用石菖蒲、蚤休等量为水泛丸服之有效;慢性鼻膜炎,用石菖蒲、苍耳子等量,麻油熬炼枯焦,取油滴鼻甚效。

慢性咽炎类梅核气,声音不利,为痰结气郁之证,余以半夏厚朴汤加石菖蒲、蝉衣等治之有良效。

治神经性耳鸣并听力下降,早期用石菖蒲、茯苓、蝉衣、生龙齿、生地、丹参,时日稍长则须石菖蒲与左、右归丸为方。此方也适用于老年性耳聋。

痈疮肿毒,常有痰毒为祟,石菖蒲辛散消痈,化痰散结故可用之,多种感染性疾病如有痰浊脉证,余多用石菖蒲,认为其具解毒消炎之功能。

湿痰滞于肠胃,故胃痞而腹泻,慢性结肠炎、慢性痢疾迭治不愈,缠绵难解者,脾虚气弱之外,多有痰热稽留,可加用石菖蒲。

老年人智力减退则健忘,辨事物皆不明,并精神抑郁,性情孤僻,所谓老年性痴呆也。此因肾虚脑髓渐空,复有痰浊阻于清窍,以致精神不爽,神志混淆。余常用还少丹,此方益肾,并有石菖蒲除痰。

又有古方读书丸(石菖蒲、炙远志、熟地、菟丝子)治心肾亏损,记忆力减退,也可用于老年性痴呆,余用于多种类型之神经衰弱。

9. 灵 芝

"主胸中结,益心气,补中,增慧智,不忘;久食轻身不老延年","主耳聋,利关节,保神,益精气,好颜色。"(《本经》)

现代药理研究,灵芝含有多种于人体代谢有重要作用之物质,能增强中枢神经系统功能,强心,改善冠状动脉血液循环,增加心肌血流量,降低心肌耗氧量,增强心肌及机体对缺氧的耐受力,降血脂,调节血压,护肝,促进周围血液中白细胞增加,增加机体免疫功能,并有显著抗过敏作用。

治疗冠心病,辨证为痰浊痹阻,气滞血瘀之实证者,余用灵芝与栝蒌薤白半夏汤或血府逐瘀汤合方;辨证为阴虚,阳衰,气阴两虚之虚证者,用灵芝与养心汤或真武汤或生脉散合方。也常用灵芝浸水代茶饮,与复方丹参片同用,治疗轻型冠心病,有稳定而平和之疗效。

治疗高血压心脏病、风心病、病毒性心肌炎、冠心病等所致慢性心力衰竭或快速性心律失常,临床发现心悸气短,口干少津,神疲而烦,脉疾结代,余用灵芝、石斛、百合、炙甘草合方,有益气复脉之作用。可知灵芝"主胸中结,益心气而补中,保神"。

慢性肝炎肝硬化,多为湿热浸渍日久,肝血瘀滞,而未有中气、精气之不虚者,常用灵芝疏肝解毒汤:灵芝 15g,白花蛇舌草 30g,茜草 9g,败酱草 15g,柴胡 12g,郁金 10g,炒栀子 9g,金钱草 18g,秦艽 9g,桑寄生 15g。若为肝硬化,加炙黄芪、牡蛎、三棱、莪术、丹参。

贵阳市老年大学有学员数人,遵嘱以灵芝 15g,浸水加蜂蜜 20g 为 1 天量,半年余,记忆力,精神状态,气色,睡眠,饮食等均有明显改善。知灵芝"增慧智,不忘,久食轻身不老延年",是为老年之保健良药。

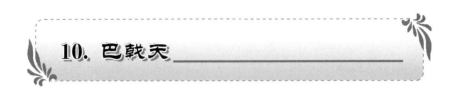

10. 巴戟天

"味辛，微温。主大风邪气，阴痿不起。强筋骨、安五脏、补中、增志、益气。"（《本经》）

大风者，《药性论》谓之"头面中风""大风血癞"。头面中风，口眼㖞斜，乃风邪乘虚入中，气血痹阻，经络不通，一般祛风药多兼发表，性又略燥，巴戟天养益和血，或偶然可用而非所主也。大风血癞，则为麻风一类，乃营卫热腐，其气不清，风寒客于血脉，绝非巴戟天所宜也。《诸病源候论》谓"脑转肉裂，目中系痛，不欲闻人语声，此名大风。"或为严重高血压，头目眩晕胀痛，亦非巴戟天所主治也。

余所谓大风者，能生万物，天地间和风正气也。《本经》以巴戟天为上品，其气味辛温而体润多汁，为最常用之补肾药，此亦陈修园意也，以下诸方皆可证之。

阴痿不起，即阳痿不举，《备急千金要方》巴戟酒（巴戟天、生牛膝各3斤，酒5斗浸之，去滓温服，常令酒气相及，勿至醉吐）治疗虚羸阳道不举，五劳七伤百病。五劳七伤者，泛指多种虚损性疾病也。

《千金》延寿丹，巴戟天与五味子、牛膝、杜仲、人参、茯苓、枸杞诸补益药为蜜丸。治诸虚百损，怯弱欲成痨瘵，大病后虚损不复，凡人于中年后常服，可以却病延年。

丹溪滋阴大补丸，巴戟天与山药、远志、熟地、山萸肉、茴香、红枣蜜丸，补阴和阳，生血益精，润肌肤，强筋骨；古方秘真丹，巴戟天与韭子、龙骨、补骨脂、鹿角胶、干姜、赤石脂等蜜丸，治好色肾虚、遗精梦泄、白淫白浊等证。

巴戟天又为妇科补益要药，傅青主先生常用之。调肝汤（巴戟天、山药、阿胶、当归、白芍、山萸肉、甘草）治行经后少腹疼痛。此肾气不足，治以疏肝为主，而益之以补肾药，精气足而肝气益安，逆气自顺，凡经后诸虚证,本方调理最好,非仅用于经后腹痛也。

健固汤(巴戟天、人参、茯苓、白术、薏苡仁)治月经前水泻数日,是脾虚也,然补益脾气方中,重用巴戟天益肾,肾气足则脾胃健,自能运化其水湿。

温脐化湿汤(巴戟天、白术、山药、茯苓、扁豆、白果、莲子)治经水将至,脐下先疼痛,状如刀刺者,或寒热交作,所下如黑豆汁,乃下焦寒湿相争,利湿而温化其寒,冲任无邪逆之乱也。

妇女以血为本,以肝肾为先天,肾之精气与天癸及冲任二脉之通盛至关重要,不孕症之治,益肾最为重要。傅青主治腹满不思饮食之不孕症,虽终日胸膈满闷,倦怠思睡,亦非脾虚,乃肾气不足也,必以补肾为法,药用:巴戟天、熟地、白术、人参、黄芪、山萸肉、枸杞。服 3 月而肾气大旺,再服 1 月,未有不能受孕者。

治下部冰冷不孕,或谓天分薄弱,实是胞胎寒气盛也,当补心肾阳气,温胞饮(巴戟天、白术、人参、杜仲、菟丝子、山药、芡实、肉桂、附子、补骨脂)服药 1 月而胞胎热也。

治少腹紧迫,急而不舒之不孕,乃带脉拘急也,大补脾肾气血,腰脐可利,带脉可宽,自不难妊娠也,用宽带汤(巴戟天、白术、补骨脂、人参、麦冬、杜仲、熟地、苁蓉、白芍、当归、五味子、莲子)。

治便涩腹胀,浮肿不孕,乃膀胱气化不利,须壮肾气以分消胞胎之湿,益肾火以化膀胱之水,药用:巴戟天、白术、茯苓、人参、菟丝子、芡实、车前子、肉桂。服 60～70 剂,肾气大旺,胞胎温暖易孕也。此方利膀胱暖胞胎,重在壮肾中火气也。

二仙汤(巴戟天、仙灵脾、仙茅、黄柏、知母、当归)乃治疗妇女更年期综合征良方。妇女五十岁上下,卵巢功能渐行衰退,类肾气渐衰,冲任亏损,精血不足,阴阳因此失调。二仙汤可以调节本已渐虚而失衡之肾阴肾阳,使之归于和谐,若肾阳虚证明显者,常增巴戟天之量。男子六十岁上下,肾气亦渐衰,所谓性腺功能减退也,其阴阳失去平衡,脏腑气血不能协调,或大汗、自汗,或潮热、烦躁,或情绪低落,或睡眠不安,或心悸口干,种种症状皆不具特征性,二仙汤亦可取常效。

余又常用二仙汤治腿膝酸软,遇劳则甚之肾虚腰痛。用于急性腰扭伤疼痛剧烈,二仙汤益肾气也可取显效,远胜活血化瘀、舒筋止痛方药也。

老年性痴呆健忘者,脑髓渐空也,脑髓不足,肾精亏也,又兼痰浊阻滞,余每用还少丹为基本方长期服用,可取缓效。

风寒湿痹必因素体阳气亏损,腠理空虚触冒风雨,邪气乘虚留注经络,风寒湿瘀纠结而成。巴戟天益肝肾,和营血而通阳气,祛风除湿,余常用于风湿性关节炎、类风湿性关节炎之属风寒湿痹者。如用乌附等大辛温以释寒凝而止痛,加巴戟天、生熟地等温润药,则乌附等释寒之药力,更为持久绵长也。

11. 菊 花

"气味苦,平,无毒。主诸风头眩肿痛,目欲脱,泪出。皮肤死肌,恶风湿痹。久服利血气,轻身耐老延年。"(《本经》)

菊花以开水泡服,初尝似有甘味,饮之稍久则苦味渐至沁人心脾。其虽系芳香无毒之物,因秉天地秋金肃杀之凉气,常人不可多服,虚人尤其不可久服,伤脾伤肾也。考之三焦相火,源于命门,寄于肝胆,本系真阳生气之"少火",若其偏亢则为邪火,致阴阳失衡,善饥肥胖,阳强易举,毛发浓盛,心烦多汗,满月脸,水牛背,骨质疏松,典型者如肾上腺皮质增生症。龙胆泻肝汤加菊花清泄三焦湿热,泻其相火可以取效,因知菊花深入命门而消伐真阳也。若相火既无偏亢,亦未游离于外、升浮于上之平人,常服菊花可损及真阳。曾见多服菊花者,胃痛胸痞渐发,饮食渐少;久服菊花为茶饮者,不知觉间身冷畏寒,甚至阳痿不举,女子性欲淡漠,机体免疫抵抗调节之力因之明显削弱,百病易生也。《素问》云:"阳气者,若天与日,失其所则折寿而不彰",此之谓也。《本经》所论久服利血气等语,必系素来肝胆湿热火旺,相火偏盛有余之人。

菊花深入气血阳分,清利三焦郁火风热,所治头痛、眩晕、目疾、心胸烦热、疔疮肿毒者,皆属热邪所结之候。

《简便方》治风热头痛,菊花、生石膏、川芎等分为末,每服钱半,茶调下。风热稍重者,诸药各用15g,水煎香气大出饮之,祛风清热止痛之力甚强。桑菊饮乃《温病条辨》风温初起之轻剂,治太阴风温但咳,身不甚热,微渴者,然桑菊饮治风热感冒之轻者有效,以之治"首先犯肺,逆传心包"之风温则药力远逊。白虎汤加菊花治温病气分热盛,头痛、口渴、汗出者甚宜,更加羚羊角、大贝、生地、黄连、连翘、石决明、全蝎、蜈蚣则用于暑热疫毒之乙型脑炎,其证高烧灼身,头痛如破,烦躁

20

呃逆,嗜睡昏迷,惊厥抽搐。

贵州陈氏有清胃潜阳方(菊花、桑叶、天麻、白芍、桑寄生、石决明、怀牛膝、钩藤、蔓荆子、石斛、夏枯草、生石膏)治高血压眩晕头痛,面部烘热,口渴心烦,脉洪大,大便结滞者。菊花清阳明胃火,厥阴肝火,又有沉降之力,平抑上亢之肝阳使之下潜。李氏治高血压头目眩晕、四肢麻木者,用菊花、天麻、杜仲、生地等大队平肝息风药,又用少量当归、羌活、附子疏通经脉,以利上逆之气血下移,是为良方。

菊花为眼科常用要药。目赤头旋,眼花面肿,因于热毒风邪上攻者,菊花(焙)、排风子(焙)、甘草(炮)各等分为散,夜卧时温水调下 3 钱匕(《圣济总录》菊花散);眼目昏暗诸疾,蜀椒、甘菊花各 1 斤,生地 15 斤绞汁和匀候干蜜丸如梧子大,每服 30 丸(《圣济总录》夜光丸);虚火上炎,目赤肿痛,久视昏暗,杞菊地黄丸常服之(《医级》)。至若病后双目生翳,白菊花、蝉衣等分为末,每用 2 钱,蜜少许,水煎服;五风内障,发病迅猛,眼珠剧痛石硬之青光眼,龙胆泻肝汤加菊花、羚羊角、钩藤、天麻;急性瞳神缩小之前期,羚羊地黄汤加菊花,皆近世眼科良医所常用之方。

然眼中翳膜,视物不明,迎风流泪等证,多肝肾阴亏,浮阳上亢为害,而饮食不节,劳倦内伤,脾虚失运,清阳不升,无以养目者复不少。当用升阳益胃汤、补中益气汤、参苓白术散加菊花数克佐之。更有眼部翳膜深沉,白睛暗赤紫胀之寒翳,乃陈寒阴气内伏传肝,只能辛温发散如《眼科奇书》大发散(麻黄、细辛、白芷、藁本、蔓荆子、川芎、老姜、羌活、防风),不可轻用苦凉之药。致若泪溢之证,多属肝虚气弱,当用养肝益肾药。

目疾繁多,热壅可用菊花清热泻火,因于寒凝气郁,痰湿瘀血者必然另用他法,总以开通玄府为要。目中玄府者,精气入目之枢纽,或类今日眼科之血液循环系统也。

菊花苦凉能理血中热毒,生捣或沸水微煮捣绒外敷可治血热走红疔疮扩散者。《外科十法》以菊花 4 两,甘草 4 钱水煎顿服,治一般火毒疮痈初起红肿热痛者。也有用菊花、甘草各 4 两水煎恣意饮之治是症似更合理,甘草解毒护正,邪不可侵也。《寿世良方》以白菊花叶连根捣取自然汁 1 茶盅,滚酒调服,或用酒煮服,病重者宜多服。本地以鲜菊花连根捣取汁和白糖温服 1 碗,再用渣敷患处,均是疔疮肿毒实用良方。

附:野菊花

野菊花系菊科植物,深秋花盛,性微寒甘苦无毒,破血疏肝,解毒散疗,疏风消肿之力又胜菊花。用治风热温毒,肺炎,急性泌感,白喉,胃肠炎,高血压,痈疗,口疮,丹毒,湿疹,天疱疮等证,既可内服,又可捣绒外敷,煎水漱口及淋洗局部。《医宗金鉴》五味消毒饮(银花 30g、野菊花 15g、紫花地丁 30g、紫背天葵 12g、蒲公英 30g)本治疗多种疗毒疮痈之外科良方,余常多用于内、妇、儿科之感染性疾病如上述。原书中药之分量于今病情明显不足,教科书也仅为其 1 倍,本文分量为余所拟,也仅为基本用量,凡药味少之方剂少有牵制之力,药量大则可见明确之功效也。

12. 山茱萸

"味酸,平。主心下邪气寒热,温中,逐寒湿痹,去三虫。"(《本经》)

《本经》所论山茱萸,余实不能解,仅知其味酸微温,入足厥阴、足少阴经。既补肝肾之阴,又能温补肾阳,涩精气,固虚脱,乃平补肝肾要药。

《小儿药证直诀》六味地黄丸本幼科补肾专药,主治幼儿肾怯失音,囟开不合,神气不足,目中白睛多,面色㿠白等证。后世则以地黄丸为一切肝肾阴虚诸证之基础方,其君药虽在地黄,山茱萸补养肝肾、酸涩敛固元气,不可或缺也。

知柏地黄丸用治虚火上炎,骨蒸劳热,虚烦盗汗,腰脊酸痛;都气丸用治肾气虚乏,气喘呃逆;麦味地黄丸用治肺肾阴虚之咳嗽,喘逆,潮热盗汗;杞菊地黄丸用治肝肾阴虚之两目昏花,视物不明,或眼睛干涩,迎风流泪;左归丸滋养真阴,用治头目眩晕,腰酸腿软,遗精滑泄,自汗盗汗。所治虽不同,肝肾阴虚之病理则无异矣。

《金匮要略》肾气丸温补肾阳,所治腰痛脚软,常有冷感,少腹拘急,小便不利或小便反多,入夜尤甚,阳痿早泄,以及痰饮、水肿、消渴、脚气、转胞等病证。山茱萸补肝肾益精血,酸涩敛固以秘阳气根本,得桂枝、附子补肾阳而助气化,微微生火,成阴中求阳之方,古今适用也。《济生》肾气丸治腰重脚肿,小便不利;十补丸治肾气不足,面色黧黑,足冷足肿,耳鸣耳聋,足膝软弱,腰脊疼痛;右归丸补肾阳而填精补血,用治久病气衰神疲,畏寒肢冷,阳衰无力,下肢浮肿,腰膝软弱,均肾气丸衍生而成,皆能温补肾阳也。

张锡纯曰:"凡人元气之脱,皆脱在肝。故人虚极者,其肝风必先动,即元气欲脱之兆也……萸肉既能敛汗,又善补肝,是以肝虚极而元气将脱者,服之最效。"所订升陷汤本治胸中大气下陷,气促急短,呼吸困难,脉沉迟微弱或参伍不调者。若病重将脱,不用参附而用大剂量净萸肉收敛欲散之正气以救危,必有大量临床实践之基础。

贵州王氏有固元四逆汤(生附子12g,干姜、炙甘草各10g,净萸肉30g,急煎频服)治少阴病四肢厥逆,恶寒蜷卧,呕吐不渴,腹痛下利,神衰欲寐,舌淡紫黯,脉微欲绝,病见多种休克垂危者。又有参附山萸肉汤(白人参12～30g,熟附子10～30g,净萸肉15～45g,急煎频服)用治色脱。所谓色脱者,乃因同房时男性心火暴张,精液倾泄不止而元气暴脱。重者可见神志昏迷,大汗淋漓,面色苍白,四肢厥冷,脉微欲绝。山萸肉酸温不仅能收敛固护欲脱之元精与元神,且收涩中又有条达之性,并不敛邪,故通利九窍,流畅血脉,元气将脱者服之甚宜。余认为:补中益气汤本治气虚发热,久泻久利,脱肛,子宫下垂诸清阳下陷类证;玉屏风散本治表虚自汗,易感风邪;生脉散本治夏日耗气伤津,体倦汗多,咽干口渴;举元煎本治气虚下陷,血崩血脱,亡阳垂危;圣愈汤本治月经先期,量多色淡,四肢乏力,体倦神衰;八珍汤本治失血过多,面色苍白或萎黄,头晕眼花,四肢倦怠,气短懒言,心悸怔忡;固精丸本治遗精滑泄,神疲乏力,腰酸耳鸣;二仙丹本治男子遗精白浊,女子带下稀白;缩泉丸本治下元虚冷,幼儿遗尿;固本止崩汤本治妇人一时血崩,两目黑黯,昏晕在地,不省人事。若能视病情轻重缓急,适加山萸肉,各方补气养血、回阳救逆、补虚固脱、生津止渴、调营养卫之功无不有增也。

13. 蒲 黄

"味甘,平。主心腹、膀胱寒热,利小便,止血,消瘀血。"(《本经》)

蒲黄微甘微辛,性微寒,入手足厥阴经血分。生蒲黄揉碎结块,除净杂质即得。蒲黄粉置锅内武火炒至黑褐色存性,其性涩。《经》云蒲黄止血,消瘀血,其为具化瘀作用之止血药可知,化瘀而止血,清源而澄流,是为良药。适用于一般衄血、咯血、吐血、便血、尿血、妇科崩漏及创伤出血。虽古来强调止血之用蒲黄须炒至黑褐色,余疑若炒至炭样物仅能取其收涩止血之效果,难存蒲黄凉血止血之本性也。

《简便单方》治肺热衄血:蒲黄、青黛各1钱,新汲水服之,或用生地汁调下。

《简要济众方》治吐血、唾血:蒲黄1两,捣为散,每服3钱,温酒或冷水调下。

《圣惠方》治鼻衄经久不止:蒲黄2、3两,石榴花1两(末),和研为散,新汲水调下。

《僧深集方》治卒下血:蒲黄、甘草、干姜等分,酒服方寸匕,日3次。

《圣济总录》治妇人月候过多,血伤漏下不止:蒲黄3两(微炒)、龙骨2两半、艾叶1两,蜜丸如梧桐子大,每服20丸,米饮下。

众多止血良方,未将蒲黄炒至炭也。

浙江王氏老医重用生蒲黄治疗眼科多种出血证甚有体会,以为眼内出血,不同其他部位,血止后若遗留瘀血样物,仍严重影响视力,生蒲黄不仅止眼内出血,更可促进残留物之吸收,所谓止血又善行瘀,用于眼科诸种出血远胜他药。一般20g左右,气滞夹瘀者,蒲黄与理气药同用,而瘀血所致眼底出血最为常见,重用生蒲黄50~60g化瘀止血,目睛得气血濡养,视力逐渐恢复也。若眼内出血不甚大亦不甚急者,生蒲黄10～20g开水泡服代茶饮,亦可控制出血。此经验甚可取也。

蒲黄祛瘀止痛,具推陈致新之功。《局方》失笑散(蒲黄炒香、五灵脂酒研,各等分)治心腹剧痛或产后恶露不行,或月经失调,少腹急痛等证。

血府逐瘀汤加蒲黄,其活血化瘀、顺气通滞之力甚强,可用于冠心病心前区剧痛,痛处固定不移,胸闷心悸,短气喘息,面色青紫,舌有瘀斑,六脉实牢之心脉瘀阻者。余常用蒲黄于清利痰热方中,治疗冠心病因肺部感染而诱发加重者,其证咳嗽频频,痰多或稠,胸闷气促,心悸烦热,舌脉有瘀,此为临床常见证型。

王清任少腹逐瘀汤主治少腹瘀血积块疼痛,或痛而无积块,或少腹胀满,或月经一月见三、五次,连接不断,或崩漏又兼少腹疼痛等证,也有用于宫外孕等急腹症者。

蒲黄可以利水通淋、凉血止血。《济生方》小蓟饮子治下焦瘀热血淋,尿中带血,小便频数,赤涩热痛,或尿血鲜红,舌红脉数,知蒲黄性凉能清利小肠、膀胱之结热也。蒲黄加于八正散、五淋散中亦可治一般湿热下注热淋,小便浑赤涩痛、淋沥不畅、小腹急满、往来寒热,凡尿道炎、急性前列腺炎、尿结石、肾盂肾炎等下焦湿热者重用蒲黄,其通淋之力甚宏也。

今人有以蒲黄、黄芪、仙灵脾、三七、鹿衔草、生甘草治肉眼血尿;以蒲黄、当归、鹿茸、生地、冬葵子治疗肾虚血尿;以蒲黄、冬葵子、黄芪、生地、麦冬、当归、车前子治疗气血不足之血尿,或取蒲黄止血尿之专功也。

蒲黄活血散瘀、收敛消肿,胃、十二指肠溃疡若为瘀血停滞者,必然胃脘疼痛胀满,痛有定处,如椎如刺,久痛难止,食后痛甚,脉弦紧涩,贵州王氏以失笑散合乌贝散治之有常效,若脾胃气虚,加四君子汤;脾胃寒气重加黄芪建中汤。

慢性胃炎病久而屡发,余家有扶正养胃汤(黄芪、党参、炒白芍、炒枳壳、炒白术、茯苓、石菖蒲、白及、乌贼骨、蒲黄、炙甘草、炒地榆)治之恒有效验。一般慢性胃炎未必可见瘀血见证,或因蒲黄可清胃中湿热而愈胃黏膜充血糜烂水肿,自有生肌敛疮之力。

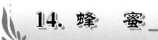

14. 蜂 蜜

"气味甘、平,无毒。主心腹邪气,诸惊痫痉,安五脏诸不足,益气补中,止痛解毒,除众病,和百药,久服强志轻身,不饥不老。"(《本经》)

蜂蜜即石蜜,虽由不同花粉酿成,品种自有差异,然其入药功能大致有五:清热、补中、解毒、润燥、止痛。此《本草纲目》所论。

多种慢性衰弱性疾病如溃疡、慢性肝炎、结核、甲亢、心衰等,多因五脏诸不足,蜂蜜补益之用众所周知,此不赘言。

凡温热病必因郁热滞于体内,无论卫气营血之浅深,治疗均以解毒为主。《伤寒温疫条辨》之升降散及其加减变化而成之十五方,乃疫病及四时温病之重要组方。余用此十五方必遵古法,以蜂蜜及黄酒加水煎服,方有宣透郁热与解毒之明显效果。余用黄连解毒汤治幼儿高热;用五味消毒饮、拙拟三蓼消毒饮治多种热毒证;用麻杏石甘汤治疗多种急性喘咳,均加蜂蜜煎药,实取其清热解毒润燥之功能,非仅取其调味之作用。经言诸惊痫痉之证,实指风痰热毒之浊邪。

余用一味徐长卿与蜜为丸,治疗皮肤瘙痒症、荨麻疹、妇女阴痒等瘙痒性疾病,考徐长卿虽有祛风解毒药效,然其性辛温,合之与蜜,则与诸多瘙痒性疾病之风热湿毒病理相合。

余治痔疮疼痛有家传方:黄芪、泡参、当归、制乳没、升麻、炒黄柏、银花,加蜜与水煎服,有益气活血、解毒止痛之效,用于痔疮手术前后之疼痛。此方去黄柏加苏梗对某些长期不明原因之腹痛,所谓虚痛也有良效,也可用于虚性痛经。

余以傅青主生化汤加生山楂、益母草、五灵脂以蜜为丸,治疗产后阴道出血、子宫复旧不全、产后瘀血所致腹痛低热,以及子宫肌瘤、子宫肥大等证。

余用小儿化食丹(神曲、麦芽、山楂、槟榔、莪术、三棱、黑白丑、熟大黄,以蜜为丸),治幼儿营养不良,厌食症,单纯性消化不良,便秘等证,其消食化积,除疳止痢之效,尤胜于大山楂丸、保济丸等。

多种蠲痹止痛方药均伤胃肠,若用蜜丸,可缓其辛燥之性而宜长服;若欲汤剂如大乌头汤,必加较多蜂蜜同煎,存其祛风寒之专力,又去其毒性。

用大黄、莪术、香附、当归、红花、柴胡、桃仁、丹参、五灵脂、丹皮、白芍以蜜为丸,治疗痛经、闭经,也用于气滞血瘀之黄褐斑。

蜂蜜入药,看似辅助之剂,然细思之,如多种蜜丸,若论剂量,已为主药。且无论清热解毒、补中益气、活血化瘀、滋阴壮阳等多种方药,皆可与蜜同煎,与蜜为丸,其除众病、和百药之功力,无药可及,即甘草亦无可及也。

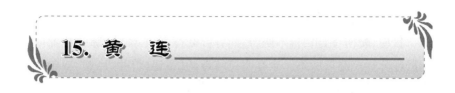

15. 黄 连

"气味苦寒,无毒。主热气目痛,眦伤泪出,明目,肠澼腹痛,下痢,妇人阴肿痛,久服令人不忘。"(《本经》)

黄连归心、脾、胃、大肠之经,清热燥湿,泻火解毒为其主要功能,此段经文之要,在其"主热气"三字,陈修园注此谓黄连除一切气分之热。余认为黄连更能除气分之湿热,并主一切热毒之证。不惟能除外来之邪火,亦主内生之郁热。

余治一般上火诸证,仅用黄连1g,泡水服之,数次即有显效。若系幼儿,可稍加蜂蜜。小儿心经蕴热烦渴不安,用黄连0.5g,加蜂蜜水浸服之,常可取捷效,此《局方》泻心汤也。《金匮》之大黄黄连泻心汤则主治心胃火炽,迫血妄行以致吐血、衄血,余用之治消化道出血;《疫疹一得》清瘟败毒饮,清热解毒,凉血救阴,主治一切热毒危重之证;黄连解毒汤治三焦火热,先父仿此方治幼儿高热惊厥,属热毒之盛者,用黄连0.5g,黄芩1g,黄柏1g,栀子3g,苡仁9g,可泻实火而卓效,余用此方加茵陈、大黄治急性黄疸型肝炎之瘀热发黄,加蝉衣、僵蚕、大黄治急性扁桃体炎;普济消毒饮治风热疫上攻之大头瘟证,余常用以治头面痈疮肿毒及腮腺炎、睾丸炎、急性扁桃体炎、急性淋巴结炎等证。

胃有积热,牙痛牵引头脑,牙龈红肿溃烂,或有血,口气热臭,《脾胃论》出清胃散(黄连、当归、生地、丹皮、升麻)治之。余治此类证候之稍重者,用此方加蝉衣、僵蚕、薄荷;稍轻者则用一味黄连浸水频服亦效。

一般慢性胃炎,多有痰热中阻,以致胃失和降,余常根据痰热轻重,斟酌其量,将黄连分别加入健脾养胃、辛通化滞、养阴益气、温中和胃诸方中,可去中焦郁结之痰热。

至于消化性溃疡,虽多为脾胃虚弱之证,亦每有湿热内郁,健脾温中方亦常需用少许黄连除湿热,醒脾胃正气。

高血压性心脏病、冠心病、病毒性心肌炎、快速性心律失常表现为心火炽盛者,五参丸加黄连可清心火而正心律。

目痛、眦伤、泪出、目不明者,如有舌红苔黄,心烦热,脉弦数者,多因肝脾肺热挟湿毒所致。余有明目解毒汤(黄连、竹叶、连翘、炒栀子、生地、泡参、山药、防风、蝉衣、甘草)治卡他性结膜炎及一般过敏性眼炎,眼睑湿疹等,可以清热解毒,祛风除湿。

急性菌痢或急性结肠炎,下痢便脓血者,《伤寒论》白头翁汤乃千古良方,《素问病机气宜保命集》芍药汤亦为治痢良方。

若为慢性菌痢或多种慢性结肠炎,调气行血,健脾温中诸方中亦需加黄连以清郁热而解湿毒。

妇科诸多炎性病变,每因湿热为患,余自拟清利湿热汤(黄连、银花、萹蓄、土茯苓、车前仁、苡仁)用治多种妇科急性炎症;如为慢性炎症,则家传益气解毒汤(黄芪、焦术、黄连、银花、炒黄柏、厚朴、藿香、土茯苓、当归)较切实用。

黄连味虽至纯却至苦,其性大寒,常用无害,多之无益,恐有遏邪伤正之弊,除急性菌痢等热毒炽盛者偶可用至9g,一般常用3g左右。

16. 茵 陈

"味苦,平。主风湿寒热邪气,热结黄疸。"(《本经》)

热结黄疸者,面、目、身肤熏黄,小便黄赤为其特征,多因时气疫毒,郁蒸中焦,湿热之邪浸渍,加之酒食不节,劳倦内伤,以致肝脾胃肠功能失调,胆失疏泄,胆液渗溢肌肤,所谓瘀热在里,身必发黄,仲景茵陈蒿汤主之。此方用茵陈 6 两,栀子 14 枚,大黄 2 两,煮取 3 升去滓,分温 3 服,小便当利,尿如皂角汁状,色正赤黄,湿热从小便去也。茵陈苦寒清热,利湿退黄,是为本方主药。千余年来凡湿热结聚黄疸,无不以茵陈蒿汤为主治。

贵州罗氏黄疸常用方:茵陈、茯苓、泽泻、车前仁、白茅根、猪苓、焦山楂、葛根、苏叶、黄芩、竹叶,水煎服。凡急性肝炎,胸脘痞闷,不饥不食,小便黄少,湿重热轻者,务使湿热自中焦而下焦,从小便徐徐而去,病遂向安。若呕恶加厚朴、法夏、藿香、生姜。李氏茵陈虎杖汤:茵陈、虎杖、败酱草、蛇舌草、板蓝根、土茯苓、柴胡、黄芪、蜂房、蒲公英、贯众、蚕沙、陈皮、焦三仙,便秘加熟大黄,治急性肝炎湿热并重者。二方皆强调茵陈重用 45g 以上。

张氏牛黄茵陈汤:茵陈 6g,青蒿、艾叶、甘草各 3g,西牛黄 0.3g。治幼儿急性肝炎发热昏沉,谵语惊厥,黄疸急起,迅速加深,烦渴呕逆。本方君药当在西牛黄清心化痰,止惊痫发热,然得茵陈等佐使,自能清肝利胆,辟瘟疫恶毒湿浊气也。

陈氏茵陈五苓散:茵陈、栀子、熟大黄、猪苓、茯苓、白术、桂枝、泽泻,亦治黄疸肝炎,其谓:"黄疸以湿热交蒸而成,湿性黏滞,不易速去,用药不宜过猛,只宜让湿热邪气缓缓从二便去也。"本方加桂枝者,调和阴阳,以助膀胱气化,利湿热下行也。又以血府逐瘀汤加茵陈、田基黄、茜草根治黄疸肝炎之肝郁血瘀,所适用者:黄疸日久,由气郁而血瘀，瘀血结于胁下，或有癥块，身目发黄而晦暗，面色黧黑。王清任血府逐瘀汤本治胸中血府血瘀诸证，亦能疏肝解郁而不耗元气，因有邪气结热，故加茵陈清利之。

又有阴黄者，色晦暗，脘闷腹胀，大便溏薄，神疲畏寒，脉沉细，邪入太阴脾经，寒湿内阻，阳气不宣，土壅木郁之证，茵陈术附汤、茵陈四逆汤主之，以辛温、甘温散寒，茵陈利湿去黄也。

茵陈苦寒清热利小便，疏利肝胆，兼具芬芳辛透气息，既为退黄疸专药，又为透解三焦湿遏热郁之正药也。《本草经疏》谓其"主风湿寒热，邪气热结"；《本草正》谓其"解热滞，疗天行时疫，热狂头痛，利小水……又解伤寒瘴疟火热，散热痰风热疼痛，湿热为痢。"余知温热病凡九种，除燥邪所胜者外，茵陈并皆宜之。卫气同病，气营同病勿论，凡发热恶寒，寒热往来，但热不寒，发热不扬，午后为甚，发热夜甚，夜热早凉者，特别挟秽浊与痰湿者，小便不利而黄赤，大便不利而黏滞，胸痞不饥而呕逆，心烦口苦，汗出粘衣者，茵陈尤其所宜。

甘露消毒丹清热解毒，化浊利湿，所治湿温初起，邪在气分，身热肢楚，胸闷腹胀，无汗神烦，或有热汗不退，溲赤便秘，或泻而不畅，舌苔淡或厚腻或干黄，以及暑温时疫、颐肿、咽痛、吐泻、疟痢等。但如原方所嘱：方中药生研细末，每服 3 钱，开水温服，或神曲糊丸，开水化服之法，其药力轻弱，必然不利湿热清利，当用汤剂服之。《圣济经》"汤液主治，本乎腠理，凡涤除邪气者，用汤为宜。"《千金方》"卒然贼邪，须汤以荡涤。"此之谓也。余用三仁汤治湿温初起，邪气留连气分及暑温夹湿，头痛身重，面色淡黄，胸闷不饥，午后身热；用藿朴夏苓汤治身热不渴，肢体倦怠；用连朴饮治霍乱吐利，胸脘痞闷，小便黄赤，均加茵陈以增清热利湿、宣畅气机、逐秽涤痰功效也。余用蒿芩清胆汤治暑湿寒热如疟，寒轻热重，口苦胸闷，吐酸苦水，或呕黄涎而黏，或干呕呃逆，胸胁胀痛，方中所用青蒿，余皆以数倍之茵陈代之，则少阳胆经郁热痰浊或从表散，或从小便出，气机通畅，诸证向愈也。

至若温病初起，心下郁闷不舒，烦躁懊侬，虚烦不眠，不欲食，小便黄，用栀子豉汤加茵陈；大头瘟毒，恶寒发热，头面红肿，目不能开，咽喉不利，小便赤涩，大便干结，普济消毒饮加茵陈；素体虚弱感受暑湿，头痛汗出，口渴困倦，心烦，小便黄少，《脾胃论》清暑益气汤加茵陈，均为余所常用也。又《伤寒温疫条辨》之升降散及其加减变化之十五方，所治诸多疫病及四时温病,多有湿痰秽浊滞于体内,多宜加用茵陈清利之。

《医方集解》谓:"治痰通用二陈。风痰加南星、白附、皂角、竹沥;寒痰加半夏、姜汁;火痰加石膏、青黛;湿痰加苍术、白术;燥痰加瓜蒌、杏仁;食痰加山楂、麦芽、神曲;老痰加枳实、海石、芒硝;气痰加香附、枳壳;胁痰在皮里膜外加白芥子;四肢痰加竹茹。"此论临证确乎可行,然未识得茵陈至春早发,青青郁郁,阳春三月大盛,肝木之气雄浑,可理脾胃土家痰湿壅结,实为痰证治本之用药,怪病种种因痰而致者俱宜茵陈也。膏粱厚味酿生痰浊,流溢五脏则变证百出,自属内伤,发病最广。如咳嗽痰多白黏,湿痰犯肺也;胸膈痞闷,恶心呕吐,痰阻气机,胃失和降也;头眩心悸,痰浊凝聚,阻碍清阳也;肢体困倦不欲食,痰湿困脾,运化失司也;口渴饮水不解,多饮更甚者,痰热郁阻中焦,水津不布也;呕不能食,头痛眩晕者,肝风挟痰也;惊悸不宁,虚烦不眠,痰热上扰也;癫疾频发,痰浊蒙蔽清窍也;两手臂疼痛,或四肢浮肿,痰湿流于四肢也;眩晕,耳鸣,口眼蠕动,皮下结核,梦寐奇怪,老痰所结也;皮疹迁延难愈者,痰欲外透而难彻也;咽中瘀塞,便溏不爽者,痰热上壅而下溜也;皮肤紫癜,咳痰不休者,痰热内逼动血也;痤疮满脸,皮肤粗糙油腻者,痰热外壅而内忍也;妇科黄白带下不孕者,痰热壅于胞宫也。总之,痰证种种难以尽述,所用二陈、温胆、滚痰、定痫、茯苓丸、贝母瓜蒌散、半夏白术汤,诸多方药,培土与化痰兼施,清热与利湿并用,多有适用茵陈者,兼郁热者尤其适用之。至于寒痰冷饮,温化方中自可相应加用。

附:青蒿

与茵陈同属菊科植物,"主疥瘙痂痒,恶疮,杀虱,留热在骨节间,明目"(《本经》)。味苦寒微辛,入少阴、厥阴经,去湿热、消痰热,治温病、暑热、骨蒸劳热、疟疾、痢疾、疥疮瘙痒。

其用于疟疾,包括恶性疟者,疗效甚好,古来对疟疾兼感暑邪常用,今人研究最为深刻,乃知其为疟疾之专用特效药物,用量较大。《肘后方》治疟疾寒热,鲜青蒿加水捣汁服。于复方中也有配桂心为散剂服者。若兼暑湿而有恶心、脘闷、发热等证,可与黄芩、半夏为伍。

治少阳三焦湿遏热郁,气机不畅,胸痞作呕,寒热如疟者,青蒿6g,淡竹茹9g,仙半夏5g,赤茯苓9g,黄芩6g,生枳壳5g,陈广皮5g,碧玉散 9g(包),水煎服(《通俗伤寒论》蒿芩清胆汤);治温病夜热早凉,热退无汗,热自阴分来者,青蒿 6g,鳖甲 15g,细生地 12g,知母 6g,丹皮 9g。水 5 杯,煮取 2 杯,日再服(《温病条辨》青蒿鳖甲汤);治虚劳,盗汗,烦热,口干,青蒿熬膏,入人参、麦冬末制丸(《圣济总录》青蒿丸);治赤白痢下,青蒿、艾叶等分同豆豉捣作饼,日干,以水煎服(《圣济总录》蒿豉丸);治酒痔便血,青蒿用茎或叶(单用)为末,水酒调服(《永类钤方》)。然青蒿为湿温疫疠要药,又清肝、胆血分之伏热,其除湿热黄疸,温疟痰热之功力与茵陈不甚相远,故特附于此,与茵陈相对应也。

17. 丹　参

"味苦，微寒，无毒。主心腹邪气，肠鸣幽幽如走水，寒热积聚，破癥除瘕，止烦满，益气。"（《本经》）

《纲目》谓丹参"手少阴、厥阴血分药。"《本草正》谓丹参"心脾肝肾血分之药"。《本草求真》谓丹参"入心包络。破瘀一语，已尽丹参功效矣。然有论其可以生新安胎，调经除烦，养神定志及一切风痹、崩带、癥瘕、目赤、疝痛、疮疥肿痛等证，总皆由其瘀去，以见病无不除"。《本草汇言》谓丹参"补血生血，功过归地；调血敛血，力堪芍药；逐瘀生新，性倍芎劳；妇人诸病，不论胎前产后，皆可常用"。俗谓"一味丹参，功同四物"。然余知丹参味苦微寒，非若当归具温养之性，凡气滞血瘀之证，非温通气血者不能消散之。

考仲景妇人妊娠病证，妇人产后病证，妇人杂病诸方及血痹虚劳，胸痹心痛诸方，皆无丹参；傅青主所著《女科》，精心辨证，因病制方 80 余首，调经种子，带下血崩，胎前产后，亦无用丹参；王清任《医林改错》血府逐瘀、通窍活血、膈下逐瘀、少腹逐瘀、身痛逐瘀诸方，最是临床各科血瘀病证代表方剂，所治瘀阻经脉之半身不遂，瘀血内停之胸腹诸痛，痈肿初起，以及经闭、痛经、产后恶露不行等证，以川芎、桃仁、红花、赤芍为基础，并无一方运用丹参。然清代黄元御用丹参佐以温运补益之剂，治疗多种血瘀病证，如：姜苓阿胶汤（丹参、干姜、桂枝、阿胶、茯苓、首乌、丹皮各 3 钱，甘草 2 钱）治妇科肝气郁遏，疏泄难行之月经推后者；苓桂丹参汤（丹参、丹皮、桂枝、干姜、茯苓各 3 钱，甘草 2 钱）治妇人经水结瘀紫黑，血室寒凝涩滞，成块不鲜者，亦治经行腹痛，水土湿寒，肝木抑遏，血脉凝涩不畅者；桂枝丹皮桃仁汤（丹参、桂枝、芍药、丹皮、桃仁、茯苓各 3 钱，甘草 2 钱）治经脉闭结，郁滞血寒之闭经。以上诸方，上热加黄芩;中寒加干姜;气虚加人参;血块坚硬加鳖甲、䗪虫;肝郁食少加砂仁,种种方法甚妙。余因知丹参之用于活血化瘀,必当佐以温运补益之剂。若阴虚有热者,又当与养阴去热解毒类合之。

近代丹参运用甚广,颇受重视,如多种慢性肝炎、肝脾肿大、脉管炎、脑血栓形成、跌仆损伤、妇科瘀证、多种炎症,尤以冠心病所用最多,以近代对活血化瘀法之推崇是也。如:通脉疏络汤以丹参加入补阳还五汤中治中风痹证之偏于气虚血瘀者;化瘀通痹汤用丹参合当归、透骨草、元胡索、鸡血藤等治疗损伤后遗症、肩凝等血痹证;清痹汤用丹参合忍冬藤、青风藤、败酱草、老鹳草、络石藤等治疗多种关节风湿类证之属热痹者;通脉活血汤用丹参合赤芍、当归、杜仲、苏木、鹿角、狗脊等治疗退行性腰椎狭窄、急慢性腰腿疼痛;脱疽温养汤用丹参合阳和汤更加附子、络石藤、细辛等治疗寒湿阻络之脉管炎;两和汤用丹参合人参、枳实、郁金、琥珀、制乳没等治疗冠心病心绞痛;绿豆甘草汤用丹参合绿豆、甘草、石斛、大黄、连翘治疗各种药物中毒发热,口干舌燥,心烦呕吐;清宫解毒汤用丹参合土茯苓、鸡血藤、忍冬藤、苡仁、益母草等治疗子宫炎症之属湿热瘀滞带下者。

余对吕承全教授所拟开瘀消胀汤(郁金、三棱、莪术、大黄、肉苁蓉、巴戟天各10g,丹参30g)临床体验较深。以本方宣郁散结,消肿除胀,治疗更年期特发性水肿、高脂血症、甲状腺功能减退症、冠心病等表现为体形丰腴,体态瘀肿,晨起面部肿胀,手足瘀肿无力,中午胸满胁闷,心慌气短,下午腰腿酸困,瘀肿加重。尚有心中懊恼、善怒、善悲、太息、烦热、汗多、头晕耳鸣、月经失调、性欲下降、脉沉细涩、舌质淡胖发黯、苔白腻者。本方重用丹参,既可助三棱、莪术活血祛瘀,又可养血安神,佐以大黄消积导滞,开瘀消痰,合以巴戟、苁蓉调补阴阳,服十余剂每有良效也。

贵州石氏治疗外感湿邪、湿温、湿痹及多种杂病兼湿之顽固难愈者,芳香化湿,辛开苦降,淡渗利湿,温阳化湿之法疗效不显著者,常加丹参、桃仁活血化瘀每取良效,以水湿与血本为一体也。

袁氏则于冠心病胸痹之证属肝肾阴虚者,丹参与首乌、黄精、生地、枸杞、银花等同用;阴阳两虚者,丹参与炙甘草、桂枝、党参、枣仁、茯苓等同用;脾胃虚弱,脘腹胀饱者,丹参与法夏、陈皮、砂仁、枳壳、山楂、茯苓等同用;心阳虚损,遇寒心痛甚者,丹参与附片、人参、桂枝、炙草等同用;瘀血阻滞者,心前区痛剧,固定不移,丹参与血府逐瘀汤合用。

18. 车前子

"气味甘、寒，无毒。主气癃止痛，利水道，通小便，除湿痹。久服轻身耐劳。"(《本经》)

车前子归肺、膀胱、小肠、胃、肝经，甘而微寒之性，可以利水通淋，凡热结膀胱所致小便不利，淋沥涩痛等证皆可用之，心性、肝性、肾性水肿亦常用之通利。

老年性前列腺肥大之小便不利属"癃闭"范畴，肾阳虚为其本质，余以金匮肾气丸加车前子治之，虽为佐使，然不可缺，单用则无效。急性前列腺炎、膀胱炎、尿路感染等所致尿频不利，小便灼热混浊，短涩刺痛，尿血或有砂石，车前子甘寒之性本有消炎作用，然清热解毒之力稍逊，需配伍银花、败酱、公英、杠板归等药始有良效。至若泌尿系结石，车前子合以化石之药如海金沙、金钱草等，借其通利水道之力也。"除湿痹"三字，乃此条经文之要，谓其能除无形之水气也，利水道通小便，乃其除湿痹之直观也。湿气之郁，可滞于五脏六腑，经络关节皮肤，可谓无处不至，且多与风、寒、热、暑诸邪及痰气相纠结，故其为病最为广泛，不胜枚举。余于临床十分重视湿邪之害也。车前子药性平和，与诸药相合皆宜。

火热诸证，多挟带湿邪，余每兼用车前子清利之；

脾胃虚弱诸证，健脾益气方中加车前子，可除脾胃之湿痹而振作其正气；

暑湿泻痢，车前子可导小肠之湿热而止；

妇科白带，车前子可除胞宫之湿浊而治；

慢性肝炎，阳虚而湿气郁于肝胆，余常用附子理中汤、四逆汤加车前子治之有良效；

肾虚诸证,肾窍常因湿气痹阻而宗筋弛纵,益肾方中每需兼用车前子清利之。更有不少阳痿者,肾本不虚,乃湿热下注,筋络遏滞,余常以三仁汤加车前子取良效。

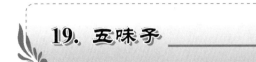

19. 五味子

"益气,咳嗽上气,劳伤赢瘦,补不足,强阴,益男子精。"(《本经》)

《本经》将五味子列为上品,其补益之性,应予重视。治肺气虚而久嗽,少气者,余常用五味子与人参、炙芪、紫菀同用,认为五味子辛能益肺之正气,酸能敛肺脏外浮之虚气。寒饮喘咳,肺气耗伤者,五味子与干姜、细辛、法夏等同用,可敛肺益气,防姜辛之耗散太过,肾气不足而喘咳者,五味子益肾强阴,摄肾气之上奔而平喘。

休克、心力衰竭等危症,可用四逆汤回阳救逆,而生脉散作用最为平稳,无毒副作用,可使血压回升,心力增强。应作为常规选用药品。

《圣惠方》补虚丸治惊悸,脉乍安乍发,余以此方治虚性之心律不齐;《摄生秘剖》天王补心丹治虚烦心悸,倦怠失眠,梦遗健忘,余以此方治虚性神经衰弱;《千金方》苁蓉散主轻身益气,强骨补髓不足,可使阳气强盛,余以此方治性功能减退之阳痿;《普济方》熟干地黄汤治产后虚赢,短气不食,余以此方治希恩综合征等虚性闭经。

以上诸方,皆取五味子益气生津,补肾养心,收敛正气之功效。

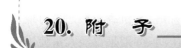
20. 附 子

"气味辛温,有大毒。主风寒咳逆邪气,温中,金疮,破癥坚,积聚,血瘕,寒湿痿躄,拘挛,膝痛,不能行步。"(《本经》)

所谓大毒,因附子含乌头碱、次乌头碱等多种生物碱,然经炮制与先行煎煮,诸多生物碱已然分解,毒性大为减弱。有老中医长期大量使用附子而获良效,常有每剂至150g者,极少发生毒性反应,若弃附子,其方则疗效全失。然余认为其必有常人所未识之经验,盲目仿之,有害无益。余素谨慎,用附子多在30g以内,故也从未观察到附子之毒性反应。

余认为运用附子,当从命门概念入手,始能得全面而具体之认识。考命门为十二经之主,五脏之气皆根于命门之火,关系生命存亡。命火又为气机流畅之动力,故命火旺则生机旺而体健,否则肾无作强之力,三焦无气化之能,脾胃不能蒸腐水谷,肝胆无决断,大小肠闭塞,心神昏愦而万物不应。附子火性迅发,为回阳救逆,温肾助阳,祛寒止痛,温补命门之第一要药。《本经》"咳逆、膝痛、痿躄、积聚、金疮"等语,乃言三焦气血内外,附子药性无所不至。

仲景于《本经》"气味辛温有大毒""温中"等语中,悟出附子功用,凡人体五脏六腑,血肉筋骨营卫,因寒湿而病者少有不宜,即阳气大亏,阴寒内生诸重症,亦需附子辛热至极之性救之。故仲景所遗四逆汤、真武汤、通脉四逆汤、干姜附子汤、桂枝附子汤、附子汤、芍药甘草附子汤、肾气丸等千古良方活人无算。

余认为附子不惟危重者始用,凡益气补血,疏肝通滞,清热解毒,滋阴利水诸方,皆可酌情用之,虽不尽为主药,然有画龙点睛之用。如慢性结肠炎、慢性肠痈、诸多妇科慢性炎症,多因寒湿与瘀浊相搏,需阳气敷布,始能行水湿而化瘀结,余常用薏苡附子败酱散或真武汤取效。慢性乙肝多脾阳虚,肝阳亦虚而水气不能升发,若无明显热象,或如常人无症状者,常用补中益气汤、逍遥散、四逆散、柴胡桂枝汤、小柴胡汤、参苓白术散等加附子取良效。肝硬化腹水若为脾肾阳虚者,必下肢肿而肢末不温,便溏腹满,用肾气丸加琥珀、沉香久服之也可取良效。支气管炎顽固性咳嗽,痰白清稀,舌淡润,特别是曾经大量使用抗生素者,多为寒邪逆于上焦,肺气不能宣达,常用麻黄附子细辛汤加紫菀、前胡、杏仁;慢性口腔炎、慢性泌感等,余也常用附子加入当用方中。至若某些急性感染如沙门菌感染,若其湿久不得化,热不能退者,加少量附子于三仁汤诸方中开郁通阳,辛散开泄,常可取意外之良效。中风半身不遂,真气不能周流,留血为瘀,故络脉壅阻,可用补阳还五汤加附子。

　　痿躄起于湿热,然亦有风寒湿及死血,或血气虚弱所致者,其证两足痿弱软痛,久卧不能行动,当用附子于养气血益肝肾方中。

　　近有学者认为,凡恶性肿瘤之发生与发展,皆体内寒毒凝结,故血滞渐成,主张大剂量附子治疗,余思附子大辛热之性或可使气血津液等体内环境发生重大变化,对肿瘤细胞产生冲击振荡,使之渐次消亡,实亦未知。然子宫癌患者表现一派虚寒,余用益气解毒汤加附子治之渐愈。寒湿痛痹,附子可为主药,余治湿热痹,也常用附子与生石膏、石见穿、熟大黄、银花藤、百部、杏仁、生地等同用,虽为热痹,其关节深处多有风寒湿邪,透达之则湿热也随之清利,此亦开郁通阳之法。余治易感冒者,以玉屏风散或补中益气汤加附子,则疗效更好,命门火旺,卫气也强故也。

　　若用附子补肾阳,壮腰膝,多与熟地、巴戟、山药、菟丝、萸肉、黄精等润药同方,所谓善补阳者,必于阴中求阳,余深信之。

21. 大 黄

"味苦、寒。下瘀血、血闭、寒热。破癥瘕积聚,留饮宿食,荡涤肠胃,推陈致新,通利水谷,调中化食,安和五脏。"(《本经》)

大黄乃足太阴,手、足阳明,手、足厥阴五经血分之药,泻热毒、破积滞、行瘀血、祛痰饮水湿热结。

《伤寒论》大承气汤峻下热结,所治伤寒邪传阳明,与肠中燥屎结为里热实证,潮热谵语,手足自汗,腹痛硬满拒按,口燥咽干,甚者神昏发狂,或热结旁流;小承气汤轻下热结,亦治阳明腑实之证;调胃承气汤缓下热结,用治胃肠燥热,大便不通,口渴心烦。三承气汤均用大黄荡涤胃肠积热,自宜细审热结之轻重,斟酌大黄用量,适其宜而用之。由此三方亦知大黄大苦寒性秉直逐,长于攻下,为伤寒、温病、瘟疫、热病,湿热结聚中下二焦,大便不通之要药,祛邪除暴有拨乱反正之殊功也。

大陷胸汤泻热逐水,心下至少腹硬满而痛不可近,大便秘结,日晡小有潮热,或短气躁渴,乃邪热与水饮互结于胸中,气机不得宣通所致,邪盛于里而正气不虚。大黄荡涤肠胃,泻结泄热,胸中水热从大便而去;大陷胸丸治胸中硬满而痛,项强如柔痉状为主证,有白蜜之甘缓制丸煮服,是以大黄缓功为用。

大黄黄连泻心汤治伤寒下后复汗,胃气上逆,胆经不通,心下痞硬,按之濡软,乃无形热邪聚于心下,故关上脉浮,用大黄沸水中渍须臾取汁轻扬清淡泻火兼清胃热,不使速下以泄泻也;附子泻心汤治心下痞而恶寒汗出之表阳虚证,大黄泻痞之内热,附子温阳之表,寒热互用;桂枝加大黄汤治太阳病,医反下之,腹满实痛,腐秽积滞于肠胃不去,桂枝汤以和表,大黄泻里结而止痛也。由此诸方亦知大黄可寒热并用,虚实同举,仲景妙法如神也。

　　抵当汤用治伤寒六七日后,表证犹在,热结下焦,其人发狂,小腹硬满,小便自利之蓄血证;《金匮要略》下瘀血汤用治产后腹痛如刺,痛而不胀,拒按,行气散郁之方无效,知腹中有瘀血著于脐下,肝经郁滞则痛;大黄甘遂汤用治妇人产后水与血结于血室,少腹胀满隆起,小便微难而不渴;大黄牡丹汤治肠痈少腹肿痞,按之痛如淋,发热恶寒,乃寒湿阻隔,气血不行,营卫瘀遏;大黄䗪虫丸治羸瘦腹满,内有干血,肌肤甲错,两目黯黑,以过饥过饱,忧郁暴饮,房事疲劳所致五劳虚极,荣卫气伤,瘀血内留,日久而成干血。由此诸方知大黄入血分而破一般瘀血,其气香又兼入气分也。

　　《金匮要略》大黄硝石汤治黄疸腹部胀满,小便不利而黄赤,内热极盛而自汗出;茵陈蒿汤治湿邪与瘀热蕴结之黄疸,一身面目俱黄,小便不利而腹微满,口渴烦郁;苓甘五味加姜辛半杏大黄汤治其人形肿,手足痹,面热如醉,乃水饮挟热,胃火上冲所致。由此诸方又知大黄通利小便而去留饮宿痰也。

　　《保命集》大黄汤以大黄细锉,好酒同浸煎煮服之,以利为度,服芍药汤、黄芩汤以彻其毒和之,治泄痢久不愈,脓血稠黏,里急后重,日夜无度;《千金方》度命丸以大黄、芍药末之蜜丸,治久患腹内积聚,大小便不通,气上抢心,腹中胀满,逆害饮食。

　　《千金方》水解散以桂心、甘草、大黄各 2 两,麻黄 4 两为末以暖水服方寸匕,覆取汗,治时行头痛壮热。又以大黄为末,生地汁同饮治虚劳吐血。《三因方》鸡鸣散以大黄、杏仁研细酒煎服,治从高坠下,及木石所压之伤损,瘀血凝积,气绝欲死,并久积瘀血,烦躁疼痛及折伤,次日取下瘀血可愈。诸法皆从《本经》中来,亦从仲景所用大黄诸方中来。

　　大黄不惟推陈,尚能致新,此其药理之重要者,《本经》明确指出,最值深思。用姜汁制大黄,少量浸水,每日服之,无论老幼,尚有脾胃虚弱,屡用补益不效者,均有明显健胃作用,消化力与饮食量日渐增加,体质逐渐增强,可知大黄调中化食,安和五脏之功力。

22. 川乌(乌头)

"味辛,温。主中风,恶风,洗洗出汗。除寒湿痹,咳逆上气,破积聚寒热。其汁煎之,名射罔,杀禽兽。"(《本经》)

乌头大辛大热有大毒,入足厥阴肝经,手少阴心经。射罔者,古今皆谓乌头浓煎所成膏汁,涂于箭头可毒杀禽兽。然乌头久煎则毒性大减,故若欲杀禽兽,乌头生捣取汁即可也。乌头为药用者,先以凉水浸透,每日数次换水,漂至口尝仅稍留麻辣味时取出,与甘草、黑豆共煮至熟透无白心为度。临床若用量稍大(如30g以上)又须与蜂蜜先煮取汁,再下余药,仓促间无法取得蜂蜜,白糖代之也可。或与粳米1大撮同煮至米极熟而汤成,或与炙甘草、生熟地等量先煎,总以甘味缓其急迫之药性,保存其温阳散寒止痛之药力,皆系适用方法可取。《本草经集注》谓乌头反栝楼、大贝等药,余治疗乳腺增生常并用以止痛散结,并未见任何异常与不适也。

乌头所用与附子略同,然乌头略轻疏,为阳痹阴逆之要剂。附子破癥坚积聚血瘕,乌头破积聚寒热,古人所常谓治诸风、风痹、血痹、半身不遂,除寒湿、行经脉、散风邪,其功用大约止于气分。然乌头又善除寒凝,温养脏腑,去心下痞坚,恶寒腹痛,头痛,破冷毒秽积,又治阴疽久不溃及寒疮恶肉不敛者,均宜少加乌头以通血脉也。

乌头所主之中风,并非肝风动越,五志化火,卒然昏仆之脑血管意外急性期。然其后遗半身不遂,偏身麻木不仁,言语不利,甚至瘫痪在床等证,乃顽痰死血结聚经络,古今多有医方,每以乌头为主药,与活血养气、滋补肝肾、除湿消痹药共用,可以利血气寒痰之滞涩也。余于此类病证所常用补阳还五汤,也加乌头十数克以利血气之疏通。

外感中风寒重热微,头冷痛,清涕神疲,冷汗阵阵自出,舌淡脉沉细者,阳虚外感也,当用助阳解表之方,补中益气汤可加制川乌,更加羌活、防风治之。

慢性支气管炎顽固咳嗽，痰白清稀，或有凹陷性水肿，舌淡水滑，又曾大量服用苦寒药、抗生素等，贵州汪氏有温阳化饮方以麻附细辛汤加干姜、茯苓、白术、苏梗、厚朴、五味子治此类证。方中附子无非温化痰饮而治咳逆，乌头亦能蠲寒饮而去风痰。《本经》之主"咳逆上气者"必然寒饮入络，逆于上焦，肺气不得宣达之病理也。

贵州天寒多雨凌冻，触冒风寒雨雪，流注关节经络而成寒湿痹者甚多，其疼痛剧烈，固定不移，肌肤不仁，遇寒则甚。本地多有草药如香樟根、五香血藤、红荨麻、铁筷子、白龙须、见血飞、岩川芎、朱砂莲、搜山虎等，或味苦能燥湿，或流动能祛风，或味甘能益血，或性温能养气，然多与乌头共为汤剂、为蜜丸、为药酒，或外洗热敷，或以梅花针蘸取药汁叩击经络关节瘀肿疼痛麻木之处，种种方法甚妙，临床疗效也好。余常用制川乌、熟附子各 15g 加入阳和汤中治疗寒湿痛痹，又用制川乌 20g、片姜黄 30g 加入独活寄生汤中治疗寒凝肩痛之证皆有常效。

寒湿久蕴化热，关节炎红肿热痛，清热除湿，凉血解毒方中也可加入乌头，专取其入络止痛之特效，兼能引诸寒凉药出入营卫气血之间，反制阳邪之亢害，此亦为常法。

乌头可治湿气下注之肠炎，也可治寒热兼杂之久痢。腹中切痛雷鸣，水泻急迫，胁肋逆满，附子粳米汤主之，若以乌头易附子，则温中止痛、散寒止泻之力或有增也。《圣济总录》以乌头、苍术、青橘皮、青盐、蜀椒也治此类证。贵州方氏以制乌头、生甘草、生熟大黄各 30g，苍术 90g，羌活、杏仁各 60g，砂锅炒微黄，碾细，每服 1.5g～3g，治一切赤白痢疾，腹中刺痛，里急后重。痢疾本阴分湿毒，今以辛温化之，实为正治之良法。

先父玉书公于积聚、癥瘕、黄疸、臌胀、水气、痞满、陈年疟疾、山岚瘴气、肢体顽麻诸证，知其也属阴分湿毒，痰垢秽积，以致气机闭阻，阴阳格拒类证，用方亦恒取乌头疏利迅速之功（详见本书"巴豆"条）。

上焦阴寒气盛，心脉凝泣，可为心痛彻背之重症，所谓真心痛者，心肌梗死是也。仲景乌头赤石脂丸雄烈刚燥，散寒通络止痛可以为法。余曾于乡下偏僻地遇心肌梗死者，疼痛欲死，冷汗如珠，仓促间无药可用，以制川乌 45g，生甘草 120g，真蜂蜜 1 大匙大火煎煮，口尝之无苦麻而味甘,频频喂服,绝危之证竟得缓解。

乌头可深入脑络神经,搜逐风寒湿邪死血,余治血管神经性头痛、外伤后遗头痛、三叉神经疼痛,剧烈而有抽掣感者,常用下方:

制川乌、川芎、当归、生石膏、生甘草各 30g,羌活、僵蚕各 12g,元胡索、细辛各 10g,蜈蚣 2 条。水煎服。

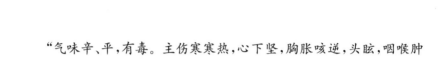

23. 半　夏

"气味辛、平,有毒。主伤寒寒热,心下坚,胸胀咳逆,头眩,咽喉肿痛,肠鸣,下气,止汗。"(《本经》)

半夏味辛可开脏腑经络痰结,可以平降上行之逆气。生半夏有毒,其毒性成分对局部有强烈刺激作用,生食可使舌、咽、口腔麻木与肿痛,流涎,张口困难等,严重者可窒息。然相沿半夏炮制之法,用生石灰、白矾等反复腌制,用水反复漂洗,毒性既去,药性已然殆尽。余用生半夏干品粉碎如米粒大,先用大火煮 40 分钟,再下余药煮半小时,其汤质略稠,不麻嘴,已无刺激性,知其毒性已经破坏,即可服用。如此半夏用量可减 2/3,药效可增数倍。

仲景用半夏如其用附子,悉遵《本经》,又有发挥,故为医圣。《伤寒论》112 方中,用半夏者有 18 方,如小柴胡汤治伤寒之寒热往来;小陷胸汤治伤寒结胸,心下坚而胸胀;小青龙汤治咳逆;半夏泻心汤治胸满肠鸣下气;小半夏汤治阳明伤寒,不纳谷而呕逆;半夏厚朴汤治咽喉肿痛;竹叶石膏汤开胃行津等。余谓如能学得仲景用半夏,则半夏之用无遗矣。

余认为半夏属脾、胃、胆三经正药,祛痰实其专长。俗谓怪病属痰,实则诸多常见病、多发病与痰亦有密切关系,有医者认为二陈汤、温胆汤、小柴胡汤三方可治百余种病证,实均与半夏治痰有关。余常用十味温胆汤治疗数十种病证,其认识也基于此。

以祛痰而识半夏药理,其用也实惠。余治顽固失眠证,百方无效者,知其痰蕴胆腑,上扰元神,仿半夏秫米汤,用生半夏 30g,苡仁120g,煎煮 90 分钟,服之常有良效;治气郁痰结之慢性咽炎,以半夏厚朴汤加蝉衣、泡参、僵蚕、麦冬等疗效亦好;痛风为顽症,乃肥甘厚味变化为痰热结聚,其证红肿热痛,用清热解毒法无效,知其为痰热之毒,余用半夏、昆布、海藻、鳖甲、大贝、元参等为方，也有良效。余常用三仁汤治疗痰湿较重之支气管炎及风热挟痰之感冒，用散结祛痰之剂治冠心病心下坚而胸痹者，知其痰浊阻于胸次故也。余治梅尼埃病用丹溪之法：若火动其痰，二陈汤加黄芩、苍术、羌活；挟气虚者用二陈汤加黄芪、泡参、黄芩。若气郁痰涎上涌之眩晕，则用半夏、香附、生姜为方。

《医学心悟》之半夏白术天麻汤（半夏、天麻、橘红、白术、甘草、生姜、大枣）治风痰上扰之眩晕，《脾胃论》之半夏白术天麻汤（半夏、黄柏、干姜、天麻、苍术、茯苓、黄芪、泽泻、人参、白术、炒神曲、麦芽、橘皮）治痰厥头痛，半夏均为方中主药，以清理挟带肝风之痰浊。

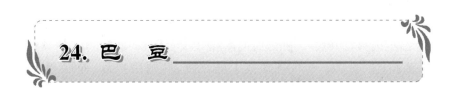

24. 巴 豆

"味辛,温,有毒。主伤寒温疟寒热,破癥瘕结聚坚积,留饮痰癖,大腹水肿,荡涤五脏六腑,开通闭塞,利水谷道,去恶肉。"(《本经》)

巴豆性大热,全株植物有毒,且有大毒,尤其种子(巴豆药材)最毒。误食之,有强烈口腔炎、咽喉炎、剧烈腹痛、水泻或黏液血便,脉搏快而渐弱,血压下降而四肢厥冷,面色青紫而休克,直至呼吸、循环衰竭而死亡。

《雷公炮炙论》曰:"凡修事巴豆,敲碎,以麻油并酒等煮巴豆了,研膏后用。每修事一两,以酒、麻油各七合,尽为度。"常用制法:米汤或面汤浸拌巴豆,日光下曝晒或烘裂,搓去皮,取净仁碾碎,用多层吸油纸包裹,加热微火炕,压榨去油,每二日取出复研换纸一次,如上法压榨6~7次至油尽为度,取出碾细过筛。因知修事得法之关键乃去净其油脂,凡使巴豆务必切记,不可猛浪以酿祸也。

贵州周氏有逐秽宝丹:

去净油巴豆霜210g,党参120g,茯苓、制附片、猪牙皂角、槟榔、川花椒、广陈皮、干姜、桔梗、菖蒲、炒麦芽、法夏、上肉桂、黄连、山楂、制川乌、广木香、吴茱萸、北柴胡、大麦冬、草果仁、广藿香、鸡内金、紫菀、神曲、白芍、甘草各60g。

以上共重1890g,照分称准,拣选上品者;巴豆霜定要去净油,不可入锅炮制,昼则日晒,夜则倚炉微火烘之,研极细末,用陈米汤为丸,每丸重0.6g,切不可大,朱砂为衣。

逐秽宝丹主治:

治各种瘟疫四时不正之气,葱白姜汤送下。

治蚂蟥麻脚诸瘟疫,北柴胡煎汤送下。

治山岚瘴气腹肚冷痛疫疠,藿香姜汤送下。

治胸膛两肋膨胀肚痛陈疾痞块,浓茶汤送下。

治肚腹饱胀湿气水肿各证,陈皮、大腹皮各 3g 为引。

治头痛发热各项痧症并中暑,藿香汤送下。

治脾寒闷摆子久疟,葱白姜汤加草果 3g 为引。

治疟疾用桃叶 7 片煎汤送下,久者露一夜复煎送下。

治红白痢疾,红者用黄连、甘草各 3g,乌梅 2 个煎汤送下,白者用红糖生姜水加葱白 3 根煎汤送下。

大人只服五、七、九丸,小儿只服三、五、七丸,年老及孕妇忌服,揣病用引得当能治百病。

本方临床可用于多种消化系统急性感染或有关疾病,如急性肠胃炎、细菌性痢疾、伤寒、传染性肝炎、急性疟疾以及中风痰涎壅塞,大便闭塞不通,心神昏闷等表现寒邪冷毒,痰垢秽浊致气机闭阻,阴阳格拒,上下不通之病机者。所用多辛香行气,化浊除秽之品,似与紫金锭、苏合香丸、行军散相类,而诸方所不用之巴豆霜则为本方主药,略考之似有深意。巴豆辛温有毒,于本方中逐痰利水,泻冷积凝滞,除胸腹肿满,两肋痞痛,利大小肠,去阴毒伤寒,其推荡脏腑,开通闭塞之力非他药可比。本方治理当从《本经》所论中悟得。

先父玉书先生于积聚、癥瘕、黄疸、臌胀、水气、心痛、痞满、陈年疟疾、山岚瘴气、肢体顽麻诸症属寒邪冷毒,痰垢秽浊,气机闭阻,阴阳格拒者,尝用下方治之,似也从《本经》中悟得。

巴豆霜、干姜、川椒、厚朴、吴茱萸、肉桂、赤茯苓、人参各 25g,制川乌 125g。

研细末,为蜜丸如梧桐子大,视病证轻重,病情深浅,体格强弱,每次分三、五、七、九丸服,姜汤送下。

巴豆所能推荡开通者首在胃肠。《金匮》三物备急丸以巴豆为君,凡寒滞食积,阻结胃肠,升降气机痞塞,以致猝然腹痛,脘腹胀满高起,甚至面青气促或类今日之胃肠梗阻者,服之得吐或利则病愈;《千金方》治寒癖宿食久难消,大便秘者,巴豆以清酒煮三日夜,令大熟而研,合酒微火煎之,丸如胡豆大,每服一丸,水下,欲吐者服二丸;《补缺肘后方》治水蛊腹满,巴豆、杏仁炙黄为丸服;近代用巴豆配绛矾、神曲治晚期血吸虫腹水,可消水除满;《金匮》附方《外台》桔梗白散,治肺痈咳嗽胸痛,发热不退,痰多或变黄,有臭气溢出,得大便泄泻十余次或吐脓血痰增多,咳即大减,胸中舒畅,体温渐正常。桔梗白散方下注:服后病在膈上者吐,病在下者泻,病瘥。强调肺痈痰热毒之顺利引流至为重要也。有急性胰腺炎、胆绞痛属寒湿结胸者,服桔梗白散数克,得吐泻病即霍然。可知巴豆治一切寒湿结滞重症,其留著或在肠胃,或在腹腔,或在肺叶,或在胰腺、胆囊。此《本经》所谓荡涤五脏六腑也。

以巴豆适当配伍,可以通宣一般壅滞,消痰祛瘀,杀虫消肿毒,取除风补劳,健脾开胃效果,总能推陈致新。如王氏保赤丸以巴豆、黄连、大黄、干姜、川贝母、荸荠粉、朱砂为细丸,主治小儿脾胃虚弱,胃呆食减,腹泻便秘,消瘦疳积等胃肠道疾病,兼治痰厥惊风,咳嗽痰鸣,食积发热等常见病症,其实本方老少咸宜。又有《圣济方》雄黄丸(雄黄、郁金、巴豆霜)主痰积食滞,热毒郁闭诸证甚效。

巴豆亦治疮毒及腐化瘀肉,去壳炒焦研膏点肿处则解毒消炎消肿,涂瘀肉则自行腐化;取巴豆三十粒麻油煎黑去豆,以油调雄黄、轻粉频涂治恶疮;巴豆去油研细末吹喉,治白喉所致咽喉梗阻,皆《本经》所谓"去恶肉"也。

余素谨慎,未尝轻用巴豆疗疾,然贵州陈氏巴豆砂仁丸余常以之治肝硬化腹水,其方为:巴豆壳 12g(炒黄色)、砂仁 30g、生熟大黄各6g、炮干姜 9g、广木香 9g、牙皂角 2 个(去筋)、甘遂 4.5g(炒黄色)。为末醋糊丸如绿豆大,姜汤送下 30～40 丸,每服可泻水 1～2 次,日服日泻日消,大便渐实,小便渐长渐清亮,可量人虚实,病情轻重加减药量。本方巴豆壳虽无猛力,然有巴豆推荡冲击逐痰攻水之余气,可以引水消积,杀虫败毒,利水谷道,疗效甚稳固,药性也和缓。

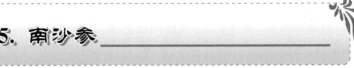

25. 南沙参

"味苦、微寒。主血积惊气,除寒热,补中益肺气。"(《本经》)

《本经》所论沙参,实系桔梗科植物轮叶沙参、杏叶沙参,又名泡参(贵州)、泡沙参(四川)、保牙参(湖南)者,非伞形科植物,根条细长、均匀色白、质坚实之北沙参(珊瑚菜)。

南沙参干燥药材圆柱形,上粗下细,纵皱明显,体轻质疏松易折断破碎,贵州产量最多,质量也上乘。一般而论,其入手太阴肺经,又肝脾二经气分。祛痰止咳,治肺热燥咳,虚痨久咳,阴伤咽干喉痛,多与肺家有关。

省外医家少用此药,或认为其形质粗劣,气味淡薄。或认为《本经》所论沙参为珊瑚菜也。贵州老一辈名医大家均善用此药,以其性味微甘而淡,致为平和,与干姜、附子、桂枝同用不助其热,与大黄、黄连、黄芩同用不助其寒,与熟地、首乌、阿胶同用不助其滋腻,惟能清肺中痰涎,疏利三焦气血分壅滞,诸般药性发挥大得其利也。

《本经》所谓血积,凡咳嗽剧烈,特别长期喘息难以平息者,肺络当有瘀血阻滞。南沙参可以于肺家气分中理血脉,故能宣畅肺气而止咳逆喘息。余在临床凡遇支气管炎、支气管哮喘者必用南沙参。若欲温阳平喘,南沙参与当归同用,如贵州程氏温阳平喘方(泡参、当归、羊藿、鹿角霜、麻黄、熟地、山萸肉、炒苏子、山药、白果、炙紫菀、炙前胡);欲清热平喘,南沙参与川贝同用,如贵州程氏加味麻杏石甘汤(麻杏石甘汤加南沙参、川贝、瓜蒌仁);欲排脓解毒治肺痈,贵州王氏有桔梗汤新方(南沙参、桔梗、冬瓜仁、万年荞、川贝母)。至若用小青龙汤、射干麻黄汤等温肺化饮,余也常加南沙参。张元素谓"肺寒者用人参,肺热者用沙参代之"。余认为无论肺之寒热虚实,皆可用南沙参,并常可重用之。

　　《本经》所谓"除寒热"者,肺气宣通,痰浊去则外邪随之而去,寒热易除也。贵州石氏有化风双解散(南沙参、防风、连翘、当归、生地、徐长卿、熟大黄、荆芥、麻黄、苍术、栀子、蝉衣、薄荷、地肤子、竹叶、甘草)治一般风热壅盛、表里俱实、气血怫郁之证;贵州谭氏有柴胡生化汤(南沙参、柴胡、法夏、当归、黄芩、生姜、甘草、桃仁、香附、大枣)治妇女产后发热恶寒、往来不休、出血不止者;余治疗伤寒中风、往来寒热、胸胁苦满等症,以为多有痰热郁阻胸中,小柴胡汤多用南沙参而不用人参;治燥热伤肺卫阴分,或热、或咳者,用沙参麦冬汤,知《条辨》所用为北沙参,余所用又均为南沙参。燥热伤阴者,肺络中也常有痰涎,南沙参养阴并能清利之。

　　《本经》所谓"补中益肺气"者,南沙参有一时补益之力而无持久补益之功,用较大剂量补益元气无壅滞之害,此与人参补益稍有差异。余家传有催生方(泡参150g,制乳香、制没药各12g,飞朱砂2g)水煎药汁调和朱砂,妇女临产子宫收缩,宫口开启时热饮,可以养精神、增气力、通血脉、安魂魄,承接产妇本来下行之气机,曾挽救诸多难产母子性命,避免不必要剖宫产术不在少数。

　　余昔在农村遇产后大出血休克厥逆危殆者,当时无药可用,野地刨得新鲜泡参斤余,切碎加烧黑生姜1块,大火煮得药汁500毫升,频频灌服,出血渐止而血压逐渐回升,肢体渐温暖。历来文献多云南沙参补气力弱,殊不知大剂量频服之,也能回阳固脱。

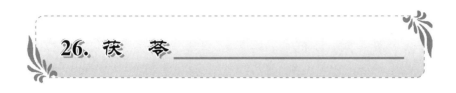

26. 茯苓

"气味甘平,无毒。主胸胁逆气,忧恚惊邪恐悸,心下结痛,寒热烦满咳逆,口焦,舌干,利小便,久服安魂养神,不饥延年。"(《本经》)

茯苓极平和,虚实寒热诸证皆宜。

陈修园曰:"茯苓气平入肺,味甘入脾,肺能通调,脾能转输,其功在于'利小便'一语"。实则茯苓为利水渗湿要药,用于水湿停滞之水肿,小便不利。而茯苓皮尤长于利水消肿,凡用茯苓利水,当用连皮者。《内经》云:"诸湿肿满,皆属于脾",茯苓既用于脾气不足之虚肿,也用于水湿壅盛之实证。寒热烦满,小便少而干渴欲饮,水入即吐,此五苓散证,不外寒与内饮相结所致;发热头痛,烦渴引饮,小便黄少,以及霍乱吐下,乃暑热挟湿或伏暑之证,用桂苓甘露饮。

水湿之滞,常渐致痰浊之结,若脾虚者,痰浊尤甚,茯苓亦为治痰要药,忧恚惊邪恐悸,心下结痛咳逆,必因痰结而七情郁滞,肺气不宣,历来祛痰诸方,多有茯苓,余常用十味温胆汤治疗数十种痰结之证。

内有宿饮而津液不升,常致口焦舌干,养阴无益,惟利小便反能生津止渴。茯苓可以健脾补中,脾胃健运则不饥不渴,参苓白术散、四君子汤等方常用于中虚胀满,食少便溏诸证。

余常用较大量茯苓与山药为方治疗虚性之神经衰弱及一些心脏疾病所致心悸、虚怯之病证。

27. 龙 胆

"味苦涩。主骨间寒热,惊痫邪气,续绝伤,定五脏,杀蛊毒。"
(《本经》)

涩者,酸苦之甚也,《本经》少有之描述。凡大苦寒药厚重沉下,多服误服,伤中焦生发之气则胃痛泄泻,损上焦则肺寒咳逆而喘,心阳虚则动悸,浸下焦则遗泄难复。目前所用皆为生龙胆未经炮制,殊为不妥。古时用龙胆,或以甘草水浸一宿漉出暴干;或用生姜自然汁浸一宿;或用酒炒制,种种方法,皆可采用,略去其苦涩者。

龙胆清肝退热,凉胆泻火,所治湿热黄疸,膀胱热结,咽肿痛,惊痫狂躁,头痛目赤,湿热痢疾,痈肿疮疡,阴囊肿痛湿疹,皆足厥阴、少阴、阳明三经病证。骨间寒热者,并非骨蒸潮热也。少数结核病者,双颧赤红,昼夜皆热,口渴饮冷,大便干结,脉弦数而舌红,确为重阳而真阴消铄者,或可直予苦寒退其阳热以救阴。然一般结核痨瘵,阴血已然耗伤,浮阳虚越可见诸热,若用龙胆苦寒清热,轻者阴气伤,重则阳气损,食少便溏,病深难解。《本经》所言骨间寒热,乃系肝胆湿火热结也。《肘后方》治谷疸食毕头旋,心怫郁不安而发黄,由胃热冲熏所致,苦参3两,龙胆1合,牛胆丸如梧子大,以生麦汁服5丸。贵州陈氏治急性肝炎,湿热黄疸深重者,有加味茵陈蒿汤:茵陈、龙胆、焦山楂、黄柏、滑石、车前子、黄芩、黄连、甘草,水煎服。李氏有茵陈龙胆汤:茵陈、龙胆、虎杖、败酱草、蛇舌草、柴胡、黄芪、陈皮、炒麦芽,水煎服。

肝胆经实火湿热,并非急性肝炎黄疸一证,李氏又有活血四逆散:炒枳壳、龙胆(酒炒)、炒白芍、柴胡、炒栀子、甘草,水煎服,治疗慢性胆囊炎、慢性肝炎、胃炎及经前期紧张综合征等一般肝经气滞郁火之证。本方药性平和,龙胆清利湿热,其实在于增强疏利气机之效果也。

《局方》龙胆泻肝汤治胁痛耳聋,胆溢口苦,筋痿,阴汗,阴肿,阴痒,小便淋浊,凡肝经实火之证,津液未伤者,均可本方直折之。又当归龙荟丸治肝胆实火,头晕目眩,神志不宁,甚则惊悸抽搐,谵语发狂或胸腹胀痛,便秘溲赤。惟此方苦寒更甚,慎用以防伤及中阳以致腹痛泄泻等证。伤寒温毒发狂,《伤寒蕴要》以龙胆为末入鸡子清、白蜜化凉水服之;贵州袁氏有通圣丸以龙胆、犀角[①]、生大黄、桃仁、苦参、生石膏、朱砂等治疗精神分裂症痰火为患者,当属惊痫一类也。

盆腔炎、宫颈炎、子宫体炎等带下量多,颜色发黄秽臭者,皆湿热循肝经内蕴,损伤冲任二脉,四妙散加胆草、栀子、车前子、土茯苓、夏枯草等常可取效。若病证迁延,水湿不化,带下量多,少腹隐隐疼痛坠胀,全身少力,腰酸腿软,脾肾亏弱而蕴结肝经胞络之湿毒未尽,余常用当归芍药散合补中益气汤更加龙胆(酒炒)。水湿从寒化,带下清稀如水,四肢冷,口淡不渴,大便时溏,脉虚细者,其治理同阴黄,茵陈术附汤、茵陈五苓散酌加少量龙胆(酒炒)可也。

龙胆苦寒尚能清相火,一般冬至后易发之顽固性鼻衄、燥咳等,乃冬至一阳生,机体产热能力大增以御外界之寒凉,常见因阳气生发太过,命门相火偏旺,肺络受此内热冲击,发为顽固性鼻衄或燥咳,一般养阴清热,凉血止血药物均无效验,龙胆泻肝汤加知母、黄柏清泄命门相火可取良效。

精神分裂症不分男女,妄想幻觉,污言秽语总与追求异性有关,或有强烈追求异性之奇异举动,面部多生痤疮,皮肤多粗糙泛紫色,口干舌燥为气血热盛,相火蒸腾,贵州石氏以清热凉血,清泄相火为方:龙胆(炒)、栀子(炒)、熟大黄、芒硝、生地、防风、黄芩、当归、郁金、元参、黄柏、炒知母、甘草,水煎服,清淡饮食。服十数剂,热毒相火全然退净,精神症状及自知力基本正常。也有精神分裂症属心脾两虚痰壅者,只要性幻想较为突出,也可于健脾养心,益气安神除痰方中酌加龙胆以泄相火也。

贵州陈氏有幼儿厌食方:炒知母、炒川楝子、藿香各5g,竹叶6g,厚朴6g,木香3g(后下),砂仁3g(后下),龙胆3g,甘草3g。水煎,每日1剂分4~6次服,所治厌食证患儿数以万计,有效者恒多。准确针对幼儿厌食之基本病理,乃因水湿内滞,蕴生郁火,以致脾虚不运,饮食

---

① 现已禁用,临床需用代用品。

难化也。本方理气醒脾,化湿清火,较之单纯运用健运脾胃方法,可谓独辟蹊径。

　　《医学衷中参西录》云:"龙胆草味苦微酸,为胃家正药。其苦也,能降胃气,坚胃质;其酸也,能补益胃中酸汁,消化饮食。凡胃热气逆,胃汁短少不能食者,服之可以开胃进食。"余无论老幼,凡脾胃虚弱,纳谷不香者,常用陈氏方取良效。然龙胆必然酒炒,成人用量也不过 9g。

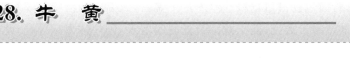

28. 牛 黄

"味苦,平。主惊痫、寒热、热盛狂痉。除邪逐鬼。"(《本经》)

惊痫者,高热面赤,神昏抽搐,烦扰不宁;狂痉者,狂乱叫骂,言语善恶不避亲疏及中风窍闭昏迷,口噤肢废之类也。《诸病源候论》曰:"凡邪气鬼物所为病也,其状不同,或言语错谬,或啼哭惊走,或癫狂惛乱,或喜怒悲笑,或大怖惧如人来逐,或歌谣咏啸,或不肯语"。更有瘟疫伤寒邪气内陷,热扰心室,神昏谵语,烦躁惊厥,以及五志化火,肝火暴张,气血上逆之大厥,突然昏仆,不省人事。又有无名疮毒溃疡,皆系《本经》所谓邪鬼所为,必然火热内扰,痰塞清窍之类证也。

牛黄体轻气香,先苦后甘,清凉透心,入心肝二经,乃热病神昏谵语、惊风抽搐、中风昏仆、癫狂、喉肿、牙疳、口舌溃烂、痈疽疔毒之正药。举凡乙型脑炎、流行性脑脊髓膜炎、重症肝炎、中毒性痢疾、尿毒症、脑出血、中毒性肺炎、出血热等危重急症,属痰热昏厥类证,一般清解泄热豁痰方药全然不能济事者,必当牛黄拯危救急也。

《痘疹世医心法》牛黄清心丸,以牛黄、朱砂、黄连、山栀、郁金、黄芩共为细末,腊雪调面糊丸如黍米大,每服7~8丸,灯芯汤下,主治温邪内陷,热入心包,神昏谵语,以及中风窍闭、幼儿高热惊厥等证。王晋三曰:"温邪内陷包络神昏者,惟万氏此方最妙,是丸调入犀角、羚羊角、金汁、甘草、人中黄、连翘、薄荷等汤剂中,颇建奇功。"实为温热病学极为重要之方剂也。

《温病条辨》安宫牛黄丸系此方加减而成:于清热解毒增犀角;镇心安神增真珠、金箔;开窍醒脑增麝香、冰片;化痰解毒增雄黄,又较原方药重力宏。然入心肝二经除热消痰,芳香泄浊开窍解毒,非牛黄所不能也。

《局方》至宝丹苦寒清热作用稍逊,辛香开窍为优,也属清热解毒之开窍剂也。

28. 牛　黄

《温病条辨》原书所载,服安宫牛黄丸"脉虚者,人参汤下;脉实者,银花薄荷汤下"。然痰热昏厥之用安宫牛黄丸,脉实者银花、生地各30g煎汤送服;脉虚者,白人参9g,山药30g煎汤送服;痰多者,竹沥水下;若面色苍白,口鼻气冷,手足不温者,人参山药汤中加姜炭数克,或更加熟附子数克,能于此细节处时时留意,则疗效大相径庭,此亦安宫牛黄丸用法之经验。

贵州张氏茵陈牛黄汤:茵陈、青蒿、艾叶、生甘草煎汤,牛黄数分和药汁吞服,治幼儿急性黄疸肝炎,发热,昏沉,谵语,惊厥,黄疸急起,迅速加深,小便短赤,烦渴或有呕逆者。此方用于急性重症肝炎当不限于幼儿,且需早用为宜,截其病势,不使邪陷愈深也。

李氏牛黄清心汤:胆星、生铁落、代赭石、生大黄、黄连、石菖蒲等为粗末水煎,饭前吞服牛黄、朱砂,忌五腥厚味等物,治疗神经分裂症之属狂证者,其痰火入于心肝,狂乱叫骂,语言善恶不避亲疏,毁物伤人。余意狂证者,若苦寒清泄阳明不济事,必当用牛黄清泄心肝邪火痰毒。余曾用安宫牛黄丸治疗精神分裂症之顽固难愈者取捷效也。

赵氏牛黄丸:牛黄与陈胆星、天竺黄、川黄连、大贝母、雄黄等为方,治风热痰壅,痄腮发颐,时毒痰核,咽喉肿痛。又治肺脓疡壮热不退,咳逆气急,咳黄稠脓血痰,瘀热内结成痈者;急性肺炎高热无汗喘促,鼻扇,抽搐神昏,以及幼儿惊风惊痰,呛咳气急,声嘶如犬吠,痰声如曳锯者。

《外科全生集》犀黄丸解毒消痈、化痰散结、活血化瘀,所治乳岩、横痃、瘰疬、痰核、流注、肺痈、小肠痈、淋巴结炎、多发脓肿等痰火实证,间有肿瘤恶性病变者。

《保婴撮要》以牛黄、甘草、银花、草河车炼蜜丸,治胎毒疮疖及一切疮疡。

《霍乱论》行军散,辟秽解毒开窍,所治霍乱、痧胀、山岚瘴疠及暴热秽恶诸邪直中心包络,头目昏晕,不省人事,并治口疮咽肿,点目去风热障翳,搐鼻可避时疫传染也。

牛黄抱龙丸、小儿回春丹治幼儿急惊,痰热蒙蔽心窍,烦躁发热,谵语。一切诸方,皆以牛黄清心解毒、豁痰定惊,风火息、恶痰去而神清热退也。

60

29. 阿 胶

"气味甘平无毒,主心腹内崩,劳极洒洒如疟状,腰腹痛,四肢酸痛,女子下血,安胎,久服轻身益气。"(《本经》)

所谓心腹内崩,实指内脏出血之证,其出血量也甚多甚急,内科也常见此类证候。余治支气管扩张咯血及肺结核咯血,以威宁黄梨、阿胶、川贝蒸之为膏状,服之有良效。余治溃疡病吐血,虽知其常为心胃之火盛,也必将阿胶烊化兑入三黄泻心汤或大黄白及甘草汤中,阴分得养则心肝之火平息,气血自然和调。至于脾胃虚寒所致大便下血及吐血、衄血,血色黯淡,四肢不温,面色萎黄,舌淡苔白,脉沉细无力者,黄土汤更为余常用之方。然如胃有出血而胃脘胀痛明显,舌苔黄腻,胃中湿热重者,阿胶不用为宜。若属气虚不摄血者,则将阿胶加入补中益气汤、归脾汤中,不仅有良好的止血效果,也能防止失血虚脱之发生。此法也常用于崩漏带下以及皮下出血等证。故知阿胶不惟止血,也兼益正气也。

余治妇科崩漏之证,最常用傅青主崩漏方:黄芪 30g,当归 30g(酒洗),桑叶 30g,生地 30g,三七 9g(分次冲服),更加阿胶 30g 烊化兑服。如为长期慢性子宫出血,此方稍减分量亦有良效。

余治妇女妊娠,因闪挫者,腰腹疼痛下坠并下血欲流产者,常用胶艾汤(《金匮要略》),知其为女子下血安胎之良方。

近有人群主要为女性者,以阿胶为主药,加黑芝麻、核桃、冰糖、大枣肉、黄酒合而搅拌久蒸为膏状,每日服用,有养颜润燥,壮腰肾补气血之功效。用于月经稀发,大便虚秘,头昏心悸,头发早白,失眠疲乏等一般血气虚弱之证,服之一年半载有较好效果,亦能增加抵抗力,减少感冒等,可知阿胶久服轻身益气。然湿痰重者,内热盛者,显然不宜此方。

　　余治劳倦内伤,肌热面赤,烦渴欲饮,脉洪大而虚,重按则微,及产后血虚发热头痛,或疮疡溃后久不愈合者,常以当归补血汤加阿胶服之,可以益气和营生血,诸证自除。

30. 山 药

"气味甘平,无毒。主伤中,补虚羸,除寒热邪气,补中,益气力,长肌肉,强阴,久服耳目聪明,轻身不饥延年。"(《本经》)

先父玉书公因其无毒,补一切内外虚损之证,益气而不燥,养阴而不腻,临证中最常用山药,一切外感内伤之证多用之。如有久咳不愈方:山药、泡参、芦根、白芍、杏仁、竹茹、炙甘草,可以补脾胃而宣肺气;久泻不愈方:山药、焦术、莲米、苍术,可以补脾胃而止泻;慢性妇科炎症,白带绵绵难绝方:山药、白术、黄芪、熟地、云苓、厚朴、川断,可以补脾肾而止带下;糖尿病方则有山药、虎杖、黄芪、元参、大过路黄,可以补脾摄精微而清燥热。余有一方:山药 3 份、苡仁 3 份、糯高粱 4 份,粉碎后合而蒸糕,糖尿病者当早餐食之数月,有健脾补肾,升津止渴之效;风心病心衰乃虚羸伤中之证,贵州王希仲老中医以仲景薯蓣丸治之有良效。余治疗多种心脏疾病,多以山药(量常至 30g 以上)加《千金翼方》五参丸常有较理想之效果。余意《本经》所谓伤中,不惟脾胃伤损,心之气血也有伤损也。

凡温热病,无论是否挟湿,中后之期气阴伤者,余多用山药加入当用方中以益气阴,变寒凉之剂、淡渗清利之剂具清养之力,气阴充沛则寒热邪始尽退也,终无敛邪之弊。

故知山药于热病中之运用,较之人参之益气,生地、麦冬之单纯养阴,临床之运用价值自有不同。

曾治多例急性黄疸肝炎属阳黄者,以大黄 90g 煎汤连服 3 日,腹泻秽物甚多。俟黄疸尽退,即以山药 120g 煎汤代茶频服之,1 周后临床症状全部消失,全部化验结果正常,其补脾益气养阴除余邪之功用可知。

余治老年视物昏花无痰热者,以山药、泡参、竹叶、蝉衣、熟地、萸肉、菊花为水泛丸常服之,视力听力均有所进步,此所谓耳目聪明之例证。

31. 细 辛

"气味辛温,无毒。主咳逆上气,头痛脑动,百节拘挛,风湿痹痛,死肌。久服明目,利九窍,轻身长年。"(《本经》)

宋元祐,陈承谓细辛用末,不可过一钱,多则气闭不通而死。细辛实为辛香通气之药,特殊情况余用至 10 余克,也无闭气之能,然此药虽为上品,亦不当久服,辛香必然耗正气也。

仲景小青龙汤解表散寒,温肺化饮,乃千古名方。此方细辛与麻、桂、法夏、五味、干姜、芍药、甘草同用,治外感风寒,内停水饮,恶寒发热,咳嗽喘息,痰多而稀者。余治疗急慢性支气管炎、支气管哮喘、支气管肺炎,属以上病证病机者,多选用此方有良效。多种肺部感染者,若有热象、烦躁不安者,可加石膏。热毒重者,亦常加鱼腥草、万年荞、杠板归、虎杖等清热解毒药。痰浊重者,亦常加前胡、杏仁、炒苏子等化痰药。

陈氏幼儿咳嗽方中有细辛,其本人用至合 20 万例,余常用此方之经验所得,凡用细辛则治咳嗽之疗效甚好,去之则疗效大减。

《局方》有温肺汤(细辛、法夏、陈皮、五味子、干姜、桂心、杏仁、阿胶、甘草、生姜、大枣),治冬月寒冷之时,肺感寒邪咳嗽吐痰者有良效,然本方辛温,肺郁热者不可用。

余也常于左右归丸、十全大补丸中加温肺散寒化饮之细辛为蜜丸,治老人虚喘,慢性气管炎伴有肺气肿及哮喘病恢复期,此方宜冬至后服用,收效颇著。

余常用麻黄附子细辛与真武汤、桂枝汤合方,治疗风心病、肺心病、慢性心衰所致心悸怔忡,尿少浮肿,喘不得卧,口唇紫绀诸证,取细辛平喘行水之效。也用西洋参 30g,三七 30g,细辛 6g 为细末,治疗冠心病频发,胸憋闷气短及心绞痛者亦常有效。此取细辛通心窍之力也。其力于此,颇类麝香。

余治多种关节炎症无论寒热,多于当用方中加细辛以利百节,治风湿之痹痛。

东垣有细辛散治偏正头痛,余用之有良效。其方为:细辛 1.5g,瓦松 1.5g,黄芩 5g,芍药 3g,酒炒黄连 3g,川芎 6g,甘草 6g,柴胡 6g,此风热重者宜之。有加味调胃益气汤治气血俱虚头痛亦有良效,其方为:陈皮、黄柏、升麻、柴胡、人参、炙草、苍术、黄芪、川芎、蔓荆子、细辛。余用此方加炒枣仁、元胡索治气血俱虚之失眠,亦有良效。

若头痛而舌淡脉沉弦寒气甚而头痛剧,《局方》风寒头痛散(制川草乌各 3g,细辛、羌活、炒黄芩、炙甘草各 1.5g)为细末,分 2 次清茶服下亦有良效。

余用较大剂量细辛 10g 左右加益气活血诸药治重症肌无力有效,此取细辛宣脉络,利风湿,去死肌之功用也。

32. 薏苡仁

"味甘、微寒。主筋急拘挛，不可屈伸，风湿痹，下气。"（《本经》）

余常用芍药甘草汤加苡仁治疗小腿腓肠肌痉挛疼痛，也属筋急拘挛一类，《本经》所示内容当更为广泛。《素问》注中，大经受热则缩而短，短则挛急不能伸，此因内热而拘挛，宜用薏苡仁；寒凝筋急拘挛者，痛处固定而剧烈，因寒气而加重，得温热痛稍减，拘挛也略轻，舌淡脉紧，治当祛风散寒逐湿，温通经脉。故余临床之际，遇肢体关节肌肉疼痛明显重着、或麻木肿胀，所谓湿痹者；或热毒熏灼津液，筋脉失养拘挛，关节肌肉红肿热痛，手不能著之湿热痹，常用薏苡仁去湿清热而宣通痹阻之阳气阴液。贵州赵氏有白术苡仁汤：白术 35g、苡仁 90g、鹿角胶 10g，以水 5 碗煎至 1 碗顿服之，治腰腿疼痛、行动不便属湿气者；贵州徐氏有苡仁虎杖散：苡仁 75g、虎杖 15g、银花藤 60g、络石藤 30g、姜黄 20g、石斛 20g，水煎服，治关节肌肉发热红肿、屈伸不利、走注拘急疼痛者，皆属简略有效药方，余常用之。

贵州气候寒湿，痹痛最多，寒湿痛痹尤多。查贵州名医前辈所遗寒湿痹用药，多桂枝、乌头、羌活、白龙须、搜山虎、香樟根、荨麻根等温经散寒药，绝少用薏苡仁，大约知薏苡仁性微寒，不利寒痹血脉宣通也，与《素问》所论甚合。

《本经》"风湿痹"三字当细看，薏苡仁淡渗而性微降下，举凡清热除痰、止泻止带、通淋消肿诸般用途皆源于此，不限于关节之痹痛也。

《独行方》用郁李仁研，滤水煮苡仁服，治大便不通、小便不利、胸腹胀满者；贵州刘氏方：鲜白茅根 50g、赤小豆 100g、苡仁 90g，治肝、肾、心性水肿；薏苡竹叶散治湿郁肌表、经络、身热困重、胸腹白痦；三仁汤治湿温初起，或暑湿邪在气分、头痛身重、肢体酸楚；车前子、苡仁炒黄至香可治湿重之泄泻肠炎；八正散加苡仁倍于他药，可治湿热郁阻下焦之小便不利、淋涩。故知苡仁不仅除积聚局部之浊邪,亦能宣通肺气、分消弥漫三焦之湿热气也。

贵州侯氏有扁平疣专用方:苡仁 30g、柴胡 3g、赤芍 12g、丹皮 4.5g、红花 3g、白芷 6g、防风 6g、丹参 12g,常服 3～5 剂取良效。扁平疣多生面部,系痰与热结,凝滞肌表所致,余单用薏苡仁 50～60g 水煎服治扁平疣少效,知薏苡仁为治痰热专药而非治扁平疣专药,仍需综合用方。

既知薏苡仁治痰热,余用千金苇茎汤合桔梗汤治大叶性肺炎发热、胸痛、烦渴、咳脓痰带血浊臭;或以薏苡附子败酱散合大黄牡丹皮汤治阑尾炎,感冒初愈后常略有黄稠痰不休者,多为湿热酿成,单用苡仁煎汤可以清化之。

湿疹、丹毒、疱疹、皮炎、传染性软疣、寻常疣、荨麻疹等多种皮肤病变多有风热郁结,痰热郁结也是重要病机,余喜用北京朱仁康先生方。然无论其除湿类方、滋阴除湿类方、消风类方、解毒类方、清热类方,余常加或重用薏苡仁取效。

33. 羌 活

"气味苦、甘、辛,无毒。主风寒所击,金疮止痛,奔豚,止痫痉,女子疝瘕。久服轻身耐老。"(《本经》)

凡风寒湿邪,束于肌表,腠理闭塞,恶寒发热,头痛无汗,肢体酸痛,羌活能发散风寒,祛风除湿,九味羌活汤为四时感冒风寒湿邪之常用方。然风寒所击,非仅一端。举凡经络血脉五脏,至元神之府皆可为其所害。实则羌活味薄气轻,辛散宣通,可内外上下行之,开风寒之郁滞而通达全身之阳气,振奋人体气化之力,调节人体脏腑经络,气血津液,故其所治,绝非外感风寒一端。余学习贵州一老中医经验,临床将羌活与多种方药配伍。略举验之。

凡水肿之证,乃因膀胱气化失常,三焦气机郁滞,羌活既可与温阳利水如真武汤等合之,复可与清热利水如麻黄连翘赤小豆汤合之,均可增利水消肿之效果。

湿温伤寒一证,余常用柴葛解肌汤为主治之方,屡有良效。若缺失羌活辛散开泄,发越郁火之力,湿温伤寒之治难矣。

余治血瘀头痛有方:羌活、制川草乌、生石膏、僵蚕、当归、川芎、细辛、生地。羌活在此方非仅止痛,实可引药上行而达头部,故取效较好。治半身不遂,亦可于补阳还五汤中加羌活,亦可引活血化瘀药上行于脑部,敷布阳气于废弛之经络。有学者认为,治头面瘀血之证,用方如通窍活血汤,羌活可代麝香。

余治肾虚诸证,也常用羌活加入益肾方中,鼓舞气化以行药力并化郁滞之湿气。

脾胃虚损之证,羌活流通之性,可引脾胃中清气上行而用补益药无呆滞之弊,而增补益之力,补中益气汤、参苓白术散等方常可加此一味。至若补血方如四物汤、当归补血汤、归脾汤,气血双补如八珍汤等亦可加此一味。

慢性荨麻疹、神经性皮炎等顽固瘙痒性皮肤病,清热凉血解毒祛风诸方中,常可利用羌活疏风透发之性,使久郁之邪复从肌表外驱。

妇科炎性病证,清热利湿,解毒化瘀方中也常可用羌活。

羌活流动之性可以和营卫,长肌肉,故主金疮之疼痛,余曾用补中益气汤加银花、羌活治烧烫伤疼痛有良效,对创面愈合亦有良效。

奔豚乃水气上凌心火,羌活可宣通水气而使之下行,心火自然振奋而愈。

痫痉之病多因风痰所致,羌活行脾胃之湿而祛经络之风,风痰自然消融。

疝瘕乃湿气积聚而生热,血气不行而成瘀,羌活胜湿而除郁热,畅达阳气而活跃血行,疏通血络,故可用之,也印证一般活血化瘀及清利湿热风毒方中均可用之。

余用羌活于诸多病证,虽多置其为诸方中之佐使,其功用却异常重要。然羌活苦辛而温,少用取其流动性即可,大剂量服之,恐伤正气,不惟伤阴津,也可损阳气。

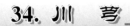

34. 川 芎

"味辛,温,无毒。主中风入脑头痛,寒痹,筋挛缓急,金疮。女子血闭无子。"(《本经》)

川芎性散而走厥阴肝经,乃血中之气药,总解诸郁也。

中风之一者,卒暴昏仆,不省人事如脑溢血;或突然口眼㖞斜,半身不遂,言语謇涩如脑血栓之形成。前者乃肝木横逆,内风旋转,必气火上浮,迫血上涌脑部极危之重症,血之与气,不返则死也。无论阴闭阳闭,骤然间决不可用川芎动血也。然其病情渐缓,偏身麻木瘫痪,乃风痰流注经络,血脉瘀阻,肢体废用,必用川芎等活血化瘀。至于脑血栓、脑梗死等证,初起即可活血化瘀为主治也,川芎必当可用。

中风之二者,乃太阳外感之表证也。《局方》川芎茶调散治诸风外感发热头痛,目眩鼻塞者。亦有简要便方治疗风热头痛:川芎、茶叶各3～6g,食前水煎服取微汗可愈也。

无论风寒湿热之外邪,或痰浊瘀血之阻滞,使经气上逆,或肝阳上扰清空,或气虚清阳不升,血虚脑髓失荣俱可头痛,川芎皆可视病证病情加入当用方中,可为头脑疼痛之专用药也。余曾治高血压头痛用平肝法久不愈者,加用川芎十数克则取显效,活血化瘀之川芎,可使血脉顺畅也。又有头痛剧烈,伴有抽掣感,经久难愈,名曰"头风"者,多因寒邪与瘀血致脑部脉络失和,川芎常可用至30～45g,与当归、川乌、羌活等合方,不惟有直接止痛作用,似能深入脑络逐其滞留之风寒瘀血也。李东垣云:"头痛须用川芎,如不愈者,各加引经药,太阳羌活,阳明白芷,少阳柴胡,太阴苍术,厥阴吴茱萸,少阴细辛"。临证可以效法。

余治疗神经衰弱之长期失眠,常用仲景酸枣仁汤,方中川芎或谓其调血养肝,实则活血化瘀之力,可以疏肝解郁,流通瘀滞,清除脏腑中结气客热,自能使陷于阴分之清气上升,达成养血安神之良效也。因知风寒痰瘀滞于脑络,亦令心肾不交而失眠也。

余常用贵州王氏燮理肝胆方(桂枝、茯苓、枳壳、当归、法夏、茺蔚子、炙甘草各 9g,白芍、山药各 12g)作为治疗慢性胆囊炎、慢性肝炎、慢性胰腺炎之基本方,乃因少阳居半表半里,运转阳气,为气机出入、进退、升降之枢纽。慢性胆囊炎等病变,气机多郁滞,或邪气蕴藏于肝胆经脉深处,非燮理不能疏利久伏之病邪。又常觉本方宣达之力稍逊,常加川芎十数克,则显见开合枢机之力有所增也。川芎宣达之力,又胜郁金、元胡、香附者。

寒痹之证,疼痛为主也,乃气血闭塞,不通则痛,川芎辛温走散,阳气得之振奋,气血流畅,营卫复常,痹痛自可向愈也。

痈疽、疮疡肿痛蓄脓者,乃瘀血、湿毒结滞,川芎破瘀蓄,通血脉,散湿毒,逐疼痛,排脓消痈也。

川芎上行头目,下行血海,考仲景方中用川芎者,以《金匮》妇人篇中最多,故为妇科良药。《局方》四物汤以熟地、白芍、当归、川芎各等分,似从《金匮》胶艾汤化裁而来,水煎空腹热饮,补血调经,治妇科一切营血虚滞,经水不调,脐腹疼痛,崩中漏下,血瘕痕块等证。仲景胶艾汤即四物汤加艾叶、阿胶、甘草,治月经淋漓不断之漏下,半产后下血不止,妊娠胞阻,下血非因于癥积者,真妇科千古良方也!

贵州陈氏之加味温经汤(川芎、当归、吴茱萸、白芍、炮姜、法夏、丹皮、桂枝、阿胶、炙甘草各 6g,麦冬、党参各 10g,乌贼骨 15g)治月经失调,少腹冷痛胀滞,经水色紫成块,淋漓不尽,特别适用于青春期女性;王氏先期安血方(川芎、黄芩、白芷、狗脊、续断、地榆炭、山萸肉各 10g,当归、艾叶、白芍各 15g,阿胶、生地各 18g)治疗功能性子宫出血,亦常用于子宫肌瘤出血;王氏新订生化汤(当归身 24g,川芎、生蒲黄、益母草各 10g,桃仁、炮姜、炙甘草各 3g)治产后恶露不行,少腹疼痛之因于气血骤虚,又多瘀血阻滞者;谭氏柴胡生化汤(柴胡、法夏、当归各 12g,泡参 24g,川芎、黄芩、生姜、甘草、桃仁、香附各 10g,大枣 5 枚)治产后或人流后气血俱亏,感冒外邪,滞于少阳,发热恶寒,往来不休,呕逆不食,出血不止,多有瘀块,少腹疼痛者;汪氏产后骨痛方(川芎、桂枝、羌活各 10g,当归、酒炒白芍、秦艽、桑寄生各 12g,生牡蛎 20g)治产后气血亏虚,营卫失和,腠理不固,感受风寒湿邪,关节、经络气血不能畅达之关节疼痛,骨痛肌痛,一身烦痛,筋惕肉𥆧者;石氏健脾逐瘀汤(柴胡、白术、法夏各15g,当归、川芎、元胡、制没药各12g,赤芍、小茴香、生蒲黄、干姜各10g,五灵脂、肉桂各6g)治痰湿血瘀之不孕症;羊藿少腹逐瘀汤(菟丝子、淫羊藿、元胡、大贝、茯苓各15g,当归、川芎、制没药各12g,赤芍、炒小茴、五灵脂、生蒲黄、干姜各10g)治寒邪客于胞宫,经来淋漓不净,紫黯有块,经期延长,腹痛喜温之长期不孕者。以上诸方,皆从仲景方与《本经》所论之中来。

35. 王不留行

"味苦、平。主金疮，止血逐痛，出刺，除风痹内寒。久服轻身耐老，增寿。"（《本经》）

仲景王不留行散治金疮及刀斧所伤，知其可以通行血脉，止血逐痛也。《医心方》以王不留行、甘草、葛根、桂心、当归合为散，酒服之治痈肿；《集简方》以王不留行为末，蟾酥丸如黍米大，每服 1 丸，酒服之治疗肿初起，汗出而愈，皆仿仲景用法也。

乳痈初起红肿热痛，《本草汇言》方：王不留行 1 两，蒲公英、瓜蒌仁各 5 钱，当归尾 3 钱，淡酒煎服有常效。考乳痈总因恣食厚味辛热肥甘，胃气郁热，循阳明经络达乳部，又兼情志抑郁，肝气不遂，乳汁必不能畅行，积滞之乳汁与热毒结聚，肉腐血分，积而为痈，乃系阳明热毒与厥阴肝气郁滞为病也。王不留行通血脉，蒲公英等清肝解毒，乳痈各期均可运用，一般火毒疮痈也皆宜用之。余用本方水煎汤成滤出，加白酒 2 匙调匀服之，或用甜酒水煎服，其意也在增强通行经脉血气营卫结滞之力也。

王不留行有通乳专功，因其能走血分，为阳明冲任药，行而不留住也。《卫生宝鉴》涌泉散：瞿麦穗、麦冬、王不留行、龙骨、穿山甲各等分为末，每服 1 钱，热酒调下，后饮猪蹄汤汁，治妇人因气滞气郁，奶汁绝少。然产后乳汁不足当分虚实，实者因气滞，或因情绪郁结，肝气不能舒展，其头胸胀痛，乳胀气闷，目赤气粗，胁肋不舒，用逍遥散加炒王不留行为汤剂；若系产后少腹疼痛，恶露不下，瘀血留阻，败血不去，新血不生，乳汁也不能化生也，用生化汤加炒王不留行 30～50g 上下；又有受寒腹泻腹痛，素体中阳不足，产后乳汁量少，可用附子理中汤加炒王不留行 15～20g；一般产后少乳又无明显虚实见证，多为气血不足所致，傅青主通乳丹补气而生血，更加王不留行十数克行血脉、利窍而通乳也。

所谓淋者,凡尿频、尿急、尿痛、尿少、尿涩、尿不尽等皆属之,常见于泌尿系感染、结石、前列腺炎、前列腺肥大等病证。《东轩产科》治血淋不止:王不留行1两,当归、川断、白芍、丹参各2钱,水煎服;《外台》治诸淋及小便常不利,阴中痛,日数十度起,劳损虚热所致:石韦、滑石、瞿麦、王不留行、葵子各等分为散,每服方寸匕,日3服之。余认为王不留行所治淋证,前列腺炎及前列腺肥大最为重要。前列腺炎症,小便不利,会阴、少腹疼痛坠胀,其肿大之前列腺与外科痈证之红肿热痛相似,乃湿热蕴毒积滞下焦隐藏深处也,解毒清热之方,必佐以托里排脓消肿、行血流通之品。余用日人腾龙汤(酒炙大黄、芒硝、甘草、苡仁、丹皮、桃仁、冬瓜仁、苍术)更加炒王不留行30～60g解毒行气化瘀、软坚凉血、润燥除痰。此方法也可以用于急性膀胱炎、妇科盆腔炎症等下腹部炎症性充血性病证也。

慢性前列腺炎病程日久,常有寒湿邪气结滞下焦,瘀阻少腹,掣引作痛,小便不畅,一般药力难以透达病所,余常用辛热散结方搜剔隐伏之寒湿毒热:炒小茴、醋炒元胡索、炒王不留行、吴茱萸、台乌药、大贝、元参、夏枯草、制附子、桂枝、郁金、炒川楝子。

至于老年前列腺肥大,脾肾阳虚,不能利水化湿,推动血行,当以益肾固精为本,佐以软坚散结、行血化瘀,余家有方:刘寄奴15g,王不留行45g,益智仁15g,黄芪20g,杜仲15g,熟地30g,五味子10g,川牛膝20g,炒香附12g,台乌药12g,水煎服。

贵州刘氏有前列腺癌症医方,余用之治前列腺癌未必有效,用之治前列腺增生则常有效:炙鳖甲、生熟地、山萸肉、猫爪草、阿胶、冬凌草各20g,炒王不留行、苡仁、黄芪各30g,莪术10g。亦属益肾固本、解毒散结之方。

乳腺增生之发生,多系情志不遂,肝胃不和,肝气郁滞,痰瘀阻于阳明乳络,久之则无形气郁,渐成有形之增生包块,今人必用穿山甲,然其药源枯竭,所用必有限制。余重用炒王不留行50～100g,与夏枯草、桃仁、大贝、当归、川芎、桂枝、青皮、海藻、昆布、三棱、莪术等清热化痰、软坚散结合方治之有较好疗效,略可替代穿山甲也,惟需量大,量少难济事也。王不留行甘平无毒,余用较大剂量从未见耗散正气之副作用。

36. 大 枣

"味甘、平。主心腹邪气，安中养脾，助十二经，平胃气，通九窍，补少气、少津液，身中不足，大惊，四肢重，和百药。久服轻身长年。"（《本经》）

大枣气平味甘，纯和凝重，左右上下咸宜，四达不悖而最善补脾肺。肺主一身之元气，脾主一身之血气，肺脾得大枣补益，气血充盈调和，诸病症皆因之痊愈，本节经文之大意如此。

中焦脾胃虚弱，常有胃脘疼痛不适病症，如各种慢性胃炎，多系劳倦内伤、饥饱无常、生冷辛辣刺激、肝气横逆所致。无论寒积或湿热内郁，皆以补益中焦为要。余常以四君子汤、补中益气汤加大枣为基础用药，合以清导行滞、理气疏肝、温阳建中、活血清热诸药，务使药力游溢脏腑、洒陈经络，寒热瘀积之邪气自去，胃气渐平而胃炎渐愈。脾土虚弱，中气下陷，中州大气旋转不利则清阳不升，九窍闭塞，余常以补中益气之法，治大便秘结、小便涩淋不畅以及耳聋、鼻塞等，可证《本经》所论大枣通利九窍之涵意。

卫气者，所以温分肉而充皮肤，肥腠理而司开合。三焦为营卫之本，脾肺之运化又为三焦之本，大枣补土、补血、化气即补益脾肺正气，则三焦得益，卫气开发，汗出而外邪去，此解表方药多辅大枣故也。

桂枝汤为解肌发表之第一方，药后遍身絷絷然微似有汗者则愈，不可令汗出如水流漓；小柴胡汤和解少阳，服药后可不经发汗而病解，或得微汗而解。桂枝、小柴胡之能使上焦得通，津液得下，胃气因和，身濈然汗出而解之功效，与重用大枣十二枚补益脾肺、和营调卫之功密切相关。桂枝汤诸多加减用方，如欲发奔豚之加桂汤；腹满时痛之芍药汤；腹满大实痛之加大黄汤；太阳病项背强，反汗出恶风之加葛根汤也必用大枣十二枚。而小柴胡汤诸多加减用法，除胁下硬满去大枣外，也皆用大枣十二枚。余仿仲景桂枝、小柴胡方意用九味羌活汤、葱豉汤解表散寒，常加大枣数枚，惟风热、温热、暑热、温毒诸症即便虚馁，辛凉解毒、分消降火诸方皆不用大枣，大枣甘而微热故也。

　　大枣虽性平，较大剂量补益之力也大。素体血虚之人复感外邪，正气为之抑阻，气血运行不利，四肢不能温养，四肢厥冷而遍体寒气盛，仲景当归四逆汤重用大枣二十五枚温养脾胃，养血通脉；炙甘草汤治脉结代、心动悸者，以大枣三十枚温养胃气以资营血之本源。炙甘草、生地、桂枝等始能"通心脉、利血气""主伤中、逐血痹"，通行心脏郁滞之气血也；薯蓣丸以大枣百枚为膏，山药、人参益气调中，阿胶、生地等养血滋阴，余药始能祛风散邪，理气开郁，以治虚劳诸不足、风气百疾。又十枣汤治心下硬满、引胁下痛、水气癖结之悬饮，水肿腹胀之属实证者，非以芫花、甘遂、大戟苦寒峻下，直达水饮结聚处攻之不足以除。但峻下伤正气，佐以肥实大枣十枚，安中而调和诸药，缓解其毒性，峻下而不伤正，配合成方，寓有深意。深师朱雀汤（即本方更加大枣十二枚），疗久病癖饮，停痰不消，头时时眩痛，眼睛、肌体、手足、十指甲尽黄，并疗胁下支满饮，辄引胁下痛。

　　贵州卢氏肾炎秘方，专治肾性水肿：黑白丑粉碎，与生姜、红糖、大量枣肉蒸制去黑白丑毒性，存其峻逐水肿之药性，攻补兼施，服后有大量水泻及利尿效果。水肿常迅速消退，不仅对实证水肿，对虚象不十分严重之虚性水肿亦有较为理想之消肿效果。且水肿退后并无明显损伤正气后果，反之，大部分病者肿消后食欲旺盛，精神饱满，此直与大枣调补脾胃功能密切相关。余认为凡使泻水消肿方药，尤其有泻下作用明显者，必有苦寒伤正之弊端，宜与肥实大枣合而用之也。

　　小儿因外物惊骇，若脾胃素虚，遂成慢惊风。其形神疲惫，面色萎黄，四肢不温，抽搐无力，以大枣合甘温补土之法可渐愈；脏躁者，悲伤欲哭，精神恍惚不能自主，重者惊狂痉挛，大枣补益中气、坚志除烦，合以甘草、小麦则能养心宁神，甘润缓急。《本经》谓"大惊"者，或深合"肝苦急，急食甘以缓之"之意。

　　养益诸方,未必以大枣为主药,然大枣甘平以补脾肺,以缓阴血、和阴阳、调营卫,凡气血、阴阳、津液、脉络、骨髓、脏腑一般虚损大约适用之。黄疸、胀满、湿痰、积滞、温热、暑湿、热毒诸病前后,大约皆忌之。

37. 牛　膝

"味苦,酸,平。主寒湿痿痹,四肢拘挛,膝痛不可屈伸,逐血气,伤热火烂,堕胎。久服,轻身、耐老。"(《本经》)

《纲目》云:"牛膝所主之病,大抵得酒则能补肝肾,其治腰膝骨痛、足痿、阴消、久疟、伤中少气诸病,非取其补肝肾之功欤"。肝藏血、肾藏精,牛膝补肝肾则血足精满也。然牛膝兼疏利泄降,所主又多气血壅滞上逆,必当知之。故《纲目》又云:"其治癥瘕、心腹诸痛、痈肿恶疮、金疮折伤、喉齿淋痛、尿血、经候胎产诸病,非取其去恶血之功欤"。

考贵州诸多风寒湿痹疼痛医方治风湿、类风湿关节炎,牛膝或与羌活、桂枝、川草乌、当归、杜仲等补阳,大辛温以释寒凝而止痹痛;或与连翘、桑枝、银花、苡仁、生石膏等甘苦解毒、升浮宣散,去关节壅遏之湿热瘀毒;或与石斛、大贝、木瓜、百部、赤芍、白芍、生地等治疗寒热错杂类证皆有效验,牛膝之于痹证寒热皆宜也。

三妙丹(二妙丸加牛膝)专治下焦湿热之两脚麻木、麻痛、痿软无力;又加苡仁为四妙丸,利湿清热之力尤佳,专治湿热下注之两足麻痿肿痛等。

痛风者足踝红肿结节,疼痛如刀割撕裂不可忍者,乃痰热瘀积经脉,痹阻关节,余以牛膝合以醋炙鳖甲、昆布、海藻、海浮石、夏枯草、大贝、银花藤、甘草等有常效,牛膝破散结气、利水泄热、消痈肿坚积也。

五神汤(牛膝、银花、车前子、茯苓、紫花地丁)清热解毒、分利湿热,主治下肢多骨痛、腿痛、委中毒痛、下肢丹毒;余用四妙勇安汤加牛膝治疗血栓闭塞性脉管炎或其他原因所致血管栓塞病变,表现为热毒壅滞者,每取消炎解毒、通脉止痛、活血消肿效果。

贵州周氏大归汤(当归、黄芪、银花、甘草、牛膝)治肢体下部一般火毒疮痈,初期红肿热痛,欲牛膝通经脉、散血结;伏兔疽方(牛膝、苍耳草、野菊花根,白酒煎服)凡大腿痛疽皆适之。牛膝与桂附地黄丸更加狗脊、乳香、没药为方,治骨结核之属冷性脓肿,牛膝引诸药至骨质筋脉相结处,去寒凝血滞之恶冷肿毒也。

赵氏散血清肝饮(牛膝、香附、荆芥、夏枯草、蒲公英)治暴发火眼,畏光赤痛,乃因风热之毒炎上,故泻火为法,牛膝通行经脉,导热下移也。

谭氏滋肾清火汤(滋肾丸加地丁、夏枯草、牛膝)、滋肾桔梗汤(滋肾丸加桔梗汤更加牛膝)治口唇舌体疮疡溃烂疼痛,反复发作,经年累月难愈者。知牛膝不惟导实热火毒下行,亦能引上浮之阴火下移归于窟宅也。

肝阳上亢之眩晕、耳鸣目胀、脑部热痛、心中烦热、面色如醉、甚至颠仆不知人事,建瓴汤、镇肝熄风汤、天麻钩藤饮以牛膝质重引血下行。先父玉书公有导引气血汤(牛膝、生石决明各 30g,熟大黄 15g,金石斛 18g)治高血压如上述证候欲中风者,凡脑部、中焦壅滞之风火、痰瘀皆可引之下行,较之以上三方,寓意又略深也。

前列腺肥大伴急性感染炎症,小便灼热,淋涩刺痛,邪热充斥下焦,余仿腾龙汤用牛膝、熟大黄、芒硝、苡仁、桃仁、丹皮、苍术、败酱草、车前子、生甘草。牛膝引诸药下行解毒化瘀,通利膀胱;泌感日久,正气日见疲惫,三焦气化无力,湿热蕴积下焦无由化解,是为劳淋,牛膝下行可引导养阴通淋方药直达膀胱,李氏有方:牛膝、生甘草、肉桂、阿胶、紫花地丁、萹蓄、海金沙、琥珀粉。

牛膝又为伤科良药。梁氏和伤方以牛膝同当归尾、秦艽、川芎、土鳖、元胡索等,专治跌打损伤,新久伤,筋骨伤,有舒筋活血、散瘀止痛、消炎解毒之效;牛膝同红人参、全当归、桃仁、独活等泡酒名劳伤药酒,补养气血肝肾,适用于慢性劳损所伤诸证。慢性劳损者,伤气、伤血、伤肝肾,血气滞也。

牛膝又为妇科常用药。功能性闭经实证多而虚证少,若为继发性闭经,则多系瘀血阻滞,牛膝合养血化瘀散寒之方可以活血通经。王氏用牛膝、益母草、琥珀、虎杖、三棱、莪术、当归、鸡血藤、月季花、蒲黄、丹参等治疗癥瘕积聚之闭经、经来行房之闭经、恶血不下之闭经,皆属血瘀实证也。若闭经者初潮较迟,量少色淡,月经渐行闭止,多有腰膝酸软,神疲头晕,无论补益气血方或滋补肝肾方中,余每加牛膝数十克服数月至半年,气血肝肾精气缓然渐充,血脉流动,月经自然来潮也。

血虚肝热或瘀血实证之倒经,经行之前或正值经行时有规律之吐血或衄血,牛膝合以桃仁、红花、生地、大黄、白薇等,可以凉肝泄热,引血下行也;经前期或更年期肝热血逆之头晕头痛等证,牛膝合以柔肝之方,可以取常效,亦其引血下行、滋补肝肾也。产后因感染而致败血蓄留,恶露不下,冲心则发热狂言,如见鬼神,用牛膝、蒲黄、桃仁、川芎、琥珀;冲肺则胸闷烦躁、咳逆面赤、气急喘促,用牛膝、远志、川芎、当归、贝母、陈皮、黑姜;冲胃则脘闷呕恶、腹满胀痛,用牛膝、蒲黄、五灵脂、陈皮、厚朴、苍术、当归、白芍,皆贵州王氏方也。

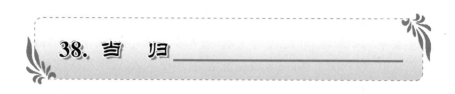

38. 当 归

"味甘,温,无毒。主咳逆上气,温疟寒热,洗洗在皮肤中。妇人漏下绝子,诸恶疮疡,金疮。"(《本经》)

余家有当归止咳方(当归 12g,黄连 3g,桑叶 6g,法夏 12g,黄芩 9g,炙紫菀 9g)治多种支气管炎长期咳嗽难愈,痰多或少,清肺消炎及大量抗生素无效者,服本方恒效。有妊娠 6 月,持续咳嗽喘息 3 月余者,咽痒微干,白色泡沫痰量不甚多,面色泛青白,畏寒肢冷,本方加砂仁 6g、山药 15g 治之,服 2 剂咳轻喘平,续服 3 剂咳嗽咳痰完全消失,精神体力大有改善。

《伤寒论》当归四逆汤所治手足厥寒,脉细欲绝者,乃感受寒邪,气血不能濡养四肢,阳气外虚,阴血内弱,当归养血通阳,兼散寒邪。如中焦素有寒痰冷饮,更加吴茱萸、生姜祛胃寒;《金匮》当归生姜羊肉汤所治寒疝腹痛,胁痛里急,妇女产后腹痛及诸虚劳不足者,当归温血散寒,补虚生血也;当归芍药散所治妊娠肝虚血滞,气机不调,脾虚湿盛,腹中疠痛者,或兼小便不利,足跗浮肿,当归调肝养血而止腹痛,补虚而消肿;当归贝母苦参丸所治血虚有热,气郁化燥,膀胱津液不足,肺气失于通调,小便量少而不爽,当归活血润燥也;当归散所治妊娠湿热伤胎气及产后百病,当归补肝养血也。

后世当归蒲延散治血瘕痛胀脉涩者(《医略六书》);当归补血汤治肌肤燥热,口渴引饮,目赤面红,脉洪大而虚芤之气虚发热(《内外伤辨》);当归散治白虎历节,疼痛难忍不休者(《圣惠方》);当归散治血痢里急后重,腹中疼痛(《圣济总录》);当归六黄汤治阴虚有火,盗汗发热,面赤口干唇燥(《兰室秘藏》);当归龙荟丸治肝胆实火之眩晕,惊悸,抽搐,谵语发狂,便秘溲赤(《丹溪心法》)。知当归补血和血,润燥滋液,疏肝气而复脉,温经络之寒涩。

当归又为活血化瘀、行气止痛要药。《医林改错》血府逐瘀汤、膈下逐瘀汤、少腹逐瘀汤、身痛逐瘀汤;《医学发明》复元活血汤;《医学衷中参西录》活血效灵丹,均以当归、川芎等为基础,专为瘀血之证而设,主治血瘀胸中刺痛,短气,心悸失眠;或入暮潮热头痛;或胃失和降而干呕;或肚腹积块不移;或少腹瘀血结块,小便不通;或瘀阻头部而眩晕昏痛;或经络痹阻而肩痛、背痛、腰腿全身疼痛;或更有瘀血内停之干血痨证,竟达百十余种。

妇科病证种种各异,所用医方通变化裁无穷,以当归止血而上行,养血而中守,破血而下流,活血而不走,而妇科各证,均关乎血分之虚实寒热、流动与涩滞,故当归无不可用也。

《傅青主女科》所用当归最为精详,传至今日无有不效者。

赤带似血非血,淋漓不断,以肝不藏血,脾气受伤,湿热与血不能两分,当清肝火而养肝血,扶脾气而清湿火,用清肝止淋汤;一时血崩,两目黑暗,昏晕在地,不省人事者,以虚火冲激所致,当大补气血,引血归经,用固本止崩汤;老年血崩亦虚火冲激也,用加减当归止血汤;少妇血崩之固气汤,郁结血崩之平肝解郁止血汤,闪挫血崩之逐瘀止血汤,无不重用当归为主药。至若经水未来腹痛,宜泄肝火而解郁;行经后少腹疼痛,宜疏肝气而补肾;经水先后无定期,宜养气血而开肝肾之郁结;年未至七七之数而经水先断,宜散心肝脾之郁而大补其肾水;身瘦不孕宜补血填精;妊娠胎动不安,两胁闷而疼痛,宜散肝气之郁结;妊娠跌损腹中疼痛,势如将坠,宜大补气血,又兼行瘀;畏寒腹痛小产、大怒小产、行房小产、跌仆小产、大便干结小产,宜理血散瘀润燥诸法。有血虚难产、交骨不开难产、手足先下难产、气逆难产、子在腹中难产,必宜大补气血。又有正产气虚血晕,正产败血攻心血晕,产后少腹疼痛,产后气喘不宁,产后血崩昏晕,皆宜行血助血也。所用诸方诸法,无不重用当归。举凡带下血崩,调经种子,胎前产后种种病证,虽然各异,然均关乎于血分之虚实寒热塞流,当归乃血分之专药,妇科之圣药,故无不可用也。若习得青主先生用当归,当归于妇科各证之运用无所遗也。

青主所用当归,皆以酒洗入药:取当归片黄酒喷淋均匀,稍闷,微火炒。或酒浸一宿晾干即可。

当归又为痈疽疮疡之常用药。贵州周氏大归汤(全当归 24g,生黄

芪 15g,银花 15g,生甘草 4.5g。上部加川芎 3g,中部加桔梗 3g,下部
加牛膝 3g,水酒各半煎服)治一切火毒疮痈初期红肿热痛者;张氏疔毒
方(当归尾、甘草各 4.5g,紫花地丁、蒲公英、银花、连翘、花粉、大贝、生
乳没、赤芍各 6g,鲜石斛、马齿苋、半枝莲各 12g,水煎加白酒 1 匙服)
治闭塞性脉管炎,血栓性静脉炎,盆腔脓肿等证。余知火毒疮痈,多热
毒壅滞,气滞血瘀而成。《灵枢·痈疽》云:"营卫稽留于经脉之中,则
血泣而不行,不行则卫气从之而不通,壅遏而不得行,故热。大热不
止,热盛则肉腐,肉腐则为脓……故命曰痈"。上二方所用当归者,妙
在通经脉营卫之结滞,务使热毒从内外透解。今见热毒痈疽,惟有清
热解毒一法,置通经脉、行血滞、消散溃坚之根本大法不用,必因认识
痈疽病机之不实。而数千年前,《本经》已然揭出也。

　　凡外科跌打损伤者,必然血瘀气滞。至于慢性劳损者,伤气、伤
血、伤肝肾,亦血气滞也。贵州石氏活血丹、止痛饮;陈氏接骨丹;梁氏
大黄麝香散;顾氏夺命丹皆重用当归以治跌仆损伤,破骨伤筋者。当
归气温而厚,和血养血,散血消肿,能散能润,调顺逆乱之气机血运以
治伤也。

39. 桃　仁

"味苦,平。主瘀血、血闭癥瘕、邪气,杀小虫。"(《本经》)

桃仁含油脂能润肠燥。《世医得效方》五仁丸以桃仁、杏仁、柏子仁、郁李仁、松子仁研为膏,入陈皮末研匀蜜丸,空心米饮送下,治津枯肠燥,大便艰难,以及老年或产后血虚便秘。桃仁又可行气化痰而止咳平喘:《食医心镜》桃仁3两研汁,和粳米2合煮粥食,治上气咳逆,胸膈痞满,气喘不宁;《圣济总录》双仁丸(桃仁、杏仁)治咳逆喘急不得息,余以之加二陈之类,治幼儿喘息性支气管炎顿咳,常连呛数十声,痰多不黏稠,面赤唇绀每有良效,此贵州徐氏老中医经验也。

然桃仁入手、足厥阴血分,为血瘀血闭专药,味苦以泻陈年干血,味甘又能生新血,终以破血为专功也。

《伤寒论》桃核承气汤所治邪在太阳经不解,入府化热,与血搏结于下焦之蓄血证,少腹急结,谵语烦渴,至夜发热,甚至心神不宁,其人如狂。桃仁破血下瘀,服药后微利,蓄血去,瘀热清,诸证乃平。今人用治跌打损伤,瘀血停留,疼痛不能转侧,二便秘涩;或火旺血郁于上,头痛头胀,目赤齿痛;或血热妄行而致鼻衄;或吐血紫黑者,以及妇人血瘀经闭,或产后恶露不下,少腹坚痛,喘胀欲死等证。桃仁随大黄、芒硝走下焦引血下行也。

抵当汤又为行瘀逐血之峻剂,药力猛于桃核承气汤,本治太阳病表证仍在,其热又结于下焦血分,病者狂躁不安,少腹坚硬胀满,小便自利者。后世用治妇人经水闭涩,腹中癥瘕积聚,打仆损伤,瘀血凝滞,心腹胀满者。桃仁随灵动嗜血之虫类药,走阴阳脉络而攻血化瘀也。

《金匮要略》鳖甲煎丸本治疟疾迁延所致脾脏肿大,今肝脾肿大凡属血瘀气滞者均用之。桃仁随鳖甲软坚散结,随䗪虫、蜣螂活血化瘀,同人参、阿胶等调和营卫,邪去而正不伤也。

下瘀血汤所治产妇少腹疼痛如刺,痛而不胀,拒按,因干血内结,著于脐下者,亦治血瘀经水不利之证。以蜜为丸可缓其药性不使骤发,用酒煎则欲其引入血分也。

大黄牡丹汤所治热毒内聚,营血瘀积之肠痈,少腹肿痞,拘急拒按,按之疼痛反跳痛,发热恶寒,自汗出。桃仁与丹皮凉血逐瘀,随大黄、芒硝荡涤湿热,宣通气血壅滞;随冬瓜子排脓散痈,最适用于未成脓之肠痈实热证,今用治急性单纯性阑尾炎、慢性瘀滞型阑尾炎疗效最好。对气血瘀滞、湿热郁结之其他腹部病证如胆囊炎、胰腺炎、膀胱炎、前列腺炎、盆腔炎、盆腔脓肿等亦有较好疗效。

桂枝茯苓丸所治妊娠胎动不安,漏下不止,血紫色晦黯,腹痛拒按者,均为瘀血留结胞宫,癥块不消所致也。《妇人良方》称本方为夺命丹,用治妇人小产,子死腹中,胎上抢心,闷绝致死,冷汗大出,气促喘满者。《济阴纲目》改为汤剂,用于催生,产妇临产腹痛腰痛而胞浆已下时服,其催生之力,多借桃仁活血下行之功也。今人以桂枝茯苓丸为子宫肌瘤常用方,余以子宫肌瘤多血分湿热,相火偏旺,用此方每加大量生地可取常效也。

《医学发明》复元活血汤治跌打损伤,瘀血留于胁下,痛不可忍。贵州陈氏、顾氏伤科之活血汤、夺命丹、止痛丹、和伤方类同复元活血汤,不仅用于软组织损伤,亦用于多种骨折。骨折内伤者,瘀血凝结,经脉不通,气血不调而作肿作痛,甚至气血离经,恶血留内,以致瘀血壅结实证。桃仁化瘀血,开血闭,消肿止痛,续筋接骨所常用也。然新伤必有寒气,故当参与疏散药如防风、荆芥、秦艽、羌活、独活;严重或多处骨折、开放性骨折疼痛剧烈,元气必然散乱,常见面色㿠白、肢冷自汗,当参与补益药如人参、黄芪、山药、附子;若骨伤渗血较多,津液耗损,心烦口渴,发热自汗,又当参与生地、二冬、玉竹、山药;新伤亦有热气壅滞者,伤损处必然红肿热痛,自当参与大黄、黄柏、栀子、地骨皮、生地、虎杖。

《医林改错》血府逐瘀汤本治胸痛、头痛日久难愈,痛如针刺而有定处,或呃逆日久不止,或饮水即呛,干呕,或内热瞀闷,或心悸怔忡,或夜不能睡,或夜寐不安,或急躁善怒,或入暮潮热,或舌质黯红,舌边瘀斑,或舌面瘀点,唇黯或两目黯黑,脉涩或弦紧者,皆因胸中血瘀也。

今日冠心病心绞痛者、风湿性心脏病、胸部挫伤、肝硬化、肋软骨炎,以及脑震荡后遗之头痛头晕,精神抑郁等证多适用本方。王清任又制通窍活血汤、膈下逐瘀汤、身痛逐瘀汤,皆用桃仁活血散瘀也。其少腹逐瘀汤温经止痛而未用桃仁,余认为可加桃仁以利少腹血气也。

妇人以血为本,经孕产乳以血为用。一般妇科病证如痛经、崩漏、闭经、不孕、胎漏、癥瘕肿块又多因血瘀,无不可用桃仁治其根本也。《傅青主女科》生化汤本治产后血虚受寒,恶露不行,少腹冷痛者。桃仁辅当归补血养血,随炮姜入营散寒,温经止痛;随川芎入血分化瘀血,共成生化之妙也。若加元胡、肉桂又治血块日久不消;加荆芥、大枣治产后劳倦甚而头晕;若产妇形色脱,冷汗大出,气短似喘无所恃,加人参;若痰火泛上头晕眩,加橘红,肥人多痰更加竹茹、姜汁少许;产后血崩加乌梅、蒲黄、荆芥、大枣;产后气血虚少,神魂无依,妄言妄见,加柏子仁、益智仁、陈皮、大枣;饮食不节、脾胃饱胀,加神曲、麦芽以消面食,加山楂、砂仁以消肉食,误食寒凉加吴萸、肉桂;产后七日内,发热头痛恶寒,加防风、羌活以散外邪,产后七日内外,赤白痢里急后重,去干姜,加木香、茯苓;产后汗多便秘,加麻仁、苁蓉、麦冬、枳壳等养正助血通滞。生化汤加味得宜,补血而不滞,行血而不破,乃产后极为稳便实用之方。桃仁亦同当归、川芎,共属产后诸证治血治气之良药也。

贵州石氏善治湿热病证,或湿热壅肺,或湿毒滞结,或痰喘,或寒火不清,或皮肤痒疹,或白带黄稠,或水肿黄疸,或关节肌肉痹痛痿软,当用方中常加桃仁十数克,曰:湿热痼疾必当用此化瘀以增疗效也。

40. 丹　皮

"味辛,寒。主寒热,中风瘛疭、痉、惊痫邪气,除癥坚、瘀血留舍肠胃,安五脏,疗痈疮。"(《本经》)

丹皮所主之中风瘛疭、痉、惊痫邪气,非痰厥气虚之中风,亦即昏迷不醒、舌强不语、半身不遂之脑血管意外,也非指突然昏仆抽搐,起病急速而移时清醒如常人之癫痫,实指伤寒、温热病邪入于营血分病证者。

《备急千金要方》犀角地黄汤清热解毒、凉血散瘀,所治温邪传里,蓄血留瘀,善忘如狂,漱水不欲咽,胸中烦痛;或热扰心神,昏狂谵语,斑色紫黑,舌绛起刺者;《疫疹一得》清瘟败毒饮所治瘟疫热毒充斥内外,气血两燔,大热口渴,干呕烦躁,谵语神糊等证类似近代之脑炎、脑膜炎、出血热之极盛期病候,丹皮凉血散血,可泄厥阴肝经、少阴心经之邪火热毒也。

青蒿鳖甲汤养阴透热,治温病后期阴液耗伤,邪伏阴分。丹皮内清血中伏火,外透阴分之郁热,对原因不明之久热及慢性消耗性低热,凡发热见阴虚证候者,亦常可运用之。

地黄丸治腰膝酸软,骨蒸潮热,头晕耳鸣,自汗盗汗,消渴淋沥,舌燥咽痛等肾阴不足,虚火上炎病证。方中熟地、枣皮、山药补肾之本,丹皮泻肝肾上泛之虚火,或曰外溢之相火也。地黄丸衍生之方众多,皆不出此滋阴补肾、清泄虚火之原意,因知丹皮不惟泻伤寒温热之实火邪热也。贵州陈氏清泄相火方以龙胆泻肝汤加丹皮,治疗肾上腺皮质增生症,其症善饥肥胖,阳强易举,毛发浓盛,心烦多汗,属三焦相火偏旺而气阴两伤者。本方又治冬至后易发之顽固性鼻衄燥咳,一般养阴清热、凉血止血药均无效验者,乃内生阳气所过而致,丹皮等药清泄相火可愈。

丹皮与银花藤、紫草、白茅根、小蓟、生地等合之可治肾小球肾炎顽固性持续性血尿,腰胀痛或刺痛,唇舌黯红者;丹皮与阿胶、女贞子、生熟地、大小蓟、生槐花、旱莲草、山药等合之可治原发性血小板减少性紫癜、皮肤黏膜渗血及女子月经淋漓不断者。此类病证,既有血分之实火,又多夹阴分之虚热与外溢之相火也。

丹皮与大小蓟、茜草根、藕节、蒲黄、血余、生地等炒黑成炭研细末,可治一般吐血、咯血、便血;丹皮与冬花、白及、牛膝、川贝、侧柏叶、当归共研细末,童便老酒兑服,一切吐血、咯血皆效。一般血证,每因五脏积热冲击血脉致其破损所致,丹皮凉血泻心肝热故为止血所常用也。

仲景温经汤温经散寒,主治妇人冲任虚寒,漏下不止,或前或后,或一月再行,或经停不至,又见傍晚发热,身心烦热,唇口干燥,少腹里急,或久不受孕。丹皮祛瘀通经并退虚热,与川芎、当归、白芍调营卫,与阿胶养血,与吴茱萸、桂枝温血,与人参生血,真乃妇科调经祖方,千古不易也。

桂枝茯苓丸活血化瘀,缓消癥块,治妇人瘀血留结胞宫,妊娠胎动不安。《妇人良方》增用量每服弹丸大,称之夺命丹,用治妇人小产,子死腹中而见"胎上抢心,闷绝致死,冷汗自出,气促喘满者"。《济阴纲目》易为汤剂,用治妇人临产,腹痛腰痛而羊水已下时服,有催生之力,今人则以之治子宫肌瘤崩漏不止。考其病机,乃因瘀血内结,久必化热,消灼真阴,形成癥瘕,迫血妄行,丹皮活血化瘀、凉血散血、兼泄相火也。

鳖甲煎丸治肝脾肿大,丹皮合鳖甲软坚散结;合大黄、桃仁、䗪虫活血化瘀;合人参、阿胶、桂枝、芍药调和气血营卫,增强正气,消癥化积也。今用于治疗肝硬化等癥瘕积块。

大黄牡丹汤治肠痈初起,少腹肿痞,按之痛如淋,多因肠道湿热郁蒸,气血凝聚所致。丹皮合大黄可治肠中湿热瘀结之毒;合芒硝散结化癥;合桃仁凉血散血,破血去瘀;合冬瓜子排脓消痈。务使湿热瘀毒因泻而除之,凝滞之癥块,因破血解毒而消散也。今又常用于急性阑尾炎、妇科盆腔炎及附件急性炎症者。贵州王氏则用大柴胡汤与大黄牡丹汤合而用之,外解少阳、内泻热结,兼以解毒消炎、活血逐痰,治疗急性胆囊炎、急性胰腺炎、急性阑尾炎、急性盆腔炎等湿火痰毒凝滞之证。

　　《医林改错》膈下逐瘀汤有丹皮，主治瘀血在膈下形成积块或肚腹疼痛等证。少腹逐瘀汤无丹皮，主治少腹瘀血积块疼痛或不痛，或痛无积块，或少腹胀满，或经期腰酸少腹胀，或月经一月见三、五次，连接不断，断而又来，其色或紫或黑，或有瘀块，或崩漏兼少腹疼痛者，余认为最宜于方中加丹皮数克与干姜、小茴、官桂温血；与五灵脂、蒲黄止血；与川芎、当归和血养血，于妇科血瘀诸证甚为合用。

41. 吴茱萸

"味辛,温。主温中下气,止痛,咳逆寒热,除湿血痹,逐风邪,开腠理。"(《本经》)

吴茱萸大辛温热药也,徐灵胎谓其性味极辛,尚有苦味亦浓,可以杀虫如乌梅、蜀椒者。无论肠道或胆道蛔虫,皆有腹痛剧特征,有医家以四逆汤加吴茱萸大火急煎俟温服,治肠蛔脏寒者每获效验。

吴茱萸温中泻寒湿,开郁破凝,降浊阴而止呃逆,升清阳而断泄利。故凡风寒外邪及冷痰宿水,赤白下痢因寒食停滞积垢,小肠疝气因骤感寒邪,霍乱转筋因脾胃虚寒者皆可用之。而一般阴虚及脏腑但热无寒者不可用,碍其辛温浓烈也。凡用吴茱萸,多应佐人参、大枣、炙草等甘味药以安中气而和胃,又能使其药性充分发挥也。

《伤寒论》吴茱萸汤治阳明伤寒,食谷欲呕;治厥阴病干呕吐涎沫,头痛;治少阴病吐利,手足厥冷,烦躁欲死。病证虽各有殊,病理则同属虚寒,吴茱萸为厥阴之主药,能下三阴之逆气,上可温胃寒,下可暖肾阳,一方而三病皆愈也。

当归四逆加吴茱萸生姜汤治厥阴病手足厥冷,脉细欲绝之血虚久寒者,不用姜附躁扰阴气,用吴茱萸、生姜散寒涤饮,降逆温中,再以清酒合之,则阴阳协调,手足自温也。

《金匮》温经汤系妇科调经祖方,吴茱萸温经散寒,合以养血祛瘀诸药,主治冲任虚寒,兼有瘀血者。凡月事不调,或前或后,或多或少,或逾期不止,或一月再行,薄暮发热,唇口干燥,或少腹疼痛,久不受孕者皆可服之。仲景所用吴茱萸于诸多病证,多取其散寒逐冷、下气解郁之药效,最与《本经》所论相合。

寒邪巅顶头痛,甚则四肢不温,吴茱萸汤去人参加藁本、川芎、细辛祛风散寒;瘀血头痛经久不愈,常兼寒气者,其脉弦紧,通窍活血汤加吴茱萸祛风散寒。

《日华子本草》谓吴茱萸"健脾通关节",《药性论》谓吴茱萸"疗遍身顽痹"。必因其辛温走散,开发腠理,温经通络,逐风寒湿邪而止痛。然余查古今治痹诸方,一般皆无此药,当可深入研究之。余于此并无经验,殊觉遗憾也。

寒疝阴囊肿硬发冷,控睾疼痛,阴寒内盛者,其脉沉弦,或类今日之睾丸炎、附睾炎等,可用《温病条辨》椒桂汤(桂枝、川椒、良姜、柴胡、小茴、陈皮、青皮、吴茱萸)。然阴寒大盛者,黄元御以仲景乌头桂枝汤加吴茱萸,泽泻逐其寒湿,绝其病源也。余治慢性前列腺炎仿疝证治法,以其多因肝气郁滞,远行辛苦,涉水履冰,热血得寒而凝滞于小肠、膀胱之分,湿热乘虚而流入足厥阴肝经所致,用自拟桃仁橘核汤(桃仁、熟大黄、桂枝、乌药各 9g,炒小茴、青皮各 12g,王不留行、橘核各 30g,吴茱萸 7.5g)。本方行气宽胀,顺逆止痛,温散肝肾冷积而湿热缓缓而消,临床常效也。

贵州周氏逐秽宝丹、先父玉书公巴豆乌头蜜丸,用于多种消化道急性传染病及中风痰涎壅塞,大便闭塞不通,心神皆闷等表现为寒邪冷毒,痰垢秽浊致气机闭阻,阴阳格拒之病机者。吴茱萸合他药可以破气祛湿,辟秽除痰,宣透气机,行气快膈也。

朱丹溪左金丸治肝火犯胃,重用黄连佐少许吴茱萸辛热制其苦寒,务使肝胃调和。贵州李氏山栀左金丸(吴茱萸 9g、黄连 1.5g、山栀子 3g,碾细末每服 3g)所治乃心腹积冷、心下结气之胃寒证,多为寒滞热郁之肝胃气痛。谭氏以温胆汤、乌贝散、左金丸相加,治疗中焦湿蕴不化,郁久化热,呕吐泛酸,胃胀痛或刺痛,口苦尿黄,心中烦闷之胃溃疡或胃炎。吴茱萸为本方之使,辛热以制诸药之苦寒,务使肝胃调和也。

先父玉书公化积消毒饮(泡参、银花、茯苓、法夏、槟榔、黄柏、黄连、吴茱萸、甘草),陈氏新订香连丸(黄连、吴茱萸、木香)皆以吴茱萸与清热解毒药共用,可除酒食生冷积滞,开胃肠郁闭之浊气,治一般赤白痢疾腹中滞痛、里急后重者。

贵州程氏治久泻方(五味子 100g、吴茱萸 15g,炒香熟碾细,每服 6g,陈米汤下)治脾阳虚弱,命门火衰之慢性肠炎腹泻。吴茱萸温中散寒入脾,五味子收敛止泻入肾也。

41. 吴 茱 萸

贵州李氏吴茱萸散(吴茱萸 300g,荜茇、细辛各 100g,碾极细末,用醋调敷局部,纱布固定,每日换药)治疗软骨肉瘤等无名肿块疼痛,可散寒通滞,祛痰祛湿,通络解毒。凡系阳虚寒凝之阴疽如流注、痰核、瘰疬、乳岩、横痃、脱疽、贴骨疽、鹤膝风等病证,患处漫肿无头、酸痛无热、皮色不变、破溃脓液如血水不稠、口不渴、舌淡脉沉细等营血本虚、寒凝痰滞痹阻肌肉、筋骨、血脉、关节之病证,皆可运用之。

余常用傅青主加味生化汤(当归 10g,川芎 4.5g,炮姜 3g,吴茱萸、砂仁、炙甘草各 4.5g)治产后饮食不慎,寒食寒气聚积胃肠中致胃脘及下腹疼痛痞块。

42. 朱　砂

"味甘微寒，主身体五脏百病，养精神，安魂魄，益气，明目，杀精魅邪恶鬼。久服通神明，不老。能化为汞。"（《本经》）

昔日陈修园以《本经》所论朱砂主身体五脏百病者，谓其平和无毒之药，临证用之无所顾忌，略有所误也。其实朱砂有毒，服后排泄最缓，长期服用，最易蓄积中毒，或称慢毒，损及肝、肾、大脑、血液系统。至于朱砂见火则析出水银大毒，立可杀人也，不可不知，不可不慎也。《本经》谓其能化为汞，实警示之辞也。

朱砂宜配伍运用，同远志、龙骨之类则养心气；同当归、丹参之类则养心血；同枸杞、地黄之类则养肾；同厚朴、川椒之类则养脾；同南星、川乌之类则祛风；同牛黄、黄连之类则醒脑解毒，豁痰开窍；同神曲、磁石之类则明目；以朱砂加十五倍量之芒硝共研极细末，时时吹入喉中，治咽喉肿痛每有良效。惟朱砂独用多用，轻则令人呆闷，重则为害更烈。

朱砂可以养精神，实能安魂魄也。《兰室秘藏》安神丸治心神烦乱，心悸怔忡，胸中懊憹；《本事方》珍珠母丸治阴血不足，夜寐不宁，面色少华；《千金方》磁朱丸治心悸失眠，耳鸣耳聋，视物昏花。

《本经》又言主精魅邪恶鬼者，乃扑朔迷离，神秘莫测，难以捉摸之怪异病患。今之精神分裂症当属此类，其衣被不敛，羞耻不知，秽洁不分，骂詈不休，言语善恶不避亲疏，少卧不饥；或自高贤也，自辩智也，自尊贵也，或歌或笑，或悲或泣；妄想丛生，伤人自杀，能言平生未见闻事，能见五色神鬼，种种怪异难以尽述。又有癫痫病者，猝然仆地嚎叫，声高音尖，或如马嘶，或如羊叫，或如鸡鸣，或如猪哼，或如牛吼，应乎五畜，瞬息不省人事，两目上视，手足抽搐，牙关紧闭，面色口唇青紫，口中溢出大量白色涎沫，移时清醒一切无所知，此类病患古人以为精魅邪祟、恶鬼一类,当属自然。其实至今病因亦未明。朱砂镇静魂魄,重坠清火而安定之,于癫狂、痫证实系必用之药。

贵州袁氏有灵犀通圣散,用朱砂、犀角、苦参、牙皂、大黄、竹沥、雷丸等;李氏有牛黄清宫汤,用朱砂、牛黄、胆星、天竺黄、生铁落、寒水石、黄连等,均治痰火入心,狂乱叫骂之精神分裂症;段氏有痰厥丸,药用朱砂、胆星、白附片、川乌、生半夏、郁金、芒硝、牛胆汁等,治中风痰厥,癫痫昏仆,口噤难开。三方药力精专,炮制精细,均有较好临床效果。

朱砂凉或大寒,体重性急,善行善降,能清热解毒、开窍醒脑,最是温病神昏良药。如万氏牛黄清心丸,以朱砂、牛黄、黄连、山栀、郁金共为细末,腊雪水调糊如黍米;《温病条辨》安宫牛黄丸更以上方增犀角、雄黄、梅片、麝香、真珠共为极细末,炼老蜜为丸;《局方》之至宝丹、紫雪丹皆用朱砂与大寒清热,劫痰解毒类药,治中暑、中恶、中风、邪陷心包、壮热烦躁、昏狂谵语、口渴唇焦、尿赤便闭、痉厥抽风及小儿热甚惊痫等证,今用于多种脑部炎性感染,如乙脑、流脑、蛛网膜下腔出血、幼儿中毒肺炎、高热惊厥等急危重症及脑出血、精神分裂症之属痰热心肝火盛者,具有重要作用,于中医方剂学中占有极重要地位。

朱砂又能通血脉、破癥瘕、引产下胎,先父玉书公有催生方甚妙。(见南沙参条)

朱砂清心明目,解毒杀虫,祛痰涎而益脾胃。先父又有鸡肝散:夜明砂(反复淘洗漂去泥土杂质)45g、朱砂3.5g。研细末,用新鲜鸡肝1具竹刀剖开,以上药末3g掺入鸡肝内,青菜叶包好,置炭火或煤火上烤熟,趁热有香气食之。乃治疗幼儿疳积之专用方,每觉精妙,疗效很好。有幼儿长期消化失调,腹泻不食致角膜软化,双目失明者,服后逐渐康复,双目视力也趋正常。此方既能调中化食,行滞破积,消散血痹,故能推陈致新,慢性肝硬化腹水者,常服之可以通利三焦,体质渐胖壮,全身情况明显改善。

43. 栀 子

"味苦,寒,无毒。主五内邪气,胃中热气,面赤,酒疱皶鼻,白癞,赤癞,疮疡。"(《本经》)

统而论之,栀子清热解毒,泻火凉血。所谓"五内邪气"者,五脏六腑血脉内郁之热毒也,故栀子所清利者为瘀郁之热,并非浮散于表之热。以栀子石臼捣烂研细末,用酒或醋和之外敷,治跌打新伤,瘀肿疼痛最是良药。因知其可以破瘀通经,自与一般清热苦寒药有差异。栀子其治在心、肝、脾胃、大小肠及膀胱者为多,余从未将栀子用于肺热咳嗽之气管炎,肺部感染者,古人亦少用于肺家痰热类证也。

仲景栀子豉汤清宣泻热,用治伤寒汗吐下后无形邪热结滞胸中,虚烦失眠,心中懊恼,甚或胸中闷塞结痛。若热与气结,壅于胸膈之间致心烦腹胀满,起卧难安者,因非燥屎内结,满而不痛,按之不硬,栀子厚朴汤清热宽中泄满。峻药泻下致上焦留热,寒气滞中,身热未去,微有心烦者,栀子干姜汤清上热温中寒。三方所治不尽相同,但均系痰热湿浊填塞郁滞类证。

若肝炎黄疸,发热尿黄赤如浓茶水,湿热郁蒸发黄,必有气机怫郁,深浅不同之证。茵陈蒿汤、栀子柏皮汤、栀子大黄汤、大黄硝石汤荡涤清解之,又兼利小便,湿热从中焦分解,从下焦分利也。

湿热内郁膀胱淋证,小便淋沥,脐腹急痛,八正散、五淋散乃正治之方,重用栀子清利之。目赤肿痛,胁痛口苦之肝经湿火结聚,龙胆泻肝汤、泻青丸适用之。

消化性溃疡久治难愈,补益诸方无效,酸水较多,瘀热郁于胃中。贵州王氏常以炒栀子、蒲公英、元胡索、炒白芍、白及、大贝、乌贼骨、生甘草合方取捷效。慢性胃炎灼痛急迫者亦常可用本方或左金丸加栀子。

　　余常用凉膈散治中上二焦之火热炽盛,烦渴胸热;用泻黄散治脾胃积热;用越鞠丸治气血痰火湿食结胸;用加味逍遥散治肝脾血虚发热,月经失调,肚腹疼痛;用少腹逐瘀汤加栀子45g上下(若疑寒重,更加姜桂)治膜样痛经、子宫内膜异位症等顽固痛经,皆有火郁发之之意。

　　带状疱疹疼痛显著,病虽多日也属火郁血聚类证。栀子散瘀解毒,常用大黄与之合方止痛。白癞为湿毒夹风,赤癞为热毒夹风,栀子常用于多种瘙痒性皮肤感染。余治急性湿疹、脂溢性皮炎、药物性皮炎、痤疮、酒齄鼻,常用朱仁康教授皮炎汤加栀子,或自拟解毒除湿汤,药用栀子、虎杖、生地、苡仁、土茯苓、蝉蜕、苦参、金银花、生甘草。

　　急性睾丸炎属子痈,乃感受外邪,内蕴湿热之毒,结于宗筋,热盛肉腐而成,其证睾丸肿痛硬结,余用栀子及少量冰片为细末,鸭蛋清调敷局部,疗效迅速,较金黄散等方为优,药力专也。此方当可用于其他疮痈。

　　凡使栀子,当用铁锅炒至金黄色略去苦寒之性,则入气血分,解郁散热行滞之力大有增强,此也从《本经》"五内邪气"之意会也。

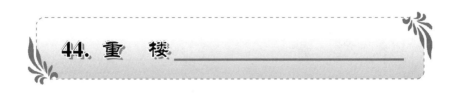

44. 重楼

"主惊痫,摇头弄舌,热气在腹中,痈疮,下三虫,去蛇毒。"(《本经》)

重楼又称蚤休、七叶一枝花,清热解毒之力甚强,善能消肿止痛,适用于多种热毒证。余将蚤休用于多种内脏急性炎症,有显著解毒消炎效果。

肺炎方:重楼 9g,杏仁 15g,大贝母 9g,桔梗 9g,百部 15g,黄芩 10g,鱼腥草 30g,青蒿 15g,甘草 3g。适于急性肺炎等肺部感染,症见咳嗽稠痰,烦渴,胸闷或痛,舌红苔黄,脉象滑数。若高热,加生石膏;便秘加熟大黄、牛蒡子;喘甚加白果;咯血加白及、茅根、藕节。

重楼息风定惊,高热惊风抽搐者宜之。

脑炎方:重楼 9g,僵蚕 9g,石菖蒲 9g,黄连 4.5g,甘草 3g,钩藤 15g,竹茹 10g,贯众 15g,鲜荷叶 12g,土茯苓 15g,紫花地丁 15g。适用于病毒性脑炎等脑系感染,症见发热,头痛,抽搐,烦躁,呕吐,复视等证。

若为结核性脑炎,加葎草花、夏枯草、青蒿、丹参;乙型脑炎加生石膏、大青叶、滑石;便秘或大便溏滞不爽,必用熟大黄。

消痫镇惊汤:代赭石 30g,重楼 10g,石决明 30g,炒枣仁 15g,珍珠母 30g,白人参 3～6g,天竺黄 12g,桑椹 15g,法夏 12g。适用于癫痫证,突然昏仆不省人事,牙关紧闭,抽搐吐沫,以及非惊厥性发作之其他类型癫痫。

重楼之用,清热解毒之外,要在其"主惊痫"。

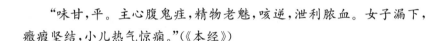

45. 龙 骨

"味甘,平。主心腹鬼疰,精物老魅,咳逆,泄利脓血。女子漏下,癥瘕坚结,小儿热气惊痫。"(《本经》)

今日用龙骨者,所治惊痫癫狂,怔忡健忘,失眠多梦,神志不宁,每与朱砂、远志、枣仁等合之,以其能镇静安神;治阴虚阳亢之烦躁头痛、头晕目眩易怒,与牡蛎、代赭石、白芍、牛膝等合之,以其能平肝潜敛浮阳;治遗精、带下、虚汗、崩漏,与牡蛎、蒺藜、五味子、麻黄根、芡实、山萸肉等合之,以其能收敛固涩;煅龙骨单用或与赤石脂、乌贼骨共研细末,治湿疮痒疹及疮疡溃后久难愈合;或与生石膏、生大黄、儿茶共研极细末,冷茶水调稀糊状外用,可治烫火伤,以其能吸湿敛疮是也。

《金匮要略》桂枝加龙骨牡蛎汤治梦遗失精,损耗太甚,阴虚及阳,故少腹弦急,阴部寒冷,精血衰少,目眩发落,或亡血或下利清谷者。桂枝汤调和营卫,龙骨潜镇摄纳,阳气固摄,阴能内守,则精血不致外泄也。

《伤寒论》桂枝甘草龙骨牡蛎汤治太阳伤寒,误用温针迫汗,损伤营血而动心气,亡其表阳,神气离根,以致烦躁不安。桂枝、甘草疏肝血而固脾胃,龙骨敛神气而除烦躁也。

桂枝去芍药加蜀漆牡蛎龙骨救逆汤治太阳病以火法取汗,汗出太甚而惊狂烦躁、卧起不安,以心阳随汗外亡是也。龙骨镇摄而敛欲散之魂魄。

柴胡加龙骨牡蛎汤治少阳伤寒,误下后胸满,烦惊谵语,小便不利,一身尽重难以转侧者。此邪陷少阳,正虚神浮,证情错杂之变局,正气虚则烦惊,阳明热盛则谵语,表里俱病,虚实互见。故以大枣、参、苓补土而利水,大黄、柴、桂泻火而疏肝,生姜、半夏平冲逆而降浊,龙骨、牡蛎敛魂而镇逆也。

仲景之于龙骨，可谓已尽其用。惟《本经》所谓咳逆者，痰饮类证，法当通利疏泄，龙骨味涩而主收敛，本不可用之止涩，然张锡纯以为龙骨其性又善利痰，可治肺中痰饮咳嗽，喘逆上气，其拟龙蛎理痰汤专治痰饮，龙骨是为主药。或此方所主之痰，乃虚而兼实之痰，龙骨能祛痰亦能补虚。张氏治虚证之喘逆上气恒用龙骨，如治大病后阴阳不相维系所致喘逆之既济汤，龙骨合以熟地、山萸肉、山药；治寒温外感诸证瘥后不能自复，伴见喘逆或气虚不足以息之来复汤，龙骨合与野台参、山萸肉；治阴阳两虚，喘逆迫促，有将脱之势，龙骨合与野台参、生赭石、山萸肉，其所用龙骨少则六钱，多则两许。今亦有深谙《本经》所旨者，治久咳喘息不休，无论有无痰涎，亦无论痰清稀或痰色白黏稠难咯者，以止嗽散类方加龙骨十数克，每收不可思议之良效。余仅知龙骨味涩，以舌舔之便有吸附之力，故用之收敛浮越之正气，未尽知龙骨秉天地纯阳之气，能开能合，能散能收，但敛人身之元气而不敛邪气，观仲景所用龙骨于伤寒之邪气未尽者即可知之。

46. 牡 蛎

"味咸，平。主伤寒寒热，温疟洒洒，惊恚怒气，除拘缓、鼠瘘、女子带下赤白。久服强骨节，杀鬼邪，延年。"(《本经》)

仲景所拟桂枝加龙骨牡蛎汤、桂枝甘草龙骨牡蛎汤、桂枝去芍药加蜀漆牡蛎龙骨救逆汤、柴胡加龙骨牡蛎汤，牡蛎与龙骨相须为用，其敛阴潜阳、安神止惊、止汗涩精之功，大略与龙骨相同。然牡蛎性凉，化痰软坚，去寒热者，又非龙骨所能也。

《伤寒论》牡蛎泽泻散治重病愈后，下焦气化失常，湿热壅滞，水气不行留停为肿，其肿多在腰半以下，本方决逐利水，其力猛峻，虽大病体弱，然水肿壅滞者亦常宜之，牡蛎咸走肾家，同诸渗利药下行水道，小便通利而水肿自消。若本方去蜀漆、葶苈、商陆、海藻等峻药，加桂枝、茯苓通阳化气；厚朴、陈皮苦温除胀满，则峻利之剂变为温化之缓方，适用久病阳虚而肿势不急者，亦是古人良法可取也。

小柴胡汤治少阳伤寒，胁下痞硬，乃痰浊阻滞少阳之络，自觉胀硬有形，去大枣甘腻壅气，加牡蛎以软坚化痰也。

柴胡桂枝干姜汤，治少阳伤寒，汗下后胸胁满结烦惊，小便不利，肠中邪实谵语，表里俱病，虚实互见。本方和解与镇固并用，攻邪与扶正兼施，牡蛎散胁满、下水气而镇惊也。

《金匮要略》栝蒌牡蛎散治口渴难瘥，栝楼根清肺热生津止渴，牡蛎引热下行，务使热不上炎消铄津液，津生热降，渴证自解也。

白术散治脾虚寒湿中阻，影响胎气，心腹时痛，呕吐清涎，不欲饮食，或胎动不安。牡蛎与蜀椒相伍，可以镇逆固脱，又与白术、川芎同用，健脾温血养胎也。

牡蛎与二陈汤、桃红四物汤为伍，用治痰湿壅滞、血瘀气滞之子宫肌瘤与不孕症；与夏枯草、桃仁、大贝、青皮、连翘、海藻、昆布等为伍，用治肝气郁滞,痰瘀阻于脉络之乳腺增生;与全蝎、鹿角霜、炙远志、葎草花、石菖蒲、附子、橘络等为方,治疗淋巴结核、骨关节结核、脊椎结核。此类病虽为结核感染,然慢性消耗,阴损及阳,已系阳虚寒凝为流注、痰核、鹤膝风类。若与木瓜、香附、元参、小茴、荔枝核、阿胶、紫菀等为伍,又可治睾丸结核肿痛如疝者;与醋炙鳖甲、连翘、大贝、半夏、丹皮、赤芍、银花藤等为伍,治疗痰热瘀滞经络,痹阻关节,红肿疼痛结节之痛风性关节炎。知牡蛎消痰而散结,软坚而化瘀也。

贵州王氏制热厥乌梅丸方:乌梅 15g,黄连、黄柏、丹皮、生枳实各 10g,熟附片、干姜各 6g,细辛 4.5g,生牡蛎 30g,水煎服,治热邪深伏,阳气内郁之真热假寒厥逆证。凡热盛阳郁之热厥证,正不虚兼烦渴大汗者,白虎汤主之;兼腹满便秘者,用承气汤。若正气已虚,无烦渴亦无便秘,高热不退,四肢不温,血压或有下降,王氏本方用乌梅、连、柏除伤寒烦热实火,少佐附子、干姜、细辛通阳,加丹皮凉血,枳实辛行苦降、调畅气机,重用生牡蛎咸寒涌泻其内热,于此类高热厥逆可为良法也。

细观王氏此方,知其能发挥仲景之隐微,亦能深刻理解《本经》之谓牡蛎"主伤寒寒热,温疟洒洒"之本意也。

47. 远　志

"味苦，温。主咳逆伤中，补不足，除邪气，利九窍，益智慧，耳目聪明，不忘，强志，倍力。"(《本经》)

远志具微辛之气，安神益智，祛痰解郁，治惊悸、健忘、梦遗、失眠、咳嗽痰多、痈疽疮肿等证。

远志含皂苷，刺激胃中黏膜致恶心，故有祛痰作用，张锡纯谓之味酸兼有矾味是也。故使远志，必须去心，甘草水浸，或用蜜炙。

丹溪云："痈疽因阴阳相搏而生，气得邪而郁，津液稠粘为痰为饮，积久渗入脉中，血为之浊，阴滞于阳，血得邪而郁，隧道阻隔，或溢或结，积久渗出脉外，气为之乱，此阳滞于阴也，百病皆由于此，又不止于痈疽也。"因之痰饮痹阻于肌肉、筋骨、血脉、关节，挟热毒外渗则为痈疽。远志气味苦辛，芳香辛达，通行气分，乃宣散之药而非补益之药。除邪气者，除痰结与气郁也，本条经文之关键处在此。补不足者，邪去而正安也。

《三因方》远志酒(远志洗去泥，捶去心为末，酒 1 盏，调药 3 钱，迟顷，澄清饮之，以滓敷病处)治痈疽发背、疖毒、年久疮痍、恶候浸大；《医学衷中参西录》用水煎取远志浓汁，去渣再煎，令其汁浓若薄糊，外敷肿疼疮疡、乳痈甚效，若恐药汁发酵，每两可加蓬砂 2 钱溶化其中。远志外用痈疽肿毒，不问虚实寒热。然若热毒炽盛如急性蜂窝织炎，当配以五味消毒饮、仙方活命饮内服；若系寒湿痰瘀者如流注、痰核之类，可同服阳和汤、小金丹类。至于瘰疬者，又需用远志与流通经络、软坚散结之药为方也，贵州李氏有抗瘰丸(全蝎 3g，茯苓、茯神、石菖蒲、牡蛎、橘络、熟附片、白术、鹿角胶、党参、大贝各 9g，葎草花 12g，炙远志 6g，水煎服。)治颈部淋巴结核甚效。

支气管炎、哮喘者痰滞于气道之中，肺气不能通达，特别痰涎偏多、偏重、痰稠粘,或咳喘甚急而痰难咯出者,胸闷气急,远志化痰浊以利肺气,排除病邪,为祛痰良药。其所主之咳逆者必然有痰也。余所常用之止嗽散、清金化痰汤、杏苏散、桑杏汤、泻肺丸、紫菀汤、定喘汤,每视咯痰情况酌加蜜炙远志6~9g,痰涎因此易化,咳喘因此易止也。

妄言妄语,暴怒叫呼,骂詈叫号,不避亲疏,或毁物伤人,哭笑无常,是为狂证;或两目惺忪,如困如醉,时不识人,喃喃自语,语无伦次,精神呆滞,反应迟钝,是为癫证。狂者常醒多怒而暴,癫证常昏多倦而静,然无不因痰浊内生,气郁痰结,格塞心窍也。贵州李氏治狂证以生铁落饮先除心肝经大热结滞烦满,继以炙远志、石菖蒲、西牛黄、胆星、生龙牡等祛痰安神宁心;石氏治癫证常以寒痰郁热、气滞血瘀辨证,以炙远志、法夏、郁金、茯苓、香附、桂枝、黄连、蜈蚣、柴胡等温中祛痰、行气化瘀。

至于发作跌仆不知人,口吐涎沫,肢体抽搐之痫证,必因痰涎蒙蔽心窍,必用化痰解郁之方,或用涤痰息风之方,此古今不易之法,均用远志也。余常用《医学心悟》之定痫丸与《全生指迷方》之指迷茯苓丸数方合用。

痰浊阻滞心脉,可为冠心病之胸痹心痛证,《本草正义》曰:"远志能利血之运行,而为心家补益之品者,振动而流利之,斯心阳敷布而不窒滞,此补心之真旨也。"此真知要言也。化痰行气解郁,当利心脏血脉之流畅,余用温阳化瘀、健脾通络、育阴养气之诸方治疗冠心病,每常考虑痰气之痹阻而加用炙远志清利之。

人之记忆情志,皆在大脑中,老年健忘痴呆者,脑髓渐空也,脑髓不足,肾精亏也。又脑为真气所聚,其清灵之性为气血精髓所涵养,难容纤毫之浊邪,若髓海虚空,又为痰浊所滞,致脑之气血与脏腑之气血相阻,则肾本微之精气,脾胃本不足之元气,更不能充分上输脑部,致脑络失养,必然清灵之性失却,一般技巧、智力、记忆等功能逐渐减退,且病情日益加重也。余擅用《普济方》之还少丹治疗不同程度老年性痴呆,方中所用远志,《本经》直言其"除邪气,利九窍,益智慧,耳目聪明,不忘,强志,倍力。"知远志除大脑髓海痰阻之邪气也。

余家有聪明读书丸(白人参或西洋参100g,石菖蒲、炙远志各50g。上药研细末,炼蜜为丸,每丸重6g,每服1丸,每日3次,用米汤下最好。或以上药无灰醇酒泡30余日,少量常饮之。)所治未必气衰血少之老年性痴呆,而常用于一般无其他症状之健忘者。本方气息清芬,或能振作精神,通利九窍,聪明耳目,可治迷惑健忘之证;或亦可用于情绪低沉,睡眠不安,无故忧愁悲伤者。虚实相杂之耳鸣耳聋服之也有一定效用。

48. 淫羊藿

"味辛,寒,无毒。主阴痿绝伤,茎中痛,利小便,益气力,强志。"
(《本经》)

昔陈修园谓"淫羊藿气寒,禀天冬水之气而入肾;味辛无毒,得地之金味而入肺,金水二脏之药。细味经文,俱以补水脏为主。"此论自有其深刻理解。然淫羊藿其实性温甘润,入肝、肾经,其主治之阳痿、遗精、早泄、尿频、不孕、闭经、腰膝酸软、神疲乏力以及风湿痹痛、四肢麻木拘挛、筋骨痿软、下肢瘫痪、久年喘咳、老年痴呆,多属阴痿绝伤之类,非气寒之药所宜者。《纲目》谓"淫羊藿性温不寒,能益精气,真阳不足者宜之。"是为平实之论。

淫羊藿夏秋采收,先父玉书公认为其嫩叶含生发之气,药性最佳,剪去叶边刺,用羊油炸勿令焦枯,取出沥干,药1斤,泡好白酒3斤,适量饮用不致醉,治一般命门火衰、肾精亏乏者。羊油、好酒甘温,淫羊藿得之最良,可以透肌肉关节经络,彻风热湿气余毒,补益肝肾之功尤胜也。

小便主于膀胱,以三焦之气化而出,余治疗前列腺炎、泌尿系统感染之病程稍长者,虽属湿热蕴结,败精瘀血,用清热利湿解毒久治无效,加淫羊藿20~30g于方中则常效,此膀胱气化不利,淫羊藿补肾阳而水气化也。更有肾阳虚衰之老年前列腺肥大,小便淋沥,少腹拘急,淫羊藿加入温阳散结、行气化瘀方中常有显效也。贵州陆氏治老年女性慢性尿路感染,以其绝经后生殖泌尿道黏膜萎缩,从滋养肝肾、补益精血入手,佐以清热解毒,用地黄丸加淫羊藿、蛇舌草、半枝莲;石氏治亚败血症体温反复升高数月,背部有点状丘疹,颜色黯,畏寒而精神萎靡不振,以肾阳不足,虚火上浮论治,药用淫羊藿、补骨脂、地骨皮、仙茅、山药、白芍、知母、秦艽、柴胡、谷芽,服30剂体温渐至正常,略减分量,再服 40 剂,病情稳定,正常生活。又治风热头痛咽滞,半月不解,服解毒清化诸方病情反重:畏寒肢冷,咽肿不红,鼻塞清涕,头身疼痛,恶风汗多心烦,精神不振,昏昏然欲眠,以肾阳不足、风热上壅辨证,用二仙汤加地丁、连翘、蝉衣、银花、甘草,服 5 剂诸证皆失,精神甚好。《黄帝内经》曰:"卫气出于下焦。"此言切切也。卫气温分肉、充皮肤、肥腠理、司开合,乃因肾中元阳温煦而发生,肾阳充沛则卫阳充盛,肾阳衰微则卫阳不足,是故肾阳衰微者,若感外邪,多不为一般清热发散药所能清解,淫羊藿温补本来已虚之阳气,邪气出而病解也。

二仙汤(淫羊藿、仙茅、巴戟天、当归、知母、黄柏)治女性更年期阵阵汗出,无端烦躁,月经紊乱,头晕耳鸣有常效,可以调节本已渐衰而失衡之肾阴肾阳,使之归于和谐。淫羊藿乃调整冲任二脉之良药,凡冲任虚损者,其可充养之。曾治男性,60 岁,自汗大出,衣被尽湿,睡眠不宁,心悸口干,情绪悲观,半年多各种治疗无效验。舌淡苔薄白,脉弦细,显然无湿气、无热毒、无瘀血,当属更年期自汗证,予二仙汤加枣仁、浮小麦、山萸肉,3 剂而自汗大减,再服 10 剂而出汗、睡眠、体力均正常,情绪乐观。

余用温阳化饮方(淫羊藿 20g,巴戟天 15g,麻黄 10g,茯苓 30g,泡参 30g,干姜 12g,法夏 15g,苏子 15g,当归 15g,炙甘草 12g)治疗支气管哮喘反复发作,大量泡沫稀痰,下肢水肿,小便清长者每有良效。淫羊藿固肾生金,可平喘息咳逆也。夏秋之日,服下方(淫羊藿 500g,制黄精 300g,当归、白果、苏子各 200g,为细蜜丸,每服 9g,日 3 服)3 月余,则当年哮喘咳逆发作可明显减轻。每日以淫羊藿 15g 粉碎调蜂蜜拌匀隔水蒸热服,治疗虚劳咳喘(慢性支气管炎、支气管哮喘)可以填精补髓、滋阴扶阳、敛肺纳气、止咳平喘,与肺肾虚损所致长期咳喘相合。

贵州石氏以淫羊藿加少腹逐瘀汤中治疗不孕症,以寒邪客于胞宫,必然经来淋漓不净,紫黯有块,少腹发冷,腰腹隐痛,喜温喜按,白带多而清稀,舌质淡而脉沉迟。此方补益肾气,温经散寒,活血化瘀,必服至精神饮食较好、白带不多、经来基本正常、腰腹不痛、少腹不冷,即有妊娠可能。

余治甲状腺功能减退症,常用温肾消瘀汤(淫羊藿、巴戟天、三棱各 15g,莪术、桃仁各 12g,熟大黄、仙茅各 10g,丹参、茯苓各 20g)。考甲减病机极为复杂,变证百出,然肾阳虚损为其根本,多种激素之合成障碍及分泌障碍,似乎均与肾阳虚损密切关联,同时又见水、湿、痰、瘀之阴邪滞留,故治疗之重点,温补肾阳而化痰血瘀阻也。

仙灵脾、鹿角胶、益智仁、茯苓、枳实等为蜜丸,可治脑萎缩、老年痴呆。所见患者,多年届古稀,神情呆滞,双目无神,畏寒肢冷,大便溏或干结,小便频数,夜间尤甚。必因命火衰微,髓海空虚,淫羊藿可倍用于他药,其温阳而甘润,不畏其燥也。经所谓"益气力,强志"由此方可知也。

痹证日久,气血必伤,余治风湿性关节炎、四肢疼痛、半身不遂、风湿麻木、不能行走诸多痹证以及骨折损伤日久难愈者,必用淫羊藿助元气、壮筋骨、祛风运湿而固根本。

余治早期糖尿病,每用家藏消渴方(生地30g,元参、玉竹、山萸肉、石斛各12g,茯苓、山药各15g,桂枝4.5g,丹皮、淫羊藿各10g)有改善症状、降低血糖之明显效果。淫羊藿温补肾气,合山药、山萸肉等可以敛精气与津液。消渴之证,肝肺为燥热所伤,脾肾为寒湿所困也。

49. 桂 枝

"味辛、温。主上气咳逆，结气，喉痹吐吸，利关节，补中益气，久服通神，轻身不老。"（《本经》）

桂枝辛甘温热，走肌表，入肝、肾、心、肺、膀胱经。和营通阳、利水、下气、行瘀、补中乃其专功也。

《本经》所言"上气"者，或奔豚之类证，发作时自觉有气自少腹突然上冲胸口咽喉，移时冲气渐平，病也渐减，终于平复如常。有发作欲死者，极端痛苦之形容，亦有冲气不甚剧烈，心中动悸，欲作奔豚，又渐见平复如常。总因心肾阳气平素不足，发汗、涌吐、泻下用药不当，再损阳气，下焦寒水趁势随冲脉上冲所形成。亦有肝气郁结不泄，循冲脉上逆者。今日某些神经官能症，某些心脏病有此类证。仲景桂枝加桂汤重用桂枝助阳祛沉寒，利水气以降逆；或茯苓桂枝甘草大枣汤重用桂枝温阳利水，可使冲逆上行之气复还。

小青龙汤解表化饮，止咳平喘。方中桂枝助麻黄解表发汗，宣肺平喘，与芍药调和营卫，与干姜、半夏、细辛温中蠲饮，散寒降逆。凡外感风寒，内停水饮之咳逆皆适用本方。

麻黄汤治恶寒发热，无汗喘息，头身疼痛，桂枝于方中温经散寒，助麻黄发汗解表，开泄郁闭肺气，热退喘息平也。又有气喘咳逆，频吐清白痰涎，胸胁胀满，秋冬寒气重时尤甚，用苦寒药无效或反重者，乃中阳不运，水停心下为痰饮，其本在脾，当以温药和之，用苓桂术甘汤，亦有下焦阳虚不能化水，水逆心下者，其本在肾，又兼畏寒肢冷，少腹不仁等证，金匮肾气丸主之。苓桂术甘汤以桂枝温中阳而化饮，肾气丸以桂枝少火生阳气助膀胱气化而利水饮，饮邪去喘咳自然平息，此痰饮治本良方，千古不易。

《本经》所谓"结气"者，脏腑血气、营卫津液之郁结也，闭塞也，壅滞也,桂枝温散之,开泄之,宣通之。

胸阳不振,胸痛彻背,心中痞气,结气在胸,见于冠心病、心肌炎、胸胁神经痛者。上焦阳虚,中焦阳气亦虚,阴邪得以留踞。枳实薤白桂枝汤以桂枝通行阳气,疏利肝气,宣畅胸胁气机,宣泄水湿痰饮,胸阳得畅,中焦亦调,病自痊愈。余常用此方重用桂枝(18～30g)加清利湿热类药如败酱草、萹蓄、茵陈、熟大黄等治疗胆囊炎症取良效,其理也同于上。若因寒饮停于心下,胸满牵痛,痞闷欲呕之感觉强烈者,桂枝生姜枳实汤通阳降逆亦有良效。

贵州王氏燮理肝胆方:桂枝、茯苓、炒枳实、当归、法夏、茺蔚子、炙甘草各 9g,白芍、山药各 12g,为治疗一般慢性胆囊炎、慢性肝炎之基础方。考此类病证,气机多结滞壅闭,邪气蕴结肝胆经络深处,非燮理难以疏利羁伏日久之浊邪。

厥阴伤寒,阳气外虚,阴血内弱,手足厥逆,遍体疼痛,乃血脉中寒邪之结气也,当归四逆汤主之。方中桂枝合细辛、通草散表里寒邪,温通经脉;合当归、芍药养血和营;合甘草、大枣温养脾胃,实温经散寒、养血通脉之良剂。

心络不利,脉结代而心动悸,虚羸少气,舌痿而质干,其结气在心脉,炙甘草汤有大剂甘寒滋阴补血药,必得桂枝通心脉之郁滞,温中阳而育化气血,然后心动悸能自止,方称复脉汤,其意在此。

脑血栓中风后遗半身不遂,口眼㖞斜,患肢不温,瘀血结滞于经络,也属气虚营卫不利之血痹证,黄芪桂枝五物汤常用五六十剂渐愈。本方有桂枝温运血络,较之补阳还五汤寓意又有所不同。

外有表证,内有蓄水,烦渴引饮,小便不利,皆下焦水气蓄积不化,转输下行失常,膀胱水液之结气也。五苓散以桂枝解太阳肌表而化膀胱气结,白术、泽泻、二苓始能健脾渗湿,化决渎之气,畅利水道。

黄元御桂枝姜砂汤治湿热血淋,寒热往来,小腹急胀,灼热利痛,淋沥不尽。此方以五脏生克制化为制,谓脾气不升,胃气上逆,亦致肝木下郁,胆火上冲,膀胱郁热,皆因肝火不升,胆火不降之故,病机仍在脾胃寒湿,而表现则为膀胱湿热。方中桂枝合生姜、砂仁疏解肝胆结气,合以清利之余药,能使心包邪热从小肠膀胱下泄。余渐明此理,仿前贤以桂枝、生姜等类入于八正散、猪苓汤、小蓟饮子、石韦散、导赤散等诸清利方中,时有卓效而无弊端。

　　前列腺炎有瘀血湿热结聚少腹隐曲深处,又有寒气外来难以疏解,余有桃仁橘核汤(桂枝、桃仁、熟大黄、台乌药各9g,橘核、王不留行各30g,炒小茴、青皮各12g,吴茱萸5g)。桂枝引领诸药温散厥阴湿气,疏达少腹隐深之结气,湿热瘀血始有出路,前列腺之肿结缓缓消散也。曾治一中年患者,3年前确诊为急性前列腺炎,经抗生素治疗好转,半年前饮酒后病情复发,按前法治疗3月未缓解。现少腹及会阴部隐然坠痛,小便频数,常有白浊之物流出。对周围事物无兴趣,失眠多梦,情绪低落,语声低微,言谈犹豫,面色发青,舌质淡黯,苔薄白,脉沉弦紧。前列腺液检查有大量白细胞。诊断:慢性前列腺炎。予桃仁橘核汤加味煎服30余剂,诸证消失,前列腺液检查正常。

　　妇科癥块漏下不止,瘀血结聚于胞宫,或类今日子宫肌瘤,桂枝茯苓丸可以缓缓消散之。方中芍药行血,丹皮、桃仁消瘀血,茯苓渗利引导下行,皆得桂枝温通血脉之力也。人流后断续出血,腹中隐然冷痛,血不归经;功能性子宫出血,虚寒痛经,若因瘀血残留宫内,冲任受损者,皆可以用桂枝茯苓丸取良效。知此方并非子宫肌瘤专用方,乃少腹活血化瘀之专用方也。

　　小建中汤乃桂枝汤加饴糖缓急止痛。桂枝温暖阳气,祛散寒邪,益阴和阳,气血生化始有源头,中气渐能强健也。较之补中益气汤寓意更深一层也。凡体虚误用疏利苦寒之药,损及中阳者,腹中拘急疼痛,或有泄泻,身冷肢寒,面色㿠白少力而发热;或产后虚羸,血脉空虚,少腹疼痛,痛引腰背,食少畏寒者,皆用小建中汤补中益气也。临证时,据病情深浅不同,又有黄芪建中汤、当归建中汤等方可以选用、可以联用也。

　　血气虚寒挟风,搏其血络,游历关节,致其遍体骨节屈伸不利、挛痛不可忍,或手足麻痹不仁者,乌头桂枝汤尤觉对证。乌头祛寒止痛,桂枝调和气血以散表里寒滞邪气也。又常可加当归、黄芪、大枣、生姜类。

　　寒热错杂,关节剧痛,局部灼热肿大,怕冷畏风,发热不解,桂枝芍药知母汤寒温并用;气血虚弱痹证,黄芪桂枝五物汤温运补虚也。

　　清代黄元御所解桂枝最切于经旨,录之于下:

　　"桂枝温散发舒,性与肝合,得之脏气条达,经血流畅,是以善达肝郁。经脉荣舒,而条风扇布,土气松和,土木双调矣。土治于中,则枢轴旋转，而木气营和，是以既能降逆，亦可升陷，善安惊悸，又止奔豚。至于调经开闭，疏木止痛，通关逐痹，活络舒筋，噎塞痃痛之类，遗浊淋涩之条，皆其所优为之能事也。大抵杂证百出，非缘肺胃之逆，则因肝脾之陷，桂枝既宜于逆，又宜于陷，左之右之，无不宜之，良功莫悉，殊效难详。凡润肝养血之药，一得桂枝，化阴滞而为阳和，滋培生气，畅遂荣华，非群药所能及也。"

50. 苦　参

"味苦、寒。主心腹结气,癥瘕积聚,黄疸,溺有余沥,逐水,除痈肿,补中,明目止泪。"(《本经》)

腹中有癥瘕、停水、痞痛、食积等胀满不舒皆结气一类。苦参苦寒沉滞,并无疏通、决泄、破结效用。然多种心脏疾病,或胸闷气短、心动惊悸、疼痛牵引、怔忡不宁,多因心血瘀滞,痰饮内停,热毒内浸病理,或系心脏结气一类,余常以《千金翼方》五参丸以治。

五参丸:苦参45g、沙参30g、人参30g、丹参9g、元参15g,以上五味,捣筛炼蜜为丸,食讫服十丸如梧桐子大,日二,渐加至二十丸。以此三分之一量可做汤剂服用。原方下注:"主治心虚热,不能饮食,食即呕逆,不欲闻人语",似不能指导临床实际应用。余据恩权教授经验,以此方为治疗多种心脏疾病基础方,按病论治,随证略有加味,在纠正心律失常及心功能不全方面有稳定疗效。曾治心肌炎全心扩大、奔马律、频发早搏、胸胁闷、心前区隐痛,以五参丸加炙甘草、石斛渐愈;有风心病者气喘咳嗽、心悸不宁、全身浮肿、小便黄少、大便滞而腹胀、二尖瓣双重杂音、心音强弱不等、心律不齐,病情日重,心衰不能控制,以五参丸加熟大黄、茯苓、白茅根等服二周余心气渐复;有冠心病感冒后频发憋闷疼痛、牵掣肩背、心中动悸不安、咳嗽黄稠痰、心率快而律不齐、频发早搏,用五参丸加鱼腥草、败酱草、川贝、胆星,药后诸证平稳。

余仅知苦参利湿热,运用五参丸经验,始知苦参善清心中伏火,去惊悸之虚烦,有显著抗心律失常作用也。

前列腺肥大或增生炎症,结块有形,稍类癥瘕,若小便黄热而涩滞,余自拟桃仁橘核汤(桃仁、熟大黄、炒小茴、桂枝、乌药、青皮各10g,吴茱萸5g,橘核、王不留行各30g)加苦参12g常有良效;子宫肌瘤因津液不行,聚而为痰,渐与湿热、瘀血、相火合为癥块,余常以芩连四物汤加苦参、鳖甲活血化瘀、软坚散结、清湿热与相火。

丹溪论湿热黄疸不必分五,同是湿热,如盦相似,轻者小温中丸,重者大温中丸。

小温中丸方:砂仁 10 两,苦参、山楂各 2 两,吴萸 1 两,苍术、川芎、神曲、香附各半斤。

大温中丸方:砂仁 10 两,苦参、陈皮、苍术、青皮、厚朴、三棱、莪术、黄连、白术、甘草各 2 两,香附 3 两。

上方均细末为丸如梧桐子大,服 70～80 丸。余临床治黄疸所用茵陈蒿汤、栀子柏皮汤、麻黄连翘赤小豆汤等方,如下焦湿热毒重者,尤其小便黄赤,或伴有下肢皮肤红疹、水疱、瘙痒者,常酌加苦参。

仲景当归贝母苦参丸治妊娠小便难,以土湿木陷、郁而生热、热传膀胱,苦参清湿热而通淋涩也。湿热蕴结之"溺有余沥",大约为热淋一类,或伴发热、或有灼痛、或有尿血、或少腹窘急,余于八正散、小蓟饮子等方中加苦参,"心清则小便利,心平则血不妄行"。

湿热流注下焦,病久难已,淋出如脂液,腰酸腿软,乃属膏淋,余常用程氏萆薢分清饮加苦参清心除湿、分清泌浊,虚证明显者用地黄丸、固精丸也常酌加苦参除湿热。

妇科因月事不调、漏下不止、劳倦所伤之气虚湿热白带,余以东垣升阳除湿方(黄芪、柴胡、苍术、羌活、当归、独活、蔓荆子、防风、升麻、藁本、炙甘草)加苦参常效。

贵州段氏有苦参散:苦参炒焦研细末,每服 15g,日 3 服,米汤送下;陈氏以苦参 200g(酒炒)、马蹄香 150g,生甘草 300g 熬膏合前二味制丸如梧桐子大,每服 10g,日 3 服,治多种湿热毒痢疾,腹痛里急,或下红白色黏冻脓血,有良效。小便余沥、白带淋漓、大便脓血皆下焦湿热毒结聚也。

余有家传祛风解毒汤(紫花地丁、地肤子、赤小豆、土茯苓各 15g,苦参、甘草各 12g,蝉衣、僵蚕、连翘各 10g)清热解毒与利湿解毒同用,透解脏腑气血久郁之风热湿毒,治疗多种与过敏有关疾病,如过敏性紫癜、荨麻疹、急性肾炎、支气管炎、过敏性结肠炎类。苦参或有抗过敏之特殊功能也。

《金匮》苦参汤以苦参 1 斤煎汤外洗,治狐惑蚀于下部,杀虫解毒

化湿;《医学正传》有方(苦参、蛇床子、芜荑各 30g,雄黄、枯矾各 35g,
硫黄 15g,轻粉 6g,樟脑 6g,大枫子肉 15g,川楝子 15g)为细末猪油调
敷,治疥疮及阴蚀、漆疮、丹毒诸般恶疮;江苏有外用方(苦参 60g,蛇床
子、百部、益母草各 30g)治湿疹。又有愈风丹(苦参 500g 研取头末得
200g,土桃蛇 2 条,乌梢蛇、白花蛇各 1 条,用酒泡蛇数日,去骨取肉晒
干共为细末。皂角 1 个切细,无灰酒浸一日夜,新水一碗煮取浓汁,去
渣熬膏和前药为丸如梧桐子大,口服 60～70 丸,以防风通圣散加羌
活、皂刺、生地煎汤送服)清泄恶毒秽浊,治麻风癫疾、手足麻木、毛落
眉脱、遍身疱疹、皮肤瘙痒成疮及一切疥癣风疾皆效。苦参味略同于
黄连、黄柏、黄芩、胆草,而其寒性、燥性尤烈,故能杀湿热所生虫疥及
治多种皮肤顽疾,《本经》虽未明确揭出,然"逐水除痈肿"等语或暗
示之。

　　一般而论,苦参外用量稍大为宜,内服则必用浓米泔水浸数日晒
干或用酒炒,或用砂锅炒焦去苦涩腥浊之气,其药性始良。

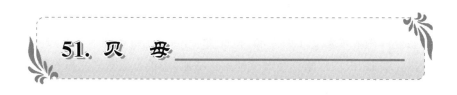

51. 贝 母

"味辛,平。主伤寒烦热,淋沥邪气,疝瘕,喉痹,乳难,金疮风痉。"
(《本经》)

川贝母、浙贝母皆百合科植物。有土贝母乃葫芦科植物,性味苦凉,微寒无毒,清热解毒消痈,大约用于乳痈、瘰疬痰核、疮疡肿毒及蛇虫毒,或与浙贝母功用相似,余未曾临床用过,勿论之。

川贝母苦甘微寒气清,用于脾虚久咳,痰少咽燥,风热咳嗽不息,最常用于痰火郁结,咯痰黄稠者,兼有润肺之功。浙贝母苦寒,开泄之力大,清火散结之力强,用于瘰疬疮痈肿毒、肺痈等。余以为川贝清火散结之力不逊浙贝,而浙贝无润肺之功,肺虚久咳者慎用为宜。川贝产四川、云南、西藏高寒地带,生产不易,采挖亦难,且资源近乎枯竭,浙贝人工栽培,分布江浙、安徽、湖南,生产既易,采获亦丰也。

《雷公炮炙论》使川贝必先于炭火灰中炮令黄,又拌糯米同炒,暴殄天物也。川贝药材珍贵,气味纯正无毒,必然生用以保全药性也。余临床时碾川贝为细末,待他药煎好滤取药汁,再入川贝煎2～5分钟,见汤汁略稠时饮之,以尽其用也。

贵州陈氏幼儿咳嗽方(泡参9g,炙冬花、炒苏子、瓜蒌仁、黄芩、桔梗、杏仁、炙紫菀、牛蒡子、川贝粉各5g,甘草3g,细辛1.5g)专用于幼儿上呼吸道感染、急性支气管炎、支气管肺炎。40余年来,所治患者10万之众,余用之亦千余例,疗效甚好。若系冬温、春温等表现幼儿重症肺炎者,高热无汗或多汗,咳而烦喘,呼吸困难,甚至鼻翕谵语,也可用此方加生石膏、生麻黄、蝉衣等频服之,与西医救护措施同时并进,必能增强治疗效果。观前辈蒲辅周等众多幼儿肺炎治案,此方法确实可行。

袁氏以人参白虎汤加川贝、芦根、牛蒡子、瓜蒌仁等治疗气阴两伤，素体虚弱，或产后、术后之肺部感染，表现邪势留连，咳嗽咯痰，体温高，呼吸急促者，邪正兼顾也。

余用贵州威宁黄梨 800g 切碎，阿胶 100g 为碎块，川贝粉 45g，拌匀装瓷钵内隔水蒸 2 小时左右，搅如膏状，每次 50g 凉服。治疗支气管扩张咯血，慢性肺脓疡咯血及肺结核咯血，不惟有显著之止血作用，更有较好之长期治疗效果也。此方从民间所得。

王氏亦有肺痈方用川贝、生藕节、白术、桃仁、制乳没、桃仁等炼蜂蜜为膏，有益气养肺、滋阴凉血、祛痰疗痈之效，宜于肺脓疡、化脓性肺炎、肺坏疽、支气管扩张诸多病证。

杨氏以鹿衔草熬膏，加川贝、桔梗、陈皮、苏子、冬花煎服，治气血亏损，肝肾不足之虚性咳喘。欧阳氏用川贝、鹿胶、白及、紫车河为散，刘氏用川贝、白及、生地、白芍、当归、紫车河为蜜丸，治肺结核之类虚劳者，补脾肾以壮其体魄，清肺金除其病根。

川贝粉每服 6g，温开水送下，可治心肺积热之鼻衄，若与白及、灵仙、蒲黄、丹皮、冬花、藕节、当归、白茅根为方，则一切吐血皆效。一般吐血皆因五脏积热冲击血脉致其破损所致也。

川贝尚可加入镇肝息风、黄连温胆类方治疗中风神志昏迷，舌强言謇，脉弦滑者，以化其痰涎，降其肝火，促其苏醒也。

暑热疫邪所致脑炎化火生痰、闭窍动风者，川贝加入白虎、清营方中可清气泄热，祛痰定经。

方氏以川贝 30g，生半夏 20g，先碾为末，铜锅炒至嫩黄色，用生姜汁兑开水服 3g，发作前 1 小时服，连服 3 次，治疗疟疾。本方燥湿化痰、消痞散结，专利胸膈、心腹之痰热满结，去其巢穴，疟邪无所依附，自然崩溃也。

周氏用浙贝母、白芷各等分研末，开水或白酒吞服，每次 6g，治乳痈及一般痈肿初起。白芷温行血脉，内托解毒，然性温气厚，必与性味苦寒、散结解毒、凉血清热之浙贝母同用之。此方大妙也。

陈氏解毒饮[浙贝、桔梗、知母各 9g，地丁、银花各 30g，白果 20 粒（去核），甘草 3g]本治上下唇疔疮肿毒，实可用于一般火毒疮痈；石氏排脓汤（银花 30g，浙贝 10g，黄芩 10g，桔梗 10g，花粉 15g，葛根 10g，七叶一枝花 12g，甘草 10g）治痈疮红肿热痛；张氏化疗内消散（浙贝、知母、甲珠、蚤休、白及、乳香、甘草、花粉、皂刺各 6g，银花 15g，当归、酒炒赤芍各 4.5g)治痈疡肿毒、疔疮等或类仙方活命饮而解毒之力胜之。

　　《医学心悟》消瘰丸清热化痰、软坚散结治疗痰火凝结之瘰疬,加夏枯草、青皮、桃仁、赤芍、连翘、王不留行、穿山甲则可治肝气郁滞、痰瘀交阻之乳腺增生;加三棱、莪术、苦参、五灵脂、丹皮、生地、桂枝、茯苓、川芎、黄芩可治痰、气、血、湿、热相互搏结之子宫肌瘤;加橘核、桃仁、穿山甲、赤芍、黄柏、败酱、王不留行、阿胶可治肝郁气滞、血瘀湿热之前列腺炎、前列腺肿大;加柴胡、龙胆草、僵蚕、黄芩、大青叶、川楝子、仙鹤草可治风邪外乘、湿热内蕴、毒壅少阳之流行性腮腺炎。

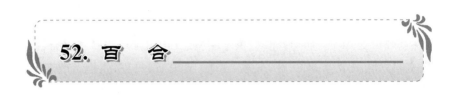

52. 百 合

"味甘平,主邪气腹胀,心痛,利大小便,补中益气。"(《本经》)

《本经》所谓主邪气者,乃心肺之郁热也。百合又清膀胱与大肠热,则大小便自利;百合味甘补中元,脾胃之郁热清则元气渐生,自然身轻有力,所谓补中益气也。概言之,百合甘苦微寒,可以清泄心肺脾胃大小肠郁热,通调水道,清心安神。

临床常见神经衰弱者,精神紧张焦虑者,性情抑郁者,男女更年期综合病症者,精神分裂症长期不愈者,又患感冒风热,暑热、湿热等温热病,初起咳嗽咽痛,发热口苦,治疗失当,病情迁延,有类似仲景所谓百合病者。其证虚火上逆,自汗不止,疲惫不安,坐卧不宁,心神恍惚,口苦咽干,欲食不能食,睡则噩梦纷纭,小便涩黄,大便燥结,或头晕,或阵阵恶风恶寒,用药多难适当,检验常无结果。仿仲景百合地黄汤法,予清润之剂,可取稳妥效果。曾治女性更年期思虑太过,又感暑热月余未瘥,虚火实热并郁,咽干口燥,心烦意乱,诸事怀疑,哭泣吵闹,情绪已然烦极。用百合50g,沙参、麦冬、芦根、小麦各30g,甘草15g,服数剂暑热渐愈,更年期反应也明显减轻。又治精神分裂症狂躁年余,精神体力消耗过大,逐渐安静,哭笑异常,面色暗红消瘦,时有低热,口渴饮冷,整夜失眠。知其五志内火,消灼阴液,脏腑枯燥,邪正相干,乱于胸中所致。以仲景百合地黄汤加枣仁、龙齿、北沙参、莲米甘润滋养,渐取良效。

余治常人感冒暑热、风热证,用清热消炎,解毒除湿少效者,情绪烦躁,坐卧不宁,体力精神皆疲乏,无论舌红或淡,少苔或苔腻,均加较大剂量百合于当用方中,可有良效。知百合并非尽用于阴虚燥火,其利大小便,可以去湿浊,故热病夹湿者也多可用之,并不碍邪。

急性肾炎水肿,咽痛舌红,小便赤涩,用百合50g,新鲜白茅根

150g,水煎当茶饮,有迅速利尿消肿之功;燥热大便秘结者用百合所提取之淀粉调服亦有良效。

仲景论治百合病有百合地黄汤、百合知母汤、滑石代赭汤、百合鸡子汤、百合洗方、百合滑石散方。所治皆心肺阴气不足,百脉俱受累,虚火郁热为病。习得仲景诸方,则百合之用途略尽。然咳嗽痰中带血,以百合、款冬花蜜丸;支气管扩张咯鲜血,以百合、白及、蛤粉、百部蜜丸,或径予新鲜百合捣汁和水饮之;心前胸肺有热,咳嗽咽痛,咯血恶寒,百合固金汤为良方,皆可效法,其大约也从《本经》所论,仲景所用方法中来。

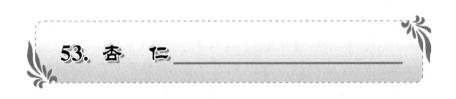

53. 杏 仁

"味甘,温。主咳逆上气,雷鸣,喉痹,下气,产乳,金疮,寒心,奔豚。"(《本经》)

杏仁苦温微辛有毒,须经炮制始良:置沸水中略煮,皮微皱起捞出浸冷水中,脱种皮晒干。炒杏仁:置铁锅内文火炒至微黄。

余以杏仁治咳喘,成人常用15~20g,幼儿用7.5~10g,煎药汤成时有杏仁特有之芳香气溢出,则疗效较好。治肺积重症,用杏仁45g水煎服也未见中毒。故杏仁既经炮制,又加水煎,毒性已然分解。

咳嗽喘息,无非肺病,诸气上逆,肺气闭遏,咳喘生焉。杏仁具发散肺气之能,复有下气平喘之力,微温则宣滞行痰,微辛则散诸般邪气,微苦则利大肠气,可知杏仁气味俱备,凡肺家感邪,不分寒热之咳喘皆主之。

麻黄汤以杏仁助麻黄,开泄郁闭之肺气,除在表之风寒而平喘;麻杏石甘汤以杏仁、麻黄之辛温,合以石膏之辛寒,甘草甘平,宣泄肺经郁热而平喘;大青龙汤除表寒外束,泄热闭汗出而喘者;厚朴麻黄汤散饮降逆气,治咳嗽喘息,胸满烦躁,咽喉不利,痰声辘辘,但头汗出,倚息不得平卧。杏仁与麻黄并用,最能散肺部之风寒郁热痰饮,止咳嗽而平喘息也。余治冬月寒湿之季肺感寒邪,咳嗽咯痰无热者,常用《局方》温肺汤加麻黄(麻黄、杏仁、陈皮、五味子、干姜、桂枝各10g,北细辛、阿胶珠、炙甘草各6g,生姜3片,大枣5枚),若久咳风寒化热郁于肺络,则用三拗汤加炒知母、黄芩、大贝、百部、桑白皮、前胡。此二方药性平和,老幼咸宜,疗效甚好。

然历来咳喘之方,也多有单用杏仁,不用麻黄者。

《千金方》杏仁丸治咳逆上气,杏仁熟捣蜜丸,含咽之;《杨氏家藏方》杏仁煎治久咳肺喘,睡卧不得者,杏仁、胡桃肉等分蜜丸,生姜汤嚼下;《圣济总录》双仁丸治上气喘急,杏仁、桃仁等分细研为末,生姜蜜汤下,微利为度;《食医心镜》治气促喘急浮肿,小便淋沥,杏仁 1 两和米煮粥熟,空心服。

至若仲景麻杏苡甘汤治风湿在表,一身尽痛;麻黄加术汤治寒湿在表,身烦疼剧烈,不得安静;《温病条辨》三仁汤、藿朴夏苓汤治湿温身热不扬,肢体倦怠,胸闷不饥,头痛烦闷者,皆因肺气壅滞,在表之风湿,寒湿,湿热均不得宣散也。杏仁之用,或温化、或清化,表解而湿去,风、寒、热所挟之湿气治同一理也。

《本经》所谓雷鸣者,或指支气管哮喘,两肩高耸,张口出气之哮鸣音;或指热哮痰火壅塞,喉中痰声如曳锯者,余则理解为泄泻急迫之肠鸣音。《杨氏家藏方》朱砂丸以杏仁(汤浸)、巴豆(去膜令油尽)各 20粒,研细,蒸枣肉为丸如芥子大,朱砂为衣,食前每服 1 丸。治暴下水泻与积久之痢,当属寒湿冷毒之证,杏仁疏利开通,破壅滞而降逆气也。

杏仁宣畅肺气,仲景茯苓杏仁甘草汤用于胸中气塞,短气,隐然作痛之胸痹,兼见咳逆或吐涎沫。冠心病之轻微者,胸胁气机郁滞,时欲太息,情怀不畅则诱发加剧,心闷重而疼痛轻,痰较多而黏稠,本方可取宣阳通痹之效,然冠心病病情之重者,阳气滞,血运阻,痰瘀互结,本方又当与活血化瘀、温阳通脉类方合用之。

产妇金疮,杏仁捣碎,水煮取汁,再用文火煮熟如脂膏,空腹酒服方寸匕,不饮酒者,以饮服之(《千金方》杏仁膏);鼻中生疮,捣杏仁乳敷之,或烧核,压取油敷之(《千金方》);诸疮肿痛,杏仁去皮,研滤取膏,入轻粉、麻油调擦(本草纲目)。杏仁宣肺开郁,能清利解毒也。寒心者,或与胃家有关,前贤章次公用杏仁治胃脘疼痛,谓大量杏仁,可润胃肠,消食开滞气,能疏利结气,破壅降逆而缓胃痛。以杏仁用于胃、十二指肠溃疡及出血、慢性胃炎、胃痉挛疼痛、胃神经痛等无论寒热虚实,气滞血瘀,痰湿食滞,病机相宜,配伍适当,用之皆验。余确无经验于此,故待验证于临床。

奔豚者,惊恐得之,复感外邪,或有水饮逆上,疏利开通之杏仁,加于养血平肝之奔豚汤,温阳祛寒之桂枝加桂汤,通阳利水之苓桂甘草大枣汤中,用于奔豚本症,或可增平逆下气之效,实亦未知也。

54. 生　姜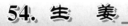

"气味辛、微温。无毒。久服，去臭气，通神明。"(《本经》)

生姜味辛微温，降逆止咳，泻满开郁，入肺胃祛有形之浊秽，走肝脾利无形之滞气。荡涤胸中瘀满之痰湿，排泄胃里壅遏之食积，又通利鼻窍之阻塞。所谓浊秽、滞气、痰湿、食积者，必然湿热酝酿，气味自然不洁，今日之呼吸道、消化道、口腔、鼻腔诸多慢性炎症感染长期不愈者，多有不良之臭气溢出。生姜益脾胃，开豁冲散，去邪辟恶，扫瘀腐降泄浊阴，脾胃温和健运，湿热痰食之积垢消于无形，所生成之臭浊气味自然去矣。

通神明者，按方广《心法附余》云："凡中风、中暑、中气、中毒、中恶、干霍乱一切卒暴之病，用姜汁与童便服，立可解散"。生姜开痰下气，童便降心火故也。

贵州段氏以竹沥 1 盏约 30 毫升，加生姜汁 5 匙，调白矾细末 3g 灌下，救治中风暴仆、痰涎壅塞、卒然昏迷之危症常有奇效。《千金方》载："治中风，口噤不知人，淡竹沥 1 升口服。"此也急救之法。然竹沥性寒，无生姜汁兑入，则不能引竹沥药性于经络血脉，不能祛痰涎，不能化瘀血，促其清醒也。余临床凡用竹沥，多仿段氏加生姜汁。

贵州王氏以二陈汤生姜量与半夏齐，加天麻，名二陈清上汤，治痰湿内生、头痛与眩晕昏蒙相互缠结难分轻重、口气重浊、胸闷纳呆、呕恶痰涎、倦怠无力者有良效，或对此经文有所理解。

然生姜气味冲和，专引津液而和营气，其用也广泛，不专去臭气，通神明也。

仲景桂枝汤，生姜于甘草大枣桂芍之中，既以和中，又以发表，用于外感风邪表虚证外，于病后、产后等内妇儿科营卫不和，时而微寒，时而微热，有汗脉缓等诸多病证皆可酌情运用。余临床凡用葱豉汤、九味羌活汤、大羌活汤、香苏散等辛温发散药方,常加生姜十数克无有不妥,诸方发散风寒,安胃止呕,解热止痛之力无有不增也。至于风温初起,头痛身热,咳嗽咽痛,微恶风寒,若稍有呕逆胸痞,舌不甚红,津液未伤者,也常用生姜数片加入栀子、薄荷、桔梗、银花、连翘、桑叶、菊花等清凉方药中,欲使外束之腠理开泄,其内郁之热邪易溃也。仲景大青龙汤和中气、调营卫、发汗解表、清内热、除烦躁、汗出而邪热皆清,实为千古治温良方,余稍得其法也。

仲景生姜泻心汤重用生姜温运降逆,宣散水气,治太阴伤寒,汗出表解,干噫食臭,心下痞结,胁下有水气,腹中雷鸣下利者;生姜半夏汤亦重用生姜汁合半夏辛散寒饮,舒展胸中阳气,治寒饮搏结上中二焦,气机受阻,阳气闭郁不得升发,似喘非喘,似呕不呕,心中烦乱不已类证;真武汤以生姜温中温经以散水气,治肾阳衰微,水气内停,小便不利,四肢沉重或肿,恶寒腹痛下利者;越婢汤以生姜宣散表里,治风水恶风,一身浮肿,脉浮不渴,自汗出,无大热者;当归四逆加吴茱萸生姜汤以生姜温散寒凝而行瘀涩,治厥阴伤寒,手足厥冷,久寒在肝,营血冷滞,脉细欲绝者;新加汤治伤寒汗后身疼痛,脉沉迟者,其经脉寒涩,生姜温血海而行经脉也。

至若厚朴七物汤治腹满痛寒甚;大柴胡汤和解少阳,内泻热结,皆重用生姜温散中寒。余由是知无论伤寒、温热、瘟疫、温毒诸证,凡气血不足,阳气不支,又具阳明腑实,神疲乏力,四肢厥冷,脘腹胀满,腹痛拒按,不大便或自利清水,甚至神昏谵语,急宜攻下热结,荡涤胃肠实热结滞以存正气者,所用大小承气、调胃承气、增液承气、新加黄龙诸方均宜加生姜或生姜汁,邪正兼顾,尤能振奋胃肠正气,和营卫而行肠中津液,承接其本来下行之气机,则通下诸方之药力大增而正气可复也。

当归生姜羊肉汤治寒疝腹痛里急,产后少腹疼痛,诸虚劳不足者,寒气重者生姜可用 1 斤。余常用羊肉 1 斤,当归 15g,生姜 30～60g,汤也适口,也常酌加人参、黄芪类。

余临证所常用之四君子汤、六君子汤、参苓白术散、资生丸、补中益气汤等也每加生姜、大枣同煎,欲得其温运之力,则中焦不致壅满不运,精气游溢,行于营卫也。

复脉汤中,生姜行阳气、调营卫、利药势、通经脉,于此大剂滋阴补血方中不可或缺。余用当归补血汤、四物汤、八珍汤也常加生姜数片，皆从仲景方中悟得。

小柴胡汤之少阳证心烦喜呕，口苦咽干，默默不欲饮食，寒热往来，生姜和胃止呕也；临证见胃中有热，膈上有痰之呃逆呕恶者，二陈汤重用生姜，更加少量黄连常取良效；痰少胃热呕者，芦根细切与生姜同煎服；久病胃虚不能纳谷呕逆，用生姜、人参、云苓、山药等煎汤缓服；久不能饮食，干呕胃气衰败者，用生姜、人参以清米汤煎之缓缓呷服，常有可愈者；胃寒呕者，生姜独用有效，或加丁香、吴萸。

但凡和中治呕，生姜宜煨用，药性不燥散。所谓煨姜者，取生姜用纸 6、7 层包裹，水中浸透，置炭火灰中煨至纸色焦黄，去纸用。

生姜亦常用于中毒急救，半夏、南星、乌头、闹羊花、木薯、百部等中毒皆适用，轻者用生姜汁含漱，并口服数克，中毒严重神志昏迷者，鼻饲浓煎姜汁或灌生姜汁可也。

55. 枳 实

"味苦,寒。主大风在皮肤之中,如麻豆苦痒,除寒热结,止痢,长肌肉,利五脏。"(《本经》)

枳实为枸橘、酸橙或香橼之幼果,枳壳则为其将近成熟之果实,皆苦辛之味。余认为俱无寒气,只是气平,或觉略具微温之性。《药性赋》云:"宽中下气,枳壳缓而枳实速也"。二者有药力之差异,并无药用之不同也。枳实需用麸炒至淡黄色稍去苦辛,其破气之力或稍缓,健胃消痞之力略增也,又能降浊升清。

破气行痰、散痞消积为枳实所长,胸腹胀满,胸痹痞痛,痰癖,水肿,食积,便秘,泻利,呕逆为枳实所主治。

皮肤瘙痒多湿热与风邪郁结于表,枳实苦泄辛散之力,兼能引诸祛风祛湿药力至脾肺两脏,故可治皮肤苦痒如麻豆者。又肺与大肠相表里,肤痒诸证忌口最为重要者,乃因脾胃湿热、积食、痰饮不除,肌表之风热痒疹难消也。枳实清理胃肠气机,营卫因此流畅,风热湿毒自然消散也。赤眼肿痛,羞明畏光,桑菊、银翘、防风通圣方中加枳实理中焦湿气,可增祛风解毒药效;风寒眼痛,白云遮睛,发散清热方中加枳实引陈寒湿气外出以利眼目;诸火毒疮痈红肿热痛或已成脓者,五味消毒饮等方中加枳实能行血脉升清气而祛痰饮涩滞,清热解毒,消肿止痛之药力大增也。此皆从经文引申而来,临床屡试不爽也。

仲景枳术汤行气散结,健脾利水,治脾弱气滞,失于输转,水气痞结胃部,心下坚如杯如盘;枳实薤白桂枝汤消痞除满,通阳宣痹,开胸中痰结,治心中痞气,气结在胸,喘息咳唾,胸背疼痛;枳实栀子豉汤宽中行气,清热透邪,治大病后余热未尽,虚烦,胸腹痞满;栀子大黄汤清肝胆郁热,除胃肠积滞,治酒热黄疸,懊憹身热烦躁,身目黄色鲜明;枳实芍药散行气和血,治产后气滞血郁,腹痛烦满不得卧;橘枳姜汤宣通降逆,散水行气,治胸中气塞短气,气逆痞满,甚至呕逆者;桂姜枳实汤通阳散寒,开结下气,治寒饮停于心下,心下痞闷冲逆;大小承气汤急下存阴,通腑泻热,治胃肠痞满燥实诸证。可知枳实药力迅利,破结开瘀,泻痞除满,除停痰留饮,涤荡菀陈,一切腐败壅阻之物,一切壅滞之气,既得枳实消散之,则气血流畅,三焦通利,病得以除。

余知膏粱厚味,酿生痰浊,有形无形,或壅于中焦为痞满诸证,或阻于上焦为喘息怔忡,或滞于下焦为水肿泄痢,或为怪病种种莫名,是故痰为之病,无处不至,究其根本,为脾胃土家之实,又多夹湿热,变证百出。枳实善能宣发肺金之气,更善降脾胃中有形之痰湿,历来治痰之方多用枳实。

《千金》温胆汤(半夏、橘红、枳实、茯苓、竹茹、大枣、炙草)降气导滞,消痰逐湿,加减得宜,可治数十种痰郁之证;《济生方》涤痰汤(半夏、胆星、橘红、枳实、茯苓、人参、菖蒲、竹茹、甘草、枣、姜)治中风痰迷心窍,舌强不能言,喉中痰鸣,辘辘有声;《妇人良方》导痰汤(半夏、橘红、枳实、胆星、茯苓、炙草、生姜)治头晕目眩,胸膈痞塞,胁肋胀满,头痛吐逆,喘急痰嗽,涕唾稠黏,坐卧不安,饮食不思及一切痰厥;《指迷方》茯苓丸(半夏、茯苓、枳壳、风化朴硝)治痰伏中脘,流注经络,两臂酸痛,抽掣麻木,不得上举;《医方考》清气化痰丸(陈皮、杏仁、枳实、黄芩、瓜蒌仁、茯苓、胆星、制半夏)治痰热咳嗽气喘,胸膈满闷,烦躁不安;《世医得效方》十味温胆汤(陈皮、半夏、茯苓、枳实、甘草、酸枣仁、五味子、人参、熟地、远志、生姜、大枣)益气养血,化痰宁心,治心胆虚怯,痰浊内生;枳实导滞丸、消痞丸、木香槟榔丸所治脘腹胀痛,下痢泄泻,实也治痰之剂。余用《局方》二陈汤治痰湿种种,方中所用橘红,每以炒枳实代之,理气化痰之力分毫未减,临床更觉应手。

《本草经疏》谓枳实"性专消导,破气损真。凡中气虚弱,劳倦伤脾,发为痞满者……胀满非实邪结于中下焦,手不可按,七、八日不更衣者……挟热下痢,非燥粪留结者,必不可用。伤食停积,多因脾胃虚,不能运化所致,慎勿轻饵"。余之浅见,其实大不以为然,枳实虽有疏通、决泄、破结之功用,性实平和,决无冲墙倒壁之力,且降气之间,又能升清气也。单用枳壳可治大气下陷之胃下垂、子宫脱垂、脱肛等证,佐人参、黄芪则健脾益气,佐大黄、芒硝则攻下软坚,佐半夏、茯苓则利痰去饮,佐郁金、柴胡则疏肝利胆,佐白芍、苍术则去湿止痢,佐桃仁、川芎则活血化瘀,且增诸药之效用也。

　　贵州中医前辈喜用枳实,陈氏新订枳术丸:枳壳 30g(麸炒)、白术 60g,水泛丸,每服 6～9g,开水或姜汤下,治脾虚不甚又兼夹食积、水饮、湿邪为患。能扬脾胃清气上浮,乃能健脾益气,实类四君子汤而治一般脾胃疾病,至为平和也。罗氏健脾除湿丸(厚朴、炒枳壳、陈皮、茯苓、焦楂、神曲、炒莱菔子、法夏、焦术、党参、麦冬、砂仁)治诸多病证脾胃虚弱,饮食停滞也。《黄帝内经》曰:"胃者,五脏六腑之海也"、"水谷皆入于胃,五脏六腑皆禀气于胃。"厥后,诸医有"有胃气则生,无胃气则死。""内伤脾胃,百病丛生。"等等难以尽述。贵州中医前辈知高原气候阴寒,湿气袭人最甚,湿困中焦则生痰饮阻滞气机,升降无力,纳呆困倦,百病丛生。枳实除湿化痰,流畅气机,务使脾胃运化正常,大气旋转,清升浊降,五脏之疾病于不经意间自然向愈。经所谓"长肌肉,利五脏"者,或可如是解读?

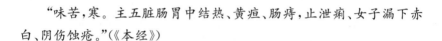

56. 黄　柏

"味苦,寒。主五脏肠胃中结热、黄疸、肠痔,止泄痢、女子漏下赤白、阴伤蚀疮。"(《本经》)

黄柏清热燥湿,泻火解毒,用于湿热所结之痢疾、泄泻、黄疸、淋浊、痔疮、便血、赤白带下、目赤肿痛、疮疡肿毒诸证,古今无异也。

《伤寒论》乌梅丸所治乃胃热肝寒之蛔厥证,又治寒热错杂之久痢。黄柏苦寒而燥,可以清上热而驱蛔,又止大肠热郁之痢也。

白头翁汤用治下痢腹痛、里急后重、肛门灼热、泻下脓血,皆因湿热熏灼肠胃气血,化为脓血积滞肠中,黄柏清热解毒而止痢也。《金匮》白头翁加甘草阿胶汤本治产后血虚热痢,实则凡血虚痢久伤阴者皆可运用。余用白头翁汤,常加白芍、当归、甘草,可以调和营血,增其药力,或更加白及、三七、阿胶,用治下痢时发时止,日久不能痊愈,大便结滞不畅,常夹脓血黏液之慢性痢疾、溃疡性结肠炎。

《伤寒论》栀子柏皮汤治湿热郁蒸,身热发黄;《金匮》大黄硝石汤治黄疸而腹部胀满,小便不利而赤,均是肝胆湿热熏蒸所致,黄柏清利湿热也。余治急慢性传染性肝炎湿热黄疸者,常用此二方,更加郁金、青蒿以利血积气滞与肝内胆管之瘀积也。

《外台》黄连解毒汤治一切实热火毒,三焦热盛之证,大热烦躁,口燥咽干,或热病吐衄发斑,身热下利,湿热黄疸,外科痈毒。先父玉书公以本方小其量:黄连 1.5g,黄芩、黄柏、炒栀子各 5g,更加苡仁 15g,蜂蜜少许同煎,治幼儿高热实火,每能直折其势,亦顾护正气。

《丹溪心法》二妙散治筋骨疼痛,或两足痿软无力,或足膝红肿热痛,或湿热带下,或下部湿疮,皆湿热下注也。又有三妙丸、四妙丸,均以黄柏寒以清火,苦以燥湿且偏入下焦也。

黄柏亦治痈疽肿毒,阴疮损烂,多煎汤外洗,或为细末撒布。贵州有烧烫伤方:黄柏与地榆,或大黄、黄连,或乳香、没药,或紫草、花粉研细末用麻油或茶油调敷伤处。烧烫伤者,气血分必有热毒相壅。人参清凉饮(人参、黄柏、熟大黄各 9g,荆芥、防风、竹叶各 10g,花粉 15g,黄连 4.5g,水煎服),火伤内服方(黄连、黄柏、生甘草各 6g,黄芩、银花、连翘、生地、土茯苓、牛蒡子各 12g,地骨皮 15g,水煎服)。此二方深入血分以解热,亦能疏散皮肤郁热而解毒消炎,又能生津液、保元气也。

《脾胃论》清暑益气汤健脾燥湿,用治元气本虚,暑邪伤于卫分,身热自汗,头痛口渴,胸满身重,大便溏泄,小便短赤,补益清利两相顾及,黄柏除暑湿之热也。余家有益气解毒汤:黄芪、焦白术、黄柏、黄连、银花、厚朴、藿香、土茯苓。乃因黔中湿热偏胜,是为气虚湿热基础方,用治湿温、感冒、妇科炎症、肝炎、淋证诸多病证,其方虽在芪、术益气,其要则在清利内蕴之湿热也。

黄柏苦寒沉降,去湿火最速,亦能入肾强阴,沉潜相火之上亢也,此所以不同于黄芩、黄连,或与龙胆相似。

贵州谭氏以滋肾丸温阳降火、引火归元,治疗多种病证有独到处。如唇颊溃烂,用清火药无效者,以知母、黄柏、肉桂、牛膝、生地、紫地丁、夏枯草为方;咽痛而咽部虽肿而肉色不甚红,口中和,尿色淡,以黄柏、生地、肉桂、牛膝、元参、桔梗、生甘草为方;口腔舌面溃疡糜烂,用清火药无效或更剧,以黄柏、生地、焦白术、肉桂、陈皮、茯苓、大贝、生甘草为方;老年癃闭,口和不渴,喜热饮,双足冰凉,小便淋沥清冷,溲时茎痛,以黄柏、熟地、肉桂、牛膝、木通、元参、甘草、竹叶为方。

古方封髓丹:黄柏、砂仁、甘草;三才封髓丹:天冬、熟地、人参、黄柏、砂仁、炙甘草。凡阳热相火不潜之诸多病证,多以此二方清利收纳,妙不可言也。

57. 石　膏

"气味辛、微寒，无毒。主中风寒热，心下逆气惊喘，口干舌焦，不能息，腹中坚痛，除邪鬼，产乳、金疮。"(《本经》)

曰寒热、曰惊喘、曰口干舌焦不能息、曰腹中坚痛、曰除邪鬼，所言皆阳明实热之证，循此经旨，知石膏为清热泻火药，可清气分之热并营血分之热，余也常用石膏清中焦之湿热。

"阳明为成温之薮"，温病邪在气分，壮热烦渴，舌红脉洪大，大汗出，白虎汤真千古对应良方。若肺热痰喘，特别是小儿支气管肺炎，高热喘急、惊厥，麻杏石甘汤清宣肺热而平喘，一般呼吸道感染，特别是喘咳明显者，凡属肺部郁热者，有无体温增高，余必用此方。

暑温热毒极易与阳明燥火内陷心包，如乙型脑炎，邪渐深入，气血两燔，清瘟败毒饮有大剂生石膏，为此险恶之证所常用方。经所谓除邪鬼，实指因高热而神志迷乱，谵语神昏之证。无论阳明气分之热甚，抑或邪气深入营血皆有此类症候。

余治肠伤寒等湿温证，用三仁、蒿芩清胆等方少效，思其证身热增盛，心烦不眠，头痛肢楚，知其邪气已犯阳明经，《伤寒六书》之柴葛解肌汤石膏与羌活、葛根、白芷等同用，清热解肌而散郁滞阳明之湿气，恒用之有良效。然湿与热孰轻孰重当细辨之。

心下气逆而欲呕，乃热病后期气阴已伤而胃中尚有余热，《伤寒论》竹叶石膏汤为余所常用。

腹中坚痛者，强调阳明气分热甚，若不予白虎类方清之，转而热进一层，即为阳明不大便之腑实证也。

某些类型之糖尿病，口渴心烦，口干舌焦，此肺胃皆热，火灼津伤，余常用白虎汤加山药、元参治之。

中风寒热四字，也可参之于风湿热痹之证，故余常用生石膏配以熟军、制川草乌、苍术、徐长卿、骨碎补、狗脊、桑枝等治局部红肿热痛之关节风湿炎症。

　　煅石膏外用于疮疡溃而不敛、湿疹、水火烫伤者,有清热收敛之效,当配以虎杖、栀子、炒地榆等药。

　　石膏味辛,故有宣透之意,余认为其性大寒,而大量运用亦少凉遏之弊之原因在此,故经云其微寒无毒。余治实热证轻者必至30g,实热炽盛者,重用可至120g,近人张锡纯于重用石膏深有研究,可参考之。余认为挟湿之证必合之与祛湿之剂,元气虚者应加山药等固本。

　　凡石膏方应以热服为宜,《内经》云"治热以寒,温以行之",即是此意。

58. 白 芷

"味辛,温。主女子漏下赤白,血闭阴肿,寒热,风头,侵目泪出。长肌肤,润泽,可作面脂。"(《本经》)

白芷祛风燥湿、消肿止痛之药,入肝、胃、大肠经。所治头痛、眉棱骨痛、齿痛、鼻渊、寒湿腹痛、肠风痔漏、皮肤瘙痒疥癣、痈疽疮疡、赤白带下。

漏下者,妇科血证也,以冲任虚损,不能制约其经脉,血非时而下,淋漓不断。白芷可以破宿血,可以生新血,故可以止漏下也。余治人流术后继发感染,漏下血色黯红,十数日不尽,少腹痛或有低热,乃湿热下阻,热伤血络,以下方治之:白芷 6g,生地 30g,白芍 15g,丹皮 10g,旱莲草 15g,地骨皮 12g,黄连 4.5g(酒炒),黄芩 12g(酒炒)。也有血虚受寒,气血失和者,漏下鲜血淋漓难止,血量时多时少,色淡有小血块,腰与少腹坠痛发凉,用养血和营方:白芷 9g,当归 15g,川芎 12g,柴胡 15g,制香附 10g,炒五灵脂 10g,益母草 12g,郁金 12g,泽兰 10g。若血气虚漏下淋漓不断,补中益气汤加白芷、阿胶、荆芥、乌贼骨、茜草根。此北京刘奉五先生经验,验之临证每有良效。《杨氏家藏方》芳香散:白芷 45g,龙骨 30g,荆芥 15g,细末米汤下,每服 9g,可治妇科漏下。余以为白芷温行,去菀陈莝,祛瘀生新,能疏气血郁滞而气机条达,故血可归经。其所治漏下者,多系情志不遂,肝气郁结,血出络外凝结,遂成瘀血者也。然经量暴增,潮期无止之血崩,所用必合与龙骨、牡蛎、三七、乌贼骨等温涩之药,以固涩血海。《本经》所论白芷止于漏下,未言血崩者,其意当在于此,当细辨之。

赤白者,妇科白带也,《本经》所谓赤白沃者。每因脾气虚弱,中气不足而下陷,肝气郁滞,湿热浸逼所致。白芷辛温,燥脾醒胃而益中气,温经而利肝气,故可去湿毒之浸淫也。余治慢性盆腔炎或脓肿,热毒内蕴者,白带量多,或赤红血色,少腹疼痛,常有低热,用清热解毒利湿散结方:萹蓄、蒲公英、万年荞、紫花地丁、银花各 30g,车前子、败酱草各 15g,白芷、元胡索各 12g,丹皮 10g。若系寒凝肝脉者,白带量多而清稀,少腹绵绵隐痛,或坠胀而痛,按之不减,月经将至时疼痛加剧,全身乏力,或畏寒肢冷,用温经祛寒,活血散结方:白芷、炒五灵脂、炒小茴、炒荔枝核、白术、茯苓、炙甘草各 12g,当归、白芍、川芎各 15g,炒王不留行 30g,也系有效方法。亦刘奉五先生经验也。

血闭者,妇科之闭经也。血气相搏则痞涩不行,白芷性温气厚,可走气分,也可走血分,升多于降,散多于敛,用于养血活血方中,可开而行之。

女子外阴肿胀疼痛瘙痒溃脓,乃因肝经胞络受损而风湿热邪客之,或寒湿伤于下焦也。不惟女子阴肿,痈疽疔疮一类也皆湿热风火之浸淫。白芷温散,与诸清热解毒,祛风除湿类药并用之,可使留结之痈肿消散也。

贵州周氏有白芷贝母散(白芷、大贝母各等分碾细末,每用 6g 开水或白酒吞下)治乳痈及一般痈肿初起。《经验方》以白芷、生大黄等分为末米饮调下,治痈疽赤肿。贵州刘氏内消散(瓜蒌壳 1 个,皂角刺 30g,银花、大黄、甘草各 18g,白芷 10g,水煎服)治疗疔毒如粟,坚硬根深如铁钉,局部红肿热痛,全身恶寒发热。石氏万应膏秘方:苍术 100g,白芷、川草乌、制乳没各 30g,血余 20g,黄丹 600g,麻油 300g,文火细熬成膏外用治冻疮溃烂,痈疽疮毒,关节寒痛等一般寒湿下注,气血瘀滞,脉道不通者。以上四方所治寒热有异,然白芷温引血脉,排脓毒血,祛风祛湿之药理则一也。

白芷辛温通血脉,可以续筋接骨而治伤。贵州石氏五行散(血竭 120g,孩儿茶 30g,红花、制乳没各 18g,朱砂 15g,白芷 9g,麝香 1.2g,细末米酒或开水吞下,每服 1.5g)治一切损伤,伤处疼痛难忍,心慌头昏闷痛,并用于外伤创口;活血散(生南星、天麻、防风、白芷、独活、羌活、姜黄各 60g,白附子 90g,面粉 240g,碾细末)治一切外伤调酒外敷,痈疽及无名肿毒调水外敷,头皮血肿,用鲜车前草 60g、野菊花根须 30g 捣烂与活血散 50g 混匀包敷;梁氏五虎大黄散(生川草乌、生南星各 15g,生半夏 12g,白芷 18g,生大黄 30g,碾细末,开水调敷患处)接骨消肿止痛;洗手丹(地骨皮、黄芪、青皮、防风、白芷各 9g,甘草 3g,生川乌 15g,共泡白酒炖热浸洗伤处)治跌打损伤,筋骨疼痛肿胀也。

所谓"风头"者,头脑受风,疼痛经久不愈,时发时止也。白芷上行头目利泄郁气,最是头痛良药。贵州王氏偏正头痛方(羌活 45g,白芷、蔓荆子、藁本各 30g,薄荷、菊花、天麻、制乳没、川芎各 15g,碾细末,每服 9g,开水下)治气滞血瘀,经络不通,风邪上受诸般头痛;白芷逍遥散(白芷、茯苓、白术、柴胡、川芎各 6g,当归 9g,甘草 3g,水煎服)治一般常见头痛,尤其女性肝脾失调偏头痛最为有效,若兼热加生石膏、荷叶、菊花;头胀冷痛,白芷用 9g,更加羌活、桂枝;血虚舌淡,当归用 15g,更加熟地、枸杞、山药。

又有安神方治神经衰弱的失眠,内有白芷等药不可或缺,临证有良效,或其流动之性,可以清除头脑神经中郁滞之结气客热,陷于阴分之清气得以上行,自可心安神定,白芷清利之功反为安眠之药用也。

鼻渊一证,本有风寒、风热及肺热郁火三者分别,风寒者自可用白芷升阳散寒邪而通窍,风热郁火鼻渊者,浊涕黄脓腥臭,白芷与黄芩、公英、连翘、贯众、黄连、桔梗、天花粉共用之。

风寒上行浸目,可致诸多眼疾,《眼科奇书》大发散(麻黄 9g,细辛 3g,藁本 12g,蔓荆子 12g,老姜 2 片,羌活、防风各 9g,白芷 6g),凡眼胞红肿,睑缘赤烂,黑睛生翳等眼疾服之常有奇效。本方若与枸杞、熟地、元肉、萸肉等养益肝肾药同用,可以发散六经风寒,治疗单纯性青光眼。余常于普通常见病证中,不经意间以大发散为佐使,取显著疗效,因知百病皆有寒气为害,白芷等辛温解散之药,可使脾胃运化复常,宣畅营卫气血,百病自然而愈也。

黄褐斑乃风邪伤于营卫,气血失和,阳明蕴热于肌肤也,下方疏散风热,和血调营,常用有效:当归 12g,川芎、泽兰、白芷、荆芥各 9g,蝉衣、羌活、甘草各 6g,水煎常服。贵州段氏家藏秘方(熟牛骨髓 1 大碗,熟白蜜 600g,炒白芷 500g,炮姜 30g,后二者研末合前二味为丸重 3g,每次 1～2 丸,日 3 次,细嚼黄酒咽下)治疗包括多发性神经炎,进行性肌萎缩,重症肌无力,周期性麻痹,肌营养不良及中风后遗症等表现肌体痿软、精气枯竭、筋脉失养、阴阳气血俱亏之痿证。或可证白芷入足厥阴肝经、足阳明胃经、手阳明大肠经,气温力厚,《本经》所谓"长肌肤,润泽"者也。

59. 黄 芩

"味苦，平。主诸热，黄疸，肠澼泄痢，逐水，下血闭，恶疮疽蚀，火疡。"(《本经》)

黄芩泻实火、除湿热，其性寒也。凡壮热烦渴，肺热咳嗽，湿热下利，黄疸热淋，吐衄崩漏，目赤肿痛，胎动不安，痈肿疔疮并皆治之。《经》谓主诸热者，乃气血分热，风热，湿热，痰热，五脏六腑之热也。陈修园、徐灵胎以黄芩色黄属脾土，其中空似肠胃，为肠胃湿热之用药；黄元御以黄芩清相火，止呃逆，除痞热，退郁蒸，为肝胆少阳经之用药，所论或稍有局限，黄芩之用也广。

《伤寒论》葛根芩连汤治伤寒表证未解，医反误下，邪陷阳明致成热利，黄芩清泄里热，苦坚胃肠以止利，今用于温病初起，即见下利壮热，烦躁口渴，小便短赤，所利之物臭秽异常，肛门灼热疼痛者；黄芩汤治身热口苦，腹痛下利脓血，黄芩清热解毒治痢也，今用于急性痢疾肠炎，又用于寒邪深伏，已经化热之温病，黄芩苦寒直清气分之实热邪火也；小柴胡汤本治寒热往来之中风，大柴胡汤治发热、汗出之少阳热结，其法亦为后世采用治疗暑温时疫之湿遏热郁，三焦不利，肝胆相火炽盛者，惟必用黄芩以泻伏热郁火也；干姜芩连人参汤治伤寒本自寒下，脾气内陷，下利益甚，呕吐弥增，拒食不纳，黄芩泄热于上，干姜温中，人参益胃，阴阳升降复常，寒热格拒自然可愈；泻心汤四方皆治伤寒心下痞满，皆重用黄芩泄郁火热结也。

外感疫毒、湿温，黄芩皆系要药，《医方集解》普济消毒饮治大头瘟流行蔓延甚广，恶寒发热，头面红肿焮痛，目难开，咽喉不利，舌燥口渴，黄芩清热解毒，消肿逐水也；东垣二黄汤[黄芩、黄连(俱用酒炒)，甘草各等分]亦治大头天行疫病；三黄石膏汤(生石膏3钱，黄芩、黄柏各2钱，豆豉半合，麻黄1钱，栀子5枚)治瘟证高热发狂不识人，其力甚雄。

贵州潘氏以猩红热为外感温热疫毒,熏灼咽喉红肿糜烂,外窜肌肤为丹痧,病分三期,均以黄芩清热解毒为主,辅以银花、元参、射干、丹皮、大黄、生地、连翘、栀子甘草为治。

《重订通俗伤寒论》蒿芩清胆汤以黄芩苦寒清泄胆府邪热,青蒿清透少阳邪热并为君药,治湿热弥漫气分,热重于湿,寒热如疟,小便黄少者。贵州陆氏以之治变应性亚败血症之寒温两感者有良效。

《温热经纬》甘露消毒丹重用黄芩、滑石、茵陈三药治湿温时疫,邪在气分之发热困倦,胸闷腹胀,发黄颐肿等证,夏令暑湿季节最为常用。贵州陈氏以之治疗不明原因持续高热,其证或有寒战,入夜盗汗,微咳,膝关节时而酸痛,口渴而思热饮。余认为凡属湿热郁滞气分者,无论沙门菌属感染、病毒感染抑或不明原因之发热,皆可辨而用之。

黄芩凉血止血,《金匮》泻心汤,以大黄、黄芩、黄连治邪火内炽,迫血妄行以致吐血衄血者,气火下降,血亦渐趋宁静也。今用治胃、十二指肠溃疡出血者。

贵州陆氏以黄芩加养阴、清凉、除湿之药,为养阴清膈汤、滋阴凉血汤、清络清营汤,治疗无症状之顽固持续性肾小球炎性血尿,每有显效也。又用黄芩与龙胆、栀子、知母等清泄肝胆三焦命门相火,治疗冬至后发之顽固性鼻衄。此非一般之邪热,乃内生阳气所过也。

吴氏有清凉止血汤(黄芩、阿胶珠、茜草根、侧柏叶、生地各30g,甘草15g)治鼻血、吐血不止者。吐衄反复发作难止,量多血色鲜红者,以五脏结热尤重也,真乃血热妄行,直须此类大剂凉血止血药如本方者。

下血及吐衄,妇人血崩,血色黯淡,四肢不温,面色萎黄,舌淡苔白脉沉细无力者,黄土汤以黄芩苦以坚阴,合以温阳健脾,滋阴养血之药,刚柔相济,乃脾气虚寒血证之良方也。

黄芩兼行冲脉,古方一味子芩丸,治女子血热经水暴下不止者甚效。余治子宫肌瘤不正常出血者,以子宫气血分之湿热也,每以芩连四物汤为主治方,此北京刘奉五先生经验也。胎动不安,若为血虚湿热类证,黄芩坚阴清热,血复而湿热去,故胎安也,当与益气养血方共用,傅青主利气泄火汤(人参3钱、白术1两、甘草1钱、熟地5钱、当归酒洗3钱、白芍5钱、芡实炒3钱,黄芩酒炒3钱)甚妙。

黄芩又为痰热类证要药,其所以除痰,亦去湿热之药效也,痰多湿热所酿成也。王隐君滚痰丸（大黄酒蒸、黄芩酒洗各 8 两，礞石 1 两煅金色，沉香 5 钱。水泛丸。）主治实热老痰，发为癫狂惊悸，或怔忡昏迷，或咳喘痰稠，或胸脘痞闷，或眩晕痰多，大便秘结，舌苔黄厚而腻，脉滑数有力者。用本方得当，可治数十种病证，余常以之治精神分裂症、老年痴呆、呼吸道感染、急性肺炎、梅尼埃综合征、溃疡性结肠炎、疫毒性感冒、多发性疖肿之属痰热内蓄者。

《本草经疏》谓黄芩"脾肺虚热者忌之，凡中寒作泄，中寒腹痛，肝肾虚而少腹痛，血虚腹痛，脾虚泄泻，肾虚溏泻，脾虚浮肿，血枯经闭，气虚小便不利，肺受寒邪喘咳，及血虚胎不安，阴虚淋露，法并禁用。"无他，以黄芩苦寒泻实火，主诸热故也。

60. 知 母

"味苦,寒。主消渴热中,除邪气,肢体浮肿,下水,补不足,益气。"
(《本经》)

《本草通玄》谓"知母苦寒,气味俱厚,沉而下降"。《本草经疏》亦谓其"泄泻脾弱,肾虚溏泄等证,法并禁用"。余谓知母微苦微寒,可补阴气之不足。大凡苦寒药,伐削阳气外,必耗阴液也。况且凡使知母,欲其引经上行或调中,必用酒浸焙干,下行则用盐水润焙。知母药性必不至大苦寒者。以为知母苦寒而但能退热,对知母药性之认识未必深刻也。

消渴热中,津液不足,血中伏火,皆系燥热为病,李东垣所论最为详尽,可取用于临床:有活血益气汤生津液,除干燥,生肌肉;当归润燥汤治渴喜热饮,小便多,大便秘涩干结,目涩眼花;生津甘露汤治中消能食而瘦,小便频数,大便秘结,口舌干燥自汗;人参白术汤治胃膈瘅热烦闷,饥不欲食,或能食而消瘦,燥热郁甚,兼治一般阴虚阳实,风热内壅之证。数方俱用知母,且以酒洗之,欲使药力由内而外,清肺胃热而滋肾,泻肾中相火而引阴津上潮。后来消渴诸方所用知母,其理大约如此。

除邪气者,一曰除阳明胃家实热、太阴肺家实火也。《伤寒论》白虎汤清热生津,治伤寒温病大热伤津,面赤恶热,大汗出,烦渴引饮,口干舌燥,脉洪大有力或滑数者;《温病条辨》化斑汤治温热胃火旺而血热炽盛,神昏谵语发斑;《济生方》二母汤(知母、贝母、杏仁、葶苈、半夏、秦艽、橘红、炙甘草)治肺痨实热,面目苦肿,咳嗽喘急,烦热颊赤,骨节痛,乍寒乍热。

二曰除疟疾寒热。疟者气血俱受病,阴分已伤,邪气已深。一般大热大渴者,小柴胡汤去半夏加知母、麦冬、黄连、黄柏、栀子、花粉;若无热而渴甚,用知母、生地、麦冬、花粉、牛膝、黄柏、干葛、甘草;《活人书》以白虎加桂枝汤治温疟常汗出而愈;《局方》有截疟常山饮(常山、知母、草果、槟榔、炙甘草、乌梅、穿山甲珠各等分切细,每用 5 钱,水酒各半盏,煎至 8 分,露星月一宿,清晨冷服之);达原饮开达膜原,辟秽化浊,治温疫或疟疾邪伏膜原,憎寒壮热,发无定时,胸闷呕恶,头痛烦躁。或以为知母于达原饮中滋阴,然邪伏膜原者,舌苔垢腻如白粉,且多挟秽浊,直需宣透破结,使邪透溃,何能滋阴液以留邪? 知母微苦寒之性,除内郁热邪也!

三曰除胃肠伏郁之湿热。贵州陈氏有幼儿厌食方(炒知母、炒川楝子、藿香各 5g,竹叶、厚朴、麦冬各 6g,木香、砂仁、胆草、甘草各 3g)治疗幼儿厌食症数以万计,有效者恒多。此方全无寻常健脾培土药,反多苦寒清火药,其所用有效者,乃因幼儿生机旺盛,然脾胃柔弱,多食肥甘厚味,炙煿生冷,辄易积滞,脾胃运化受损,寒热错杂之邪气停滞其中,而水湿内滞,蕴生郁火,致脾虚难运,饮食难化,自然厌食。知母可除胃肠中伏热,故反有醒脾健胃之效,消谷调中也。此方独辟蹊径,余受之启发,凡饮食不化,饥饱劳役,胃气不足,脾气下溜,气短乏力,不耐寒热,饭后憋闷,怠懒欲眠,四肢不收,懒倦动作,五心烦热者,虽知温平甘多辛少是为治本之法,所用参苓白术、补中益气、顺气和中汤、清暑益气汤、升阳益气汤诸方,多稍加炒知母数克,清利胃中伏热郁火,脾阳反旺,脾气乃行,最利中气补益。

四曰除三焦相火。贵州谭氏以《兰室秘藏》滋肾丸(知母、黄柏、肉桂)加紫花地丁、夏枯草、生地滋阴降火,引火归元,治疗唇颊溃烂,多服清热解毒药无效者;咽痛灼热,长服清热解毒药无效,脉两尺不足,咽痛不甚红,滋肾丸加桔梗、甘草、元参去虚火之上逆;口腔糜烂溃疡,清凉药无效或反加重,肾阳不足,虚火上越,滋肾丸加生甘草清相火而解毒;高年癃闭,喜热饮,两足冷,小便淋沥清冷,溲时茎痛如刺如刀割,脉沉无力,阳衰有虚火实热同凝下焦,滋肾丸加牛膝、生地、木通、竹叶、甘草梢、琥珀粉;如膀胱湿热重,滋肾丸加五淋散。

二仙汤(羊藿、仙茅、当归、黄柏、巴戟天、知母)善治更年期综合征,所用知母者,滋阴清泄肾中稍微偏重之相火。当审视阴阳偏颇而调整所用量。

风湿性关节炎或类风湿关节炎,关节肿大变形,疼痛剧烈,或发热不解,乃水火交阻之证。仲景桂枝芍药知母汤为常用方也。桂枝、芍药、甘草调和营卫;麻黄、防风疏风通阳,白术去湿,附子通阳,生姜通经脉,无知母清热利尿下水之相兼,则肿痛难消散也。脉管炎也水火交阻之证,用二妙散、四妙勇安汤加知母则肿胀易消,小便量也增多。《经》所谓主"肢体浮肿,下水",始知其确乎可信。

61. 鹿 茸

"味甘,温。主漏下恶血,寒热惊痫,益气强志,生齿不老。角主恶疮痈肿,逐邪恶气,留血在阴中。"(《本经》)

鹿茸禀纯阳之质,含生发之气,壮元阳,补气血,益精髓,强筋骨。然其温热之性,补火助阳,肾虚有热者、上焦痰热者、胃家湿热者绝不可用,阴虚火炽者概不可服,误服之,必然滞热动火,吐衄不绝,烦躁异常,大难消弥,当切记之!鹿角胶甘咸气温,补血益精,功同鹿茸而药性略缓。鹿角霜乃鹿角熬胶所余骨渣,主治虽同鹿胶,而药效大逊,略见收涩,止久痢,去妇科白带可用之。

漏下者,由劳伤血气,冲任二脉虚损不能制约,故血非时而下,淋漓不断也。须知妇科崩漏,阴虚血分有热者最多,故必然见其畏寒少腹阴冷,大便晨泄,腰背酸痛如折,月经血色稀淡,量时多时少,舌质淡而脉沉软,确知肾阳虚寒者始可运用鹿茸。古方鹿茸散以鹿茸、肉苁蓉、熟地、乌贼骨等用于崩漏不止或白带清稀不绝,虚损羸弱之证;《千金方》治崩中漏下,赤白不止:鹿茸18铢,桑耳2两半,以醋5升渍,炙燥渍尽为度,研末服方寸匕,日3。桑耳乃寄生桑树之木耳,甘平无毒,主女子崩漏带下,癥瘕积聚,破血益气,故本方又可用于阴寒不孕及跌仆伤损甚妙。

余偶用少腹逐瘀汤加黄芪,又用少许鹿茸黄酒吞服,或鹿角胶烊化服之,治疗素体气虚,产后或人流后寒客胞宫,瘀血内阻,阴道流血不止,淋漓不断,形寒肢冷,时有心悸者,每有卓效。

所谓恶血者,或夹血块紫黑,或血色浅淡,固然阳气虚损而寒气重,然也有漏下血水恶臭,兼杂败脓,或如赤豆汤黯红尘垢,少腹疼痛坠胀,形体消瘦,畏寒萎靡者,多为寒湿痰瘀,毒邪留注之类。先父玉书公曾用温经破积方(炒侧柏叶、炒续断、川芎、当归、生地、炙鳖甲、炙龟板各 45g,甲珠 90g,赤石脂、炒艾叶、炒地榆、三七、牡蛎、鹿茸各 15g,炉火边炕干碾细末,每次 6g,调入稀饭或米汤中服,每日 4 次)治疗晚期子宫体癌,坚持服药年余得以临床痊愈。一般肿瘤皆耗散阳气,今多选用仙灵脾、巴戟天、仙茅、苁蓉等温润补益,少数用附子温阳,而子宫虚寒,阳气衰败,营气不从,血凝津聚,阴疽不消之类,鹿茸用之大妙。惟阴伤热重湿聚瘀毒之证,临床常见之,则鹿茸绝不可用也。

《济生方》治室女冲任虚寒,带下纯白,用鹿茸 2 两,白蔹、狗脊各 1 两为细末,艾煎醋汁,糯米糊丸如梧桐子大,每服 50 丸,空心温酒下。室女者,肾气初盛,冲任功能未健,故反易伤损也。先父玉书公用温补任督散[鹿茸 15g(或鹿角胶 50g 炒黄),生龙骨、当归、白术各 50g,熟附子 65g,厚肉桂、生麻黄各 10g,共碾为散,每服 6g,每日 3 次,用淡盐米汤或淡黄酒下]治慢性盆腔炎白带量多、清稀如水,浮肿疲乏,腰酸背寒,少腹发冷者。鹿茸温肾阳、通补奇经也。

虚性闭经者,初潮较迟,量少色淡,月经逐渐闭止不行,若服一般补气血药、活血化瘀药无效者,乃肾阳不足,月经不得旋化也,贵州王氏鹿菟丸可服。鹿菟丸方:鹿茸 10g 或鹿角胶 40g,熟地、菟丝子、当归、巴戟天、阿胶、枸杞各 45g,杜仲、香附各 30g,砂仁 20g,炼蜜为丸,每服 9g,每日 2 次。若因生产时大量流血不止,损及冲任精气,产后无乳,闭经,毛发脱落,乳房子宫萎缩,本方服用一年半载,肝肾精气缓缓渐充,月经自然来潮。然虚性闭经,天癸枯竭而肝火反旺,失眠多梦,头晕胀痛,性急躁而阵阵汗出,头面冲热者,也系临床常见,不可妄用鹿茸补益。

老年神志俱耗,体倦腰酸,羸弱无力,遗精白浊,牙齿浮痛,又健忘痴呆,脑髓不足,肾精亏也。脑为真气所聚,其清灵之性,为气血精髓所涵养。脑髓渐空,自然失却清灵之性,一般技巧智力,记忆思考等功能逐渐减退,且病情日益加重,难以逆转,余常用还少丹补益肝肾、化瘀开窍以利元神。若下肢凹陷浮肿,加鹿茸于还少丹中常服,可逐渐取效。

余治寒客胞宫之不孕证,予少量鹿茸常服,兼服温经散寒化瘀之剂。若精神饮食渐好,白带不多,经来基本正常,腰腹不酸,少腹不冷时,始有妊娠可能。治男子不育者,体质情况一般,并无阳痿早泄、四肢不温、腰膝酸软等虚损不足表现,也无前列腺炎、睾丸炎症等湿热病史,以鹿茸酒浸碾细末,每晚临睡前淡黄酒吞服 1.5g,服药前后勿食生冷瓜果、萝卜、茶饮,间服左归饮、地黄丸,可以增强体质,似有显著提高精子数量及质量作用,亦能促进精液分泌,为种子创造重要条件。鹿茸为虚性男女不育不孕之最重要补益剂也。

　　贵州方氏于中风瘫痪,以为虽瘀血痰热杂陈经络之间,而劳伤积损,肝肾气血俱亏也。所拟荣筋健骨丸以鹿茸或鹿角胶生精补髓,当归、鸡血藤等活血养血,祛风散寒,祛痰化瘀,渐可眴动废弛之神经。余所知广东虎骨①酒秘方,亦用鹿茸治关节炎筋骨疼痛,脑血管意外所遗半身不遂也。

　　贵州石氏大补气血汤有当归、巴戟、黄芪、枸杞等药,又以好鹿茸1.5g 黄酒吞服,治疗骨折特别是主干骨骨折而骨痂生长迟缓,骨折久未能连接者。本地亦有用鹿角胶合以续筋接骨类方药为蜜丸,治疗一切骨碎筋断者。

　　有胫骨开放性骨折半年余,石膏夹板固定,创口长期换药,反复运用大量抗生素及清热中药,创口久溃不敛,骨质外露,肉芽灰白,渗液清稀,伤者逐日衰弱,服八珍汤,又用少量鹿茸吞服,创口渐敛;有老年乳腺癌,破溃脓血稀白带血,初用《局方》流气饮(人参、当归、川芎、肉桂、厚朴、白芷、甘草、防风、乌药、槟榔、芍药、枳壳、木香、桔梗、紫苏)有效,继之无效。疮口不收,畏寒少食,手足冰冷,消瘦苍白,以鹿角胶20g 烊化每日 2 次,兼服当归补血汤,连续 3 月余,疮口竟渐敛,贫血改善,身体一般情况均改善也。

　　余仅知恶疮痈疽者,湿热火毒为患,常用银花解毒汤、五味消毒饮等苦凉药。然古人治疮,强调阳药七分,阴药三分,务使气血通畅,勿使血气滞凝也。若为阴证,总以开经络、逐寒湿、调气血、去顽痰为要,自当深思之。

　　余家有鹿茸益胃散方寒温相适,升降并调,虚实并理,治疗慢性胃、十二指肠溃疡久难痊愈,虚弱消瘦,胃痛夜间更甚,泛酸嗳气,或吐痰涎,喜温喜按,脉弦紧。胃、十二指肠溃疡所以久溃难敛,乃因气虚血少,肾精匮乏,故肌肉难长,实同阴疽病理,鹿茸养血益阳气,有内托

---

①　虎骨已禁用。

升陷之功也。

　　余治疗慢性肾病，素来以清热解毒、祛风利湿为常法，以肾病多为湿热瘀浊滞留为病也。然有一类病者，全身浮肿，下肢尤甚，面㿠白而少力，肢冷畏寒，夜尿频多，脉沉细，尿中虽有蛋白质，而肾功能损害不显著，血压无显著增高，病程漫长，显然阴水者。服桂附地黄丸类方少效但无副作用，乃肾阳亏乏，气化无力，水液失却蒸腾推动力也。可以少量鹿茸加入地黄丸中缓服以收功。

62. 乌 梅

"味酸,平。主下气,除热烦满,安心,肢体痛,偏枯不仁,死肌。去青黑痣,蚀恶肉。"(《本经》)

乌梅药材以味极酸者为佳,其药用之效,全在其极酸之味也。酸能敛浮热,能吸气归元,故主下气、除热烦满及安心。下利泄泻,口干舌渴者,虚火上炎,津液不收也。酸味敛虚火、生津液、固大肠,并能止血、止带、敛肺止咳、止脱肛不收。虫遇酸则静,故乌梅又为治虫要药。

人但知仲景乌梅丸益胃安蛔,兼治久利,少知伤寒厥阴病寒热错杂,厥热胜复者,乌梅丸主治之。贵州王氏乌梅丸变方:乌梅15g,黄连、黄柏、丹皮、生枳实各10g,熟附片、干姜各6g,细辛4.5g,生牡蛎30g,水煎服。治热邪深伏,阳气内郁之真热假寒逆证。夫厥阴者,阴之尽也,故厥深热亦深,厥微热亦微。伤寒温热数日,正气若虚,诸多感染性疾病高热不退,入于厥阴,四肢逆冷不温,如某些感染性休克,不可盲目温阳补益。临床所见,如热盛阳郁热厥证,烦渴大汗,白虎汤主之;兼腹满便秘,用承气汤;若无烦渴亦无便秘,而高热不退,四肢不温,血压或下降,王氏本方重用乌梅、连、柏除伤寒烦热实火,少佐附子、干姜、细辛通阳气,丹皮凉血,生牡蛎咸寒涌泻其内热,枳实调畅气机,于此类高热肢厥证可为良法。因知乌梅丸乃伤寒温病热厥之正方。

贵州王氏乌梅丸:乌梅肉、黄连、党参各120g,炮姜、熟附子各50g,陈皮、当归各60g,桂枝、黄柏各45g,蜀椒30g,蜜丸。治慢性细菌性痢疾、慢性结肠炎,此两种疾病多因脾肾阳虚,寒热湿滞蕴结曲肠,瘀阻络伤,正是寒热虚实错杂之证。乌梅丸本治久痢,本方稍有加减,入脾经血分散邪理结,亦去肠中寒滞。

陈氏乌梅黄连蜜丸:乌梅肉200g,黄连180g(姜汁炒),炒地榆

240g。细末，炼蜜为丸，每服 6g，每日 3 服。治湿热毒蕴之急性痢疾及结肠炎症。此方非取乌梅收敛涩肠之功，取其抗菌消炎之药理也，近代有研究证明之。

休息痢方：乌梅肉、诃子、委陵菜、鸦胆子（去净油）为蜜丸，治阿米巴痢疾、慢性菌痢、结肠炎症。余意乌梅治痢疾、肠炎，无论急慢性，皆具解毒消炎之力，非仅收涩也。

仲景乌梅丸固可治虫，若更加专门驱虫之药，则疗效更好。余在农村时曾用乌梅丸加苦楝皮 30g、厚朴 30g、生大黄 10g 治胆道蛔虫有极好疗效。或用乌梅丸加鹤虱、雷丸、川楝子、使君子、槟榔、榧子治肠蛔虫或蛲虫症亦甚宜。

便血验方：乌梅肉、红枣肉各等份为丸如梧子大，每服 20 丸，米饮吞下，每日 2～3 次，治便血或内痔，或由直肠息肉所致者。《济生方》、《圣济总录》、《本草纲目》皆言乌梅可治便血，然均烧灰存性入药。本方用乌梅酸涩之药性止肠风下血而愈痔，去死肌恶肉之功或可蚀直肠息肉而止其便血。

妇科白带清稀如崩，属脾肾气虚者，适加乌梅数克于补益脾肾、除湿化饮方中能升提固涩、温肝而止带也。

肺虚久咳喘促，痰涎稀少而无寒热燥湿诸实邪者，乌梅与半夏、杏仁、苏子、紫菀等疏利药可敛肺气而缓咳逆。

《刘涓子鬼遗方》治一切疮肉出，以乌梅烧灰杵末外敷。贵州有乌梅散用乌梅肉置瓦上焙干研末，治伤口胬肉过高或不平（即肉芽长不平），需将新生肉芽用药末全部撒满，外用膏药贴上，每日换药至全部肉芽消平为止。又有方治痈疽溃烂、胬肉外翻并一切恶疮：乌梅炭、诃子炭、花粉炭各等分，共研细末外用。

贵州石氏柴胡桂枝郁金汤治慢性胆囊炎，重用乌梅 15～18g，可以增强胆囊之收缩，加强胆汁之排泄，疏利肝胆胃肠之郁气，自利于炎症之清除与吸收。

方氏有萆花蒜梅丸：萆草花、大蒜、净乌梅肉各等分为水泛丸，每服 4.5～9g，每天 1～2 次，温水下，治肠结核、结核性腹膜炎，大约与《本经》所论烦满、死肌、热、恶肉有关也。

63. 桑 叶

"味甘、寒。除寒热，出汗。"(《本经》)

桑叶入肝、肺经，味甘苦微寒，故不能除寒气，只能清热邪。临床用之祛风清热，凉血明目，治发热头痛，目赤口渴，肺热咳嗽，风痹瘾疹瘙痒等证。

《温病条辨》桑菊饮治风温轻症，但咳，身不甚热，口微渴；桑杏汤清宣凉润，治外感燥热头痛，干咳少痰，口渴。余认为春季阳气初动，风为阳邪，化为温热证，可有轻度头痛，咽干喉痒，未必发热而身体略为酸困疲乏者，桑菊饮加芦根、鱼腥草、元参、炙紫菀治之；秋风初燥，伤肺络从体内化热咳嗽，咽痒，咳痰不爽，身微有热，体温基本正常者，桑杏汤加泡参、北沙参、元参、麦冬、花粉、芦根治之均可取良效。然"温邪上受，首先犯肺，逆传心包"之风温，其初起即内热火盛，桑菊饮、桑杏汤类方用之难截其深入传化之病势，当以麻杏石甘汤、白虎汤等方为宜。

丹溪云："目病属风热、血少、神劳、肾虚"。桑叶清风热、去虚火、又略略可以养血滋阴，故眼科常用。肝经风热，目赤肿痛，余每以桑叶、黄芩、防风、羌活、连翘、当归、升麻、蝉衣、生地、菊花水煎服之，又以桑叶煮汤候温清洗之；劳役饮食不节，内障昏暗，常以桑叶、人参、泡参、山药、枸杞、黄柏、白芍、熟地为方；若肝阴不足，眼目皆花，肌肤甲错者，可服《医级》桑麻丸（桑叶一斤，黑胡麻子四两。将胡麻捣碎熬浓汁和白蜜一斤，炼至滴水成珠，入桑叶为丸如梧桐子大，每服10g，盐汤或温酒下）。

桑叶兼能疗痈疮，《仁斋直指方》治痈口不敛，经霜桑叶为末敷之；《通玄论》治穿掌肿毒，新桑叶研烂外敷之；《医学正传》治火烧及汤泡疮，经霜桑叶焙干存性为细末香油调敷或干敷。桑叶具有解毒、清凉、养血之功用也。

盗汗者熟睡溱溱然汗出，醒则汗止是也，阴虚火动使然，《丹溪心法》以桑叶焙干为末，空心米饮调服可止之；久咳虚喘，心烦少眠，形体消瘦，骨蒸潮热盗汗，女子月经不调，男子梦遗失精，当归六黄汤加桑叶、柏子仁汤加桑叶均可治之。知桑叶可以滋肾阴而清虚火、止盗汗。也有肺脾气虚自汗，体弱纳少，汗出恶风，动则汗出益甚，脉气弱者，玉屏风散、补中益气汤加桑叶可以健脾益气、敛阴止汗。至若热结之汗，湿热之汗，蒸蒸而出，黏腻粘衣，桑叶自不可用。

桑叶既入肝经清热养血去虚火，肝阳、肝风上扰之眩晕头痛，可与天麻钩藤饮、羚羊角汤同用。余也曾将桑叶加于头伤效方（方1：石决明、钩藤、白芷、菊花、红花、茯神、川芎、当归、蔓荆子、通草；方2：党参、制首乌、白芍、生龙齿、炙甘草、白蒺藜、川芎、当归、茯神）治疗脑部挫裂外伤，眩晕头痛神昏效果确切。知脑部外伤，瘀血而外，必然挟有肝阳肝风上扰。

桑叶既能清实热虚火，又能收敛阴气，故可止血。《圣济总录》独圣散以晚桑叶微焙研细，冷茶调为膏，加麝香少许，夜卧含化咽津，治吐血可一服而止。然其止血之专用乃在于妇科之血崩，余体会略深。《傅青主女科》治妇人五十之外，天癸匮乏之时，或偶然不慎房帏，肾之虚火大动，血室大开，崩决血坠难治，有加减当归补血汤（当归30g酒洗、黄芪30g、三七根末10g、桑叶14片）水煎服，二剂而血少止，四剂而不再发。此方当归、黄芪气血双补，三七止血，所以加桑叶者，滋肾阴清虚火又有收敛止血之用也。

傅氏又制清海丸（熟地、炒白术、干桑叶、白芍酒炒、元参各一斤，石斛、沙参、地骨皮、麦冬肉、丹皮、山萸肉、山药炒各10两，北五味炒2两）治妇人每行人道，经水即来，一如血崩，谓之血海太热故。本方药细末炼蜜为丸如梧桐子大，早晚各服15g，清血海无浮动寒凉之弊端，常年血崩，半载可除。余临床用傅氏治血崩昏暗之固本止崩汤；治少妇血崩之固气汤；治交感血出之引精止血汤；治郁结血崩之平肝开郁止血汤；治内挫血崩之逐瘀止血汤；以及经水先期之清经汤、两地汤等方，无不酌情加桑叶十数克以去实热虚火。以血崩如注，经水先期量多者莫不因冲脉热甚，肾窟虚火上行扰动，肝经气血郁结以及子宫内膜血管破损所致也。

64. 橘　皮

"味辛，温。主胸中瘕热，逆气，利水谷，久服去臭、下气。"（《本经》）

新鲜橘皮本有苦涩之味，贮存日久，涩味渐消，辛香之气始出，是为陈皮。今以陈皮入肺脾二经，然古时用之治乳痈，未结即散，已结即溃，极痛不可忍者：陈皮去白日干，面粉炒黄为末，掺入少许麝香，酒调下2钱（《圣惠方》橘香散）。今治急性乳腺炎：陈皮1两，甘草2钱，病重者倍用，水煎服。初起者大都可获良效。乳房乃肝经地面，乳腺炎乃肝经气血郁滞，陈皮疏其气血，推陈致新，故陈皮又入肝经也。

陈皮所用治痰病甚多，总取乎理气除痰之功，可随其所配伍者补泻升降沉浮，《本经》所述已尽其功用，所谓胸中瘕热、逆气、水谷不利、臭浊、气逆者，无非痰气壅遏为病也。

《金匮》橘皮汤：橘皮4两，生姜半斤。用治寒邪阻遏，胃失和降而气逆，中阳被遏，不能达于四肢而手足厥冷。橘皮理气和胃，生姜降逆散寒，寒邪解散，阳气宣通，胃气得降也。

橘皮竹茹汤：橘皮2斤、竹茹2斤、人参1两、甘草5两、生姜半斤、大枣30枚。用治胃虚有热，气逆上冲之呃逆，除虚热，理气和胃降逆也。

橘枳姜汤：橘皮1斤、枳实3两、生姜半斤。用治气滞失宣，胸中气塞，短气，气逆痞满，甚或呕吐。宣通气机，消痰下气，散水和胃降逆也。

《外台》茯苓饮于橘枳姜汤加人参、白术、茯苓。用治心胸有停痰宿水，自吐出水后，心胸虚而气满，不能食，健脾除痰化饮也。

《局方》平胃散燥湿运脾，行气和胃，常服可以调气暖胃，化宿食，消痰饮，辟风寒冷湿四时不正之气。贵州陈氏新订平胃散：苍术、白术、厚朴、橘皮、焦山楂、炒神曲各 10g,茯苓 15g,甘草 6g,大枣 3 枚,生姜 3 片,水煎 2 次混合,日分 3 服。因黔省多雨少晴,气候阴湿,脾胃易为湿邪所困,故健脾之剂宜偏辛苦温。凡脘闷纳呆、口淡无味、少气懒言、神疲乏力、呕恶泛酸、怠惰嗜卧、脘腹隐痛、大便溏薄、苔白腻、脉濡者,均宜本方。

《三因极一病证方论》温胆汤(半夏、竹茹、枳实各 2 两,橘皮 3 两,甘草 1 两,茯苓 1 两半)所治均属痰热。痰热者,五脏病理失常之产物,黏滞混浊污秽,深藏五脏经隧,皮里膜外,致气机血脉津液,流而不畅,阻滞痞塞,为害种种难以尽述。今膏粱厚味者众,痰热病患尤众,温胆汤运用广矣,有谓该方随症加减得宜,可治百十种常见或疑难病症。

贵州谭氏治脑血栓形成、脑梗死、脑血管痉挛或症状较轻之脑出血,以温胆汤加胆星、郁金、远志、川贝、郁李仁、络石藤等名温胆通脉饮,可以化痰除风,通经络而开窍;治中焦湿蕴不化,郁久化热,呕吐泛酸,胃胀痛或刺痛,心中烦闷,舌苔黄腻之胃溃疡、胃炎,以温胆汤加乌贼骨、川贝、制乳没、吴茱萸、黄连、甘草等名温胆和胃汤,可以清热除湿、和胃化痰、制酸止痛;治胃中痰湿郁滞,伤及心胆,或易惊,或梦多,或梦游,或梦交,或睡眠不稳,或头晕耳鸣,其脉多弦滑而细,舌苔多白腻,咯痰或多等,以温胆汤加枣仁、紫石英、川贝、甘草、炙远志名温胆镇怯汤,可以理气除中焦湿痰,又清膈上痰热并三焦痰壅,以能潜阳安神镇静。

补中益气汤之参芪白术得橘皮理气化痰,浊气降而清气升也,故可升阳举陷,以治脾胃气虚下陷之诸证。人参养荣汤、异功散、六君子汤之用橘皮,其理也当在此。余意凡补益之剂多宜稍加橘皮为佐,以利气机流行。

65. 徐长卿

"味辛,温。主蛊毒、疫疾、邪恶气、温疟。""主注易亡走、啼哭悲伤、恍惚。"(《本经》)

《唐本草》谓徐长卿"根如细辛,微粗长而有臊气"。实则徐长卿香气浓郁,全无异味,本地烹煮牛羊肉每加数克,滋味甚美。教科书以徐长卿为止痛专药,其实所治甚多,镇痛而外,止咳利水、消肿活血解毒。凡胃痛、齿痛、风湿疼痛、痛经、气管炎、腹水、水肿、痢疾、肠炎、跌打损伤、皮肤风湿热毒、毒虫咬伤等证多可用之,皆与其辛香温通之药性相关也。

《圣惠方》治恶疰心痛,闷绝欲死,徐长卿、安息香各 1 两酒浸细研,慢火为膏,以安息香和丸如梧子大,不计时候,醋汤下 10 丸,此痧症肚痛、胃气切痛之类也。今治腹胀气滞,单用徐长卿 10g,酌加水煎成半碗服之。又治冠心病胸闷疼痛,卒然心痛如绞,形寒四肢冷,冷汗大出,多因受寒所致,徐长卿与高良姜、元胡索、姜黄、桂枝、炙甘草可芳香温通、活血散瘀而急救之。

贵州李氏治风湿性心脏病疗效甚好,其所用方中必有徐长卿。若心脾两虚,心慌气短,胸闷心烦,梦多善惊,以归脾汤、薯蓣丸、补中益气汤加徐长卿;若血瘀气滞、血不养心者,胸闷心慌,舌黯脉涩,炙甘草汤、血府逐瘀汤加徐长卿;最常见反复感染,心衰逐渐加重,顽固难愈,服用诸补益药病情反重者,水肿咳嗽,脘腹痞满,尿少便溏,紫绀秽气如垢,多因寒气、热毒、水湿、瘀血、痰饮相搏结积难以消散也,视具体病情以五皮饮、五积散、滚痰丸、枳实导滞丸、木香槟榔丸、藿香正气散等行气导滞、攻积泄热、利浊化湿类方加徐长卿,每有稳定效果也。

徐长卿一味煎服,即有消炎化痰、止咳平喘效用,若加于杏苏散、小青龙汤、温肺饮等方中,急慢性支气管炎、哮喘则疗效有加。若肺热较为明显,痰黄黏稠,则与清肺热药如鱼腥草、败酱草、金荞麦等合方,亦有良效。

痛经者一味徐长卿煎服常有效用,温化活血止痛之力也。若热郁痛经者,经行即痛,血块黯红,落下痛减,口渴心烦,舌红脉弦数,四物汤加徐长卿、炒栀子、败酱草、炒川楝子;寒凝痛经者,冷痛剧烈拒按,经期错后,四肢清冷,脉迟紧弦,少腹逐瘀汤加徐长卿、吴茱萸;气血虚弱痛经者,月经将净或净后少腹疼痛绵绵不休,四物汤、小建中汤加徐长卿;瘀血痛经者,血块甚多,或有膜状物脱落,腹痛剧烈难忍,重用生化汤加徐长卿。

痢疾、肠炎腹痛腹泻,徐长卿20g水煎服亦效,解毒消肿、行气化滞也。湿热重者,可加于葛根芩连汤、芍药汤、白头翁汤方中;若寒湿重者,可加于藿香正气散、胃苓汤、平胃散方中。

贵州石氏有化风双解散:徐长卿、连翘、当归、生地、泡参、熟大黄、荆芥、麻黄、苍术、栀子、蝉衣、薄荷、地肤子、竹叶。用治一般风热壅盛、表里俱实、气血怫郁之证,临床症见憎寒壮热,头目昏眩,目赤肿痛,咽喉痛,口干苦,大便秘结,小便赤涩,舌苔黄腻,脉弦数有力。举凡普通感冒、疫毒感染、诸多内脏炎症、五官科炎症及高血压、荨麻疹、高脂血症、脑血管意外等数十种疾病,皆可择用之。余意防风通圣散、双解散、祛风至宝丹、凉膈散、普济消毒饮之类方皆可加用徐长卿以辟秽除恶气也。

治风湿性关节炎疼痛,贵州苗族有方:徐长卿1两炖猪肉服用,或徐长卿与透骨香、钻地风、大血藤、荨麻、大风藤、铁筷子等草药煎汤或泡酒服用。热痹红肿,徐长卿可与石斛、银花藤、苡仁、百部、杏仁、生地、赤芍等合方,总为流通痹阻关节经络之风寒湿热也。

徐长卿对湿疹、荨麻疹、皮炎及顽癣亦有良效,或用水煎服,或为蜜丸缓服,亦可煎汤外洗。

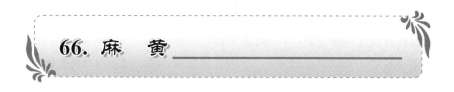

66. 麻 黄

"味苦、温。主中风、伤寒头痛、温疟,发表出汗,去邪热气,止咳逆上气,除寒热,破癥坚积聚。"(《本经》)

太阳伤寒,头痛恶寒,无汗而喘,乃寒气伤营血,卫气敛闭,肺气壅遏,麻黄汤发营卫、泄卫闭、利肺气、平喘促;太阳中风,发热恶寒,烦躁无汗,乃营血遏闭,内热郁阻,大青龙汤发营卫郁闭,清泻肺热;太阳伤寒,心下有水气,干呕发热而咳,乃水饮中阻,肺胃不降,小青龙汤发营卫,降肺逆,化水饮;太阳伤寒,汗出而喘,有无大热,皆因肺热不能宣达,表里郁蒸,麻杏石甘汤宣肺气,清痰热;伏暑湿热黄疸,腹胀满,无汗,小便黄赤涩滞,乃湿热瘀郁,麻黄连翘赤小豆汤发散表邪,清泄湿热;少阴病,脉沉细而反发热,精神萎靡,但欲寐,虚汗出或有下利,只因暴邪中表传里,正气不能支,麻黄附子细辛汤温肾阳而散表邪,发表寒而固正气;一身尽痛,发热,日晡增剧,乃汗出当风,湿从外侵,麻杏苡甘汤轻清宣化,解表祛湿,风湿兼治。

以上诸方,莫不以麻黄为君药,用其轻扬之气,又兼辛温,善达肌表,走经络,散风邪,祛寒湿之毒;或兼寒凉以解毒热;或兼温热助阳补气,治伤寒伤风、温热瘴气之在表在里、或湿气著于骨节、或寒邪深入少阴厥阴,皆医圣仲景所创千古实用良方。

然多有不识麻黄药性者,以为其发汗亡阳,伤人元气,畏之如虎狼。《药品化义》谓:"麻黄,为发表散邪之药也,但元气虚及劳力感寒或表虚者,断不可用。若误用之,自汗不止,筋惕肉瞤,为亡阳证。"其实麻黄微辛微温,更有认为其味淡性平,发汗之力与羌活、独活、芫荽、荆芥、紫苏、桂枝等相类似,并无过之,而宣肺利营卫气之功则胜之。

余临床治老弱及幼儿呼吸道感染无论冬夏,常用麻杏石甘汤加细辛与川贝,麻黄必用生者,量也常至9g,先煮去沫。曾用贵州陈氏方

（生麻黄、全蝎、蝉衣、细茶叶、钩藤、羚羊角、生甘草、杏仁、生石膏）治疗幼儿重症支气管肺炎；用江苏草医方（生麻黄9g、鱼腥草30g、枳壳9g、凤凰衣4.5g）治幼儿麻疹肺炎疹毒内陷病危者，前者能使肺气宣发，后者能使痘疹透发，皆用药之关键处。

"温疟、去邪热气、除寒热"等语最应重视。贵州王氏治脑膜炎，畏风无汗，头脑痛，项强抽搐，昏睡呕吐，面色青白，舌苔厚腻，脉濡。当时气候寒湿，知阳气闭遏，用葛根汤加苡仁、菖蒲、远志、半夏、全蝎、玉枢丹取良效。风热，温毒，瘟疫，瘴气，湿热痹证，麻木不仁等内热壅盛，表里俱实之证，必然气血怫郁，当需麻黄宣通肺气与诸清热解毒、凉血散血、清利攻下药相伍以泄湿热毒也，举凡普通感冒、疫毒感染、诸多内脏炎症、五官科炎症、外科痈疡皆适用之。余治湿温伤寒，知轻扬辛温药宣通，升发阳气，蒸化三焦以利湿热，必予柴葛解肌汤，或于三仁汤类方加少量附子，惜未有运用麻黄于湿温之实际经验。麻黄之于热病不惟宣肺发表，更能利小便，鬼门净府皆温证湿邪外泄之途径也。

《千金方》有神秘汤，乃生脉散合二陈汤去麦冬、茯苓加紫苏、桑皮、桔梗、生姜，余以之加麻黄治虚实夹杂、面目浮肿、腰以下浮肿、大便溏、小便短少、喘咳之急性肾炎效果良好。

余运用《眼科奇书》之八味大发散（麻黄、细辛、藁本、蔓荆子、老姜、羌活、防风、白芷、川芎）稍有经验。以其全系祛风之药，味薄气轻，辛散宣通，既可行于内外，又可升降于上下，开通郁滞，具振奋人体气化之功力。于普通病证，如关节炎、胃肠炎、气血虚损诸证、各种感冒、血瘀证、水肿病、妇科炎症、皮肤湿疹毒疮、高脂血症等，不经意间以大发散为佐，常有意外之效果。"大气一转，其气乃散"，肺脾运化如常，气血流畅，百病自然可去也。

癥坚积聚者，腹内胁下结块，或胀或痛，系因脏腑失和、气滞血瘀、痰浊蕴结，自当通达经脉、活畅营卫。麻黄散寒流动药性，本可用于活血化瘀、破气消痰、缓中补虚、解毒散肿诸方中，而历来医家绝少用之，仲圣消癥化瘀之鳖甲煎丸、大黄䗪虫丸也未用麻黄，或因年代久远，传抄有误。余于此无实际经验，仅知用阳和汤治一般阴疽流注、肿疡等外科病属阴寒者，而麻黄用量常至熟地之三分之一强，治痤疮则必用麻黄于凉血解毒、清泄相火方中，始能散其郁火。

67. 夏枯草

"味苦、辛、寒。主寒热、瘰疬、鼠瘘、头疮。破癥,散瘿结气,脚肿湿痹。"(《本经》)

夏枯草味苦微辛而寒,入足厥阴、足少阳经,前人又谓其秉纯阳之气,补厥阴血脉,故能疏通结滞之气,似不同一般苦寒清热解毒药也。

昔日以夏枯草、银花藤各 30g,野菊花、生甘草各 12g,水煎服治疗流行性感冒发热恶寒,头身疼痛,咽喉肿痛者。亦可减半数剂量常服 1 周预防风热毒盛之流感及普通感冒。若更加贯众 12g 煎水常服,能预防流行性脑膜炎及乙型脑炎。可知夏枯草所主乃热毒之证,有清热解毒、凉血消肿之效。略略加味,可用治急性扁桃体炎、急性腮腺炎、急性结合膜炎及一般疔疮肿毒。如乳痈初起焮红肿痛,夏枯草、蒲公英各 60~100g,甜酒水煎服,药渣外敷,每取良效。

治疗急性甲型肝炎,寒热呕恶口苦,腹胀厌油,身倦乏力,遍体黄疸鲜明,小便短赤,大便不畅,转氨酶显著升高者,余用新鲜鱼鳅串 60~90g,夏枯草 30~50g 水煎服,能散肝胆胃肠中湿热结气,推陈致新。鱼鳅串广布山野、田坎、草坡,全草入药,辛温微苦,消食积饱胀,利尿解湿郁之毒,亦入厥阴肝经,与夏枯草相合,最是急性黄疸肝炎便捷良方。

颈部淋巴结结核,即瘰疬、鼠瘘一类或谓"九子疡"者,本地有草药方内服外用:

内服方:夏枯草、连环草熬膏服。

外用方:夏枯草、断肠草 2∶1 比例为细末,蜂蜜调敷局部。

连环草甘温无毒,散结解毒,活血舒筋,本方内服治疗瘰疬之外,扁桃体炎、痔疮、损伤跌仆也可用治。

断肠草即钩吻,辛温大毒,切不可内服。本方外用祛风解毒,清肝散结,消肿止痛。不惟瘰疬,举凡疥癣、湿疹、痈肿疔疮、梅毒恶疮、跌仆损伤、风湿痹痛皆可用之。

实则夏枯草一味熬膏内服外用,大有流通气血,散结解毒良效,而复方用之药力更全也。

肾上腺皮质醇增生症,多食易饥,向心性肥胖,水牛背,满月脸,畏热多汗,阳强易举,骨质疏松,乃因相火外溢也。相火自与外来之热毒、内郁之湿火、阴虚之内热大相径庭。夏枯草因入厥阴少阳,苦寒又秉纯阳之气息,苦寒又补肝血,与知母、黄柏、丹皮等合用可以清相火。贵州陈氏有清泄相火方,专门用治肾上腺皮质增生。清泄相火方:夏枯草、夜交藤各25g,菊花、钩藤、胆草、炒知母、丹皮各9g,旱莲草、女贞子、珍珠母各12g。

痤疮之发,从来皆谓肺经郁热或痰热内结,然徒以清热凉血解毒药无效者,其必有相火外溢上泛也,予夏枯草等清泄相火可收捷效。

妇科血热崩漏,乃气火冲激,肝失藏血,血海不宁,病之始多系实火,酌选凉肝泄热之药,夏枯草可与栀子、炒地榆、黄芩、丹皮等合用,余常用丹栀逍遥散加夏枯草。而子宫肌瘤乃寒气客于子宫,恶血当泻不泻,衃以留止,起因虽为寒气,日久则蕴酿生湿热。瘀血与湿热相积则为有形肿块,湿热灼伤冲任之脉,又有相火溢出,则漏下不止,属于癥瘕一类。其治疗正法,必然从瘀血、湿热、相火互相联结考虑,芩连四物汤常为基本之方,夏枯草散结清湿热,平相火,常可加用之。余用下方治疗子宫肌瘤可取常效:当归18g(酒炒)、夏枯草30g、丹皮10g、生地90g、茯苓20g、桂枝10g、黄连6g,水煎服。

甲状腺瘤质硬,生于喉结两侧,乃肝热与瘀血所结,方用夏枯草、蛇舌草、半枝莲、地丁、丹皮、丹参、虎杖清热解毒,化瘀散结。甲亢、甲状腺炎等,也常重用夏枯草消瘿散结,清痰火。

前列腺炎症肿胀如癥块,小便淋漓,会阴坠胀,痛引精索,可予夏枯草、萆薢、荔枝核、土牛膝、王不留行、琥珀粉等散结消炎。贵州王氏有前列腺炎方(海金沙15g,夏枯草20g,萆薢10g、炒栀子10g、桃仁10g、丹皮10g、黑附片10g)常用有效。老年性前列腺肥大则用桂附地黄丸加夏枯草。夏枯草"破癥,散瘿结气"如是也。

夏枯草醋煮泡脚可治足跟骨刺疼痛。

夏枯草既入厥阴肝经清热泻火,当能平息肝火、肝风之上逆,治偏正头痛及一般头痛眩晕似有专力。贵州王氏有头痛方治偏正头痛及一般头痛:夏枯草45g,羌活、川芎各20g,白芷、天麻、菊花、藁本、当归、黄芩各15g,为细末每服9g开水下。至若气血亏虚头痛绵绵不绝,多偏右侧,遇劳则剧,倦怠乏力,以益气养血升清之方加夏枯草、川芎、当归、细辛等止痛祛风;风热、瘀血、痰湿头痛,夏枯草皆可加入当用方中。

夏枯草治高血压病,不惟止其眩晕,也可常使血压平稳下降。若痰多苔腻者,常与滚痰丸同服。

有医曾用升降散原方加夏枯草治内耳眩晕欲死,伴耳鸣、头胀痛、面部潮红、急躁多怒、大便干燥者,一剂而眩晕止。

附:白毛夏枯草

白毛夏枯草亦唇形科植物,又名筋骨草,甘平无毒,入肺经。止咳化痰,清热凉血,消肿解毒,治气管炎、吐血、衄血、淋证、赤痢、咽喉肿痛、疔疮、痈肿、跌打损伤,乃系多种炎症用药,捣绒外擦,更是顽癣瘙痒良药。

68. 白　及

"主痈肿恶疮败疽，伤阴死肌，胃中邪气，贼风。"(《本经》)

白及味苦甘微寒，肉质肥厚，富有黏汁，余用白及，未将其视为收敛止血药，而遵经旨将其视为主痈肿恶疮败疽之药，用于肺脓疡、消化性溃疡、糜烂性胃炎、溃疡性结肠炎等内科常见疾病中。

肺脓疡早期咳嗽胸痛发热，咯吐腥浊痰，或脓血相兼，因其系风寒停留胸中，蕴发痰热脓毒，当以清热解毒，排脓化瘀之法，不当收敛补涩。然若持续咳嗽，咯吐脓血或鲜血，低热汗出，形体消瘦，已为慢性者，先父玉书公有排脓养肺汤（生白及、炒冬瓜仁、泡参、天冬、地骨皮、金石斛、苦参、天麻）颇切实用。余用此方时常酌加万年荞30g（或鱼腥草30g），以增清肺解毒之功能；若食欲不振，便溏，加四君子汤或参苓白术散。

大黄白及甘草汤用于消化道出血证已经数十年，为各地所常用之成熟验方。考消化道溃疡之形成，多因气血虚寒，故平时胃痛隐隐，得温而散，然其骤然出血之直接原因则多系辛辣厚味灼伤血络所致，故用大黄清胃泻火，白及在此非仅收敛止血，实能愈合破损之伤口及血络而止血。

若吐血便血缠绵不止，神疲乏力，心悸气短者，余常用归脾汤或补中益气汤加白及治之，若脾胃虚寒之便血，则用黄土汤加白及治之。

若消化性溃疡长期不愈，疼痛不适，属败疽、死肌之类也，则以黄芪建中汤加白及治之，因知其可敛疮疡之久溃。

一般慢性胃炎，胃镜视之，多有胃黏膜糜烂及出血病灶，余认为其病理也类痈疮，常以炒地榆与白及治之。若糜烂较明显，炒地榆用量较多；若出血病灶较大，则白及用量较多。坚持服用月余，每有良效。

胃之阴疽者，害莫大于恶性肿瘤，余用白及、云南白药及焙干之刺猬皮研末,每日服之,有一定疗效。

　　溃疡性结肠炎虽属慢性病变,亦需清热解毒,祛湿敛疮之法为基础。余认为此病结肠局部之溃疡必属败疽死肌之类,常拟下方治之有效。处方为:白芍、赤芍、炒地榆、生白及、木香、槟榔、马齿苋、当归、焦术、熟军、厚朴。

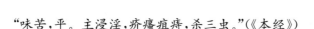

69. 萹 蓄

"味苦,平。主浸淫,疥瘙疽痔,杀三虫。"(《本经》)

浸淫、疥瘙疽痔、三虫,皆湿热郁滞病候,故知萹蓄有泄化湿浊、利尿清热之药力。古今以之治湿疮、热淋、癃闭、黄疸、阴蚀、白带、蛔虫、疳积、痔疮肿痛也。

余以萹蓄煎汤外洗或捣绒外敷治湿疹及疮疡浸淫痒痛,红肿渗液等皮肤证。北京朱仁康教授乃皮肤科专家,余也常用其方加萹蓄治疗湿疹。泛发性湿疹渗水糜烂,瘙痒甚或结痂,如疹色暗褐色,舌质淡者,为脾阳不振,水湿内生,浸淫成疮,药用苍术、陈皮、藿香、扁豆、苡仁、滑石、地肤子,余更加萹蓄祛湿解毒;红色皮疹瘙痒剧烈,全身泛发,破损渗液,多因脾经湿郁,久蕴化热,湿毒交蒸,用清热利湿方:银花藤、地肤子、苦参、生地、赤芍、苡仁加萹蓄;脂溢性湿疹,抓破处见溢水,糜烂血痂、黄痂,浸润潮红,多系脾胃湿热上蒸,用清肝解毒汤:生地、紫花地丁、连翘、车前仁、赤芍、土茯苓、滑石、地肤子、龙胆草、当归加萹蓄;风燥伤血者,皮肤干燥结痂,红疹干痒,血中也必然夹杂湿热之毒,用祛风养血汤:生熟地、当归、防风、制黄精加萹蓄。

热淋、血淋者,乃湿热下注膀胱,小便浑赤,溺时涩痛,淋漓不畅,甚至癃闭不通,少腹急满,寒热往来,《局方》八正散主治之,萹蓄利水通淋,清利湿热也。八正散又善治大人幼儿心经郁热,一切蕴毒,咽干口燥,大渴引饮,面赤烦躁,目赤睛痛,唇焦鼻衄,口舌生疮,咽喉肿痛等证。

新鲜萹蓄100g更加马齿苋、车前草、白茅根、蛇舌草、银花、蒲公英、败酱草等清热解毒药中任选一二种水煎频服,治热淋亦常有效。

先父玉书公治急性泌感尿频急痛,以为病本虽为脾胃寒湿,表现则为膀胱湿热,其用黄元御桂枝姜砂汤补脾阳而去寒湿,解肝胆之郁滞,加用萹蓄、车前子利膀胱湿热,此又以五脏生克制化为治也。

石淋者尿中或无砂石,而输尿管、膀胱、尿道必有砂石阻滞也。小便滞涩或尿不能卒出,窘迫难忍,尿时中断或腹痛剧烈,牵引少腹连及外阴,用萹蓄、海金沙各 60～100g,加白芍、生甘草各 30g,水煎畅饮之,周余可排石外出也。

慢性尿路感染,其或有低热、腰痛、反复脓尿、全身乏力等虚弱表现,用补中益气汤或地黄丸加萹蓄、白茅根、银花等清热利尿、通淋解毒药以治。凡尿路感染反复发作,长期难愈者,正虚而外,必有湿热蕴于下焦也。

余观诸多肝病名家,治肝炎黄疸罕用萹蓄,或但知萹蓄除下焦淋浊之湿热,未知其疏肝利胆,除黄疸之效类同茵陈,既可单方运用,也可与茵陈蒿汤、茵陈五苓散同用。治疗阳黄湿热并重者,更宜与银花、公英、败酱草、天青地白草、酸浆草、车前草、白茅根等清热利湿、解毒凉血方同用,冀湿热从小便徐徐排去,不伤中土也。

余以为急性肝炎无论有无黄疸,均属湿热结于肝胆、阻滞肠胃、蕴于血分。慢性肝炎类亦多同此理,惟其中土虚弱、元气不振,补中益气方中,亦宜萹蓄利胆除湿利小便也。

余曾单用新鲜萹蓄百余克水煎频服,治疗胆囊炎有较好效果,知其可以利胆消炎。余兄恩权教授治疗慢性胆囊炎,以为萹蓄虽为膀胱经药,实则利肝胆经湿火之力,较金钱草为优,与柴胡、桂枝、茵陈、乌梅、郁金、苏梗等为方,可以疏泄少阳久郁之邪热,有利肝胆气化,自利于胆囊炎症之吸收。

湿浊久郁可以化热,湿热搏结于女子胞中,或肝火素旺,胆火与脾湿同注于下焦,为妇科带下证之最常见者。其带下色黄或兼赤,气腥秽,下腹隐痛,外阴瘙痒,萹蓄利尿除湿,兼清肝胆之火,北京刘奉五先生清热解毒汤治急性盆腔炎属湿热毒盛者,用萹蓄与瞿麦、银花、公英、黄芩、丹皮、赤芍、败酱草等为方;治慢性盆腔炎之属湿热下注、气血郁结者,用萹蓄与瞿麦、木通、车前、元胡索、滑石、炒川楝子、炒小茴等为方,此二方也适用一般妇科湿热毒下注之证。

有痰湿带下者,阳气不得宣通,痰湿聚于阴中,萹蓄与二陈汤及藿香、苍术、茵陈、大贝、苏子同用;亦有元气虚弱,津液不能蒸化四布,下注子宫为白带,或为米泔样,或量多如崩,可用补中益气汤、清暑益气汤加萹蓄,痰湿、气虚之带下证,终有湿热夹杂也。

　　《药性论》治蛔虫心痛面青:萹蓄 10 斤细锉,以水 1 石,煎如饴,空心服,虫自下皆尽;《食医心镜》治小儿蛲虫下部痒:萹蓄 1 握,切,以水 1 升,煎取 5 合去渣,空腹饮之,虫即下,用其汁煮粥亦佳。治细菌性痢疾发热腹痛,里急后重,便泻脓血,新鲜萹蓄 4～6 两,煎汤 1 次顿服,早晚饭后各服 1 次,多能获显效。蛔虫、蛲虫、痢疾皆湿热所结,萹蓄当属正治也。

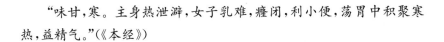

70. 滑 石

"味甘,寒。主身热泄澼,女子乳难,癃闭,利小便,荡胃中积聚寒热,益精气。"(《本经》)

滑石于《本经》中系上品,且言其益精气,功用主治却为清热渗湿利窍,其意在于滑石味甘无毒,通九窍六腑津液,去留结浊邪而止渴,邪去正气存也。

《金匮》蒲灰散治湿热所结小便不利,尿道疼痛,少腹急痛,又治皮水为病,四肢肿满者,滑石泻经络水也;滑石白鱼散治血淋小便涩痛、少腹胀满,滑石清热利湿,化瘀利窍泄热;滑石代赭汤治百合病误下,津液更损,内热加重,小便短赤而涩,滑石利小便兼以清热;百合滑石散治百合病经久不愈,证现发热,热盛于里,外达肌肤,滑石清里热而利小便,热从小便出;《伤寒》猪苓汤治脉浮发热,渴欲饮水,小便不利,滑石渗膀胱而泻湿热。后世所用滑石者,无不取之利窍除热,清三焦,凉六腑,化暑气之功用,未出仲景所用,也未出《本经》之所述也。

女子乳难者,非哺乳期泌乳之难也,《产宝》治产妇胞衣不下方:滑石4钱5分、川牛膝2钱、当归1钱5分、木通3钱、黄葵子2钱5分,水煎连进3、4服;丹溪催生方治难产胎儿不下:滑石、百草霜、白芷(炒焦黑)各等分,细末,煎芎归汤调下2、3钱,或因滑石利诸窍、通壅滞、逐瘀血之功也。

《伤寒标本》六一散(滑石6两、甘草1两)细末,每服3钱,温水调下,也可布包煎服,治身热吐利泄泻、下利赤白、癃闭、石淋,除烦热心躁、腹胀痛闷、口疮、牙齿疳蚀、中暑、伤寒、疫疬。加辰砂为益元散,灯心汤调服,清心祛暑,兼能安神,所治暑湿证兼见心悸怔忡,失眠多梦;加青黛令如青碧色为碧玉散,祛暑清热,所治暑湿证兼有肝胆郁热者;加薄荷为鸡苏散,疏风祛暑,所治暑湿证兼见微恶风寒,头痛头胀,咳嗽不爽者,皆临床常用之方。

八正散治热淋小便赤涩热痛,血淋小便浑赤,淋漓不畅,小腹急满;《千金方》以滑石、蒲黄等分,酒服方寸匕,治小便不利,茎中疼痛,少腹急痛之石淋;《医学正传》祖传方:滑石、石韦、瞿麦、萹蓄、冬葵子、木通、王不留行、地肤草各等分,细末,每服3钱,白汤下,亦治小便淋闭,茎中作痛神效;琥珀散:滑石、木通、当归、木香、郁金、萹蓄各1钱,琥珀5分,研细白汤下,治五淋涩痛;《千金方》滑石散:滑石5两,通草、车前子、葵子各4两,治下筛,酢浆水服方寸匕,稍加至2匕,治产后淋病。

余观诸书所用淋证方药,无分气、血、热、劳、膏诸淋,多用滑石清热利窍、除湿解毒、化石散郁也。

《医学衷中参西录》宣解汤(滑石1两、甘草2钱、连翘3钱、蝉衣3钱、生杭芍4钱)治感冒久在太阳,致热蓄膀胱,小便赤涩,或因小便秘涩而大便滑泻,兼治湿温初起,憎寒壮热,舌苔灰色滑腻者。

湿温初起及暑温夹湿,邪在气分者,头痛恶寒,身重疼痛,面色淡黄,胸闷不饥,午后身热,病势虽不甚急而缠绵难解,三仁汤芳香苦辛、轻宣淡渗可以为法;若发热身痛,汗出热解,继而复热,渴不多饮者,湿热并见,宜黄芩滑石汤;若发热困倦,胸闷腹胀,肢酸,咽肿身黄,颐肿口渴,小便短赤,吐泻,淋浊,多为湿疫毒气为病,治以甘露消毒丹。诸方皆主湿温病邪在气分,滑石清利湿热而解暑,化浊和中而解毒也。

《千金方》治黄疸日晡所发寒热,身发黄而额黑,少腹胀急,大便溏黑,足下热,用滑石、石膏各等分,以大麦粥汁饮方寸匕,小便利则瘥。近代治传染性黄疸肝炎,属湿热毒凝不开者,胁胀痛,口苦而黏,小便短赤,面色黧黑,体重不减反增,臂背时发酸胀,每以滑石加入解毒方中,以期小便清利,湿热分消,凝毒化解也。前述之三仁汤、甘露消毒丹、黄芩滑石汤、宣解汤亦常为湿热黄疸用方也。

长夏暑湿困脾泄泻,暴注下迫,便热黄臭,发热口渴,小便短赤,滑石与苍术、扁豆、茯苓、苡仁、黄连、炒白术、荷叶等辛开苦泄药合用,利水祛暑,解热止泻也。

防风通圣散滑石用量颇大,所治风热壅盛,表里俱实,憎寒壮热,头目昏眩,目赤睛痛,口苦干,咽喉痛,胸膈痞闷,咳呕喘满,涕唾黏稠,大便秘结,小便赤涩,并治疮疡肿毒,肠风痔漏,丹斑瘾疹等证。滑石清热利湿，诸热从二便而解，所谓风热之在决渎者，由溺而泄也。余治亚健康状态之精神萎靡，饮食减少，乏力健忘等证，如服补益剂无效或反增病情，每用防风通圣散少量常服之，可以调节气机升降出入，俾人体开阖趋于正常，既可祛外来及内生之浊邪，亦能激发人体内蕴之正气，自能达到祛邪扶正效果，日本国人多有用此方为保健品者，或亦基于此种考虑。

71. 葛 根

"味甘,平。主消渴,身大热,呕吐,诸痹,起阴气,解诸毒。"(《本经》)

《伤寒论》葛根汤治伤寒太阳阳明合病,项背强,寒闭皮毛,无汗恶风者,乃太阳经病不解,内侵阳明,阳明郁遏,壅于项背,故项背强直不柔,葛根疏解里气而畅达壅迫经脉之邪热也。又治太阳病欲作刚痉,无汗而小便反少,气上冲胸,口噤不得语者,以过汗亡其津液,复感风寒之邪,以至筋脉燥急,葛根甘寒起阴津以润燥也。

桂枝加葛根汤治太阳阳明合病,项背强而汗出恶风者,葛根清凉解阳明之郁热也。

葛根芩连汤治外感表证未解,热邪入于胃肠,身热,下利臭秽,肛门灼热,胸脘烦热,口干作渴,喘而汗出者,葛根解表清热,升发脾胃清气而治利也。

《金匮要略》竹叶汤治产后中风,发热面赤,喘而头痛,此产后正虚,复感风寒,葛根解外邪,升清阳之气,与余药共收表里兼治,正邪兼顾之效也。

奔豚汤治奔豚气上冲胸,腹痛,往来寒热,乃因肝气郁结,化热上冲所致,葛根清热和胃,余药调肝降逆也。

仲景之用葛根,全然无所遗。因知葛根入阳明胃经,升阳解肌,透疹止泻,除烦止渴,治伤寒温热头痛,项强,烦热消渴,泄泻痢疾,斑疹不透诸证。

葛根汤本治太阳阳明为病,又有诸多加减方法,均系六经外感病种。余所常见营卫气血俱虚、复感风寒,虽全身疼痛不适,尤以头部冷痛为甚,用葛根汤加黄芪、细辛、羌活,温服取微汗而常效。

《脾胃论》清暑益气汤健脾燥湿,用治元气本虚,伤于暑湿者。葛根解肌表之邪热而生津解渴,又能升清气而胜湿。余用此方于数十种病证,其临床实用价值远胜王孟英清暑益气汤。余也认为,孟英之方本治中暑受热,气津两伤,常可加葛根清热生津益元气也。

葛根解温病之大热,治天行之疫气。《伤寒六书》柴葛解肌汤本治感冒风寒,郁而化热,无汗头痛心烦,余以之治夏秋季湿温病,典型者如沙门菌属感染,多年来效果良好,一般可在 10 天内退热,从未出现上蒙清窍之恶果。葛根与羌活、白芷之辛苦微温,透达中焦气分湿热及弥漫三焦怫郁之邪,是为治疗湿温之重要方法。

《医学心悟》亦有柴葛解肌汤,主治春温夏热之病,若湿温之热重于湿者,可参考使用也。

《肘后方》葱豉加葛根汤通阳发汗,治外感初起,恶寒发热,无汗,头痛鼻塞;《阎氏小儿方论》升麻葛根汤治麻疹初起未发,或发而不透,身热头痛;《医学广笔记》竹叶柳蒡汤治痧疹透发不出,喘嗽,烦闷躁乱,咽喉肿痛,葛根透疹解毒,清泄肠胃也。

先父玉书公制大黄牛蒡汤(升麻、葛根各 15g,熟大黄、炒牛蒡子各 9g)乃少阳、阳明用药,治疗急性腮腺炎、颈部淋巴结炎、头面丹毒等证。葛根治天行时疫、解毒,最能散伏留之邪火也。

《医学衷中参西录》玉液汤治消渴病气不布津,肾虚胃燥,口渴引饮,小便频多,困倦气短。后世诸多糖尿病医方,皆用葛根升脾中清阳,输津液以溉五脏也。

葛根芩连汤治湿热下利,若寒邪中于肠胃,腹痛肠鸣水泻清稀,葛根佐以祛风散寒、健脾胜湿之药主治之;久泻不止,阳明胃土已虚,厥阴风木已动,舌红少津,甚至舌绛无苔,必用养阴益气、清暑化湿方药如葛根、车前子、西洋参、麦冬、石榴皮、扁豆花、银花藤等;七味白术散重用葛根鼓舞脾胃清气上行而止泻,用于脾胃久虚,呕吐泄泻频作不止者。

颈椎病初发之轻者,《伤寒论》葛根汤本可治之,然年久失治者,风寒湿邪深入经络、肌肉、骨骱血分,病机甚为复杂。可以葛根汤、桂枝汤、豨桐丸又加全蝎、白芥子、土鳖等治之。因知葛根发三阳寒热湿气郁结,善治项强、腰脊痛及遍身肌肉骨节烦痛,然必重用始有良效,其性甘凉,不似麻桂羌防之发汗伤阳,可用至 90～120g 亦属恰当。

　　《千金方》以葛根治酒醉不醒；《补缺肘后方》以葛根治食诸药中毒，发狂烦闷，吐下欲死；又治服药无度、心中苦烦；《本草经集注》以葛根杀野葛、巴豆、百药之毒。葛根甘凉，本治热毒时疫，绞汁或煮汁大剂量饮之，应是解毒良药也。

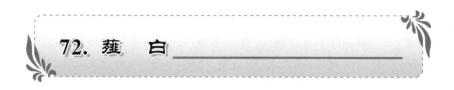

72. 薤 白

"味辛,温。主金疮疮败。"(《本经》)

《集验方》治灸疮肿痛:薤白1斤、猪脂1升(俱细切)以醋浸经宿,微火煎三上三下,去滓外敷。《千金方》治手足瘑疮:生薤白1把,以热醋投入,封疮上。

疮疡者,虽多为热毒壅聚,气滞血瘀而成,然《灵枢·痈疽》云:"营卫稽留于经脉之中,则血泣而不行,不行则卫气从之而不通,壅遏而不得行,故热。大热不止,热盛则肉腐,肉腐则为脓……故命曰痈"。薤白辛温,通经脉气血营卫之结滞,是以能主金疮疮败也,然其理气宽胸、通阳散结之功能,后世又取《本经》言外之意而用也。

《金匮要略》栝楼薤白白酒汤用治胸阳不振,痰饮上乘,肺气失其肃降,喘息咳唾,阳虚邪痹,气机不通,胸背痛而短气;栝楼薤白半夏汤用治喘息咳唾至于不得平卧,痛由心胸牵引致背,痰气壅塞胸中之甚者;枳实薤白桂枝汤治喘息咳唾,胸背疼痛,心下痞塞,胁下逆抢心,病势由胸膺向下扩展致胃脘两胁之间,且胁下之气又逆而上冲者。薤白辛温通阳、豁痰下气散结,系胸痹心痛要药不可或缺也。三方皆治疗胸痹证主要方剂,今常用于冠心病心绞痛之属于痰浊阻塞者。若痰饮较甚,可与苓桂术甘汤合用,更加干姜、陈皮、蔻仁温中通阳,豁痰理气;若中焦阳虚大气不运,四肢不温,倦怠少气,语音低微,加人参培其根本;若兼瘀血,可与血府逐瘀汤、活络效灵丹、失笑散共用,皆可使冠状动脉血流增加也。

至于胸痹轻证,胸中气塞短气,仲景出茯苓杏仁甘草汤治之,利肺气而化痰饮;寒饮内停心下,冲逆,痞闷作痛,胸满呕逆,出桂枝生姜枳实汤治之,温化水饮而平冲逆;寒湿胸痹,痛势剧烈,心痛彻背,出薏苡附子散温里散寒,除湿宣痹,余临床之际亦常适加薤白于诸方中以增散结利气、止痛降逆之效也。

贵州袁氏以冠心病之属肝肾阴虚者,常合并脑动脉硬化,除心绞痛主证外,多见心悸、失眠、头晕耳鸣、腰膝酸软、五心烦热、盗汗、口干咽燥、舌质嫩红或见舌有裂纹、舌苔光剥,脉细弦,治当滋阴补肾,化痰通络,制育阴活血丹:制首乌、制黄精、生地、旱莲草、丹参各 15g,鸡血藤 18g,薤白、银花、枸杞、郁金各 9g,红花 4.5g,水煎服。

又有心阳虚损者,其病程较长,胸闷憋气,心前区时痛,遇寒尤甚,口唇发绀,四肢厥冷,舌紫有瘀,脉细弦结代。治当温阳通痹,活血化瘀,用参麦饮加附子、薤白、三七等。

石氏以冠心病胸阳不振、痰热痹阻者较多,支气管炎或肺部感染常为冠心病诱发或加重之重要因素也。症见咳嗽频频,痰多或稠,胸闷气短,心悸烦热,舌黯苔黄腻,脉细滑结代,每用金荞麦、鱼腥草、败酱草、冬瓜仁、前胡、黄芩、黄连等清利痰热,又必用薤白通阳化浊宣痹也。

《伤寒论》四逆散用治四逆之证,或咳,或悸,或小便不利,或腹中痛者,皆有对证之加味。若泄利里急后重者,以水 5 升,煮薤白 3 升,煮取 3 升,去滓,以散 3 方寸匕,内汤中,煮取 1 升半,分温再服。薤白行大肠中气血之滞而升陷下之清阳,是为痢疾后重之要药。贵州杨氏薤白槐花汤:当归、薤白各 12g,黄连 3g,木香 6g,地榆、桃仁、枳壳、槟榔、槐花、赤芍、炒莱菔子各 9g,治赤白痢疾。若里急后重坠胀甚者,倍用薤白。

慢性胆囊炎所常见两胁胀痛,剑突下痞闷不舒,脘腹饱胀,性情抑郁,纳呆便溏者,乃因湿热壅闭于内,肝胆气机郁滞,余常用薤白理气宽胸、通阳散结之能,燮理少阳枢转,适加于柴胡桂枝汤、柴胡疏肝散、小柴胡汤、四逆散、逍遥散、茵陈蒿汤、龙胆泻肝汤诸多常用方中,疏肝理气、清热利湿、通腑利胆之效常有增加也。

73. 紫 苏

"气味辛,微温无毒。主下气、杀谷、除饮食、辟口臭、去邪毒、辟恶气。"(《本经》)

《本草汇言》谓紫苏"散寒气、清肺气、宽中气、安胎气、下结气、化痰气,乃治气之神药也。""如伤风伤寒,头疼骨痛,恶寒发热,肢节不利,或脚气疝气,邪郁在表者,苏叶可以散邪而解表;气郁结而中满痞塞,胸膈不利,或胎气上逼,腹胁胀痛者,苏梗可以顺气而宽中。"

紫苏辛温,故可以散寒气,《局方》香苏散、《医学心悟》加味香苏散,紫苏叶与香附等药合用,开腠理而散风寒,既能发汗解表,又能行气和血,治四时感冒,头痛项强,鼻塞流涕,发热恶寒或恶风无汗,舌苔薄白,脉浮者。以风寒之邪,四时皆有,若体质稍微虚弱,腠理疏松者,起居不慎,便感冒致病,又病邪轻浅不需峻利,此二方可代麻黄、桂枝等方治之。妇女经期感冒风寒,不可大发其汗者,此二方亦多适用。体质极虚不任发散者,更可加参芪山药为补中兼散之法,"药稳而效,亦医门之良法也"。《通俗伤寒论》香苏葱豉汤发汗解表、调气安胎,治孕妇伤寒,亦为稳妥方法也。

若风寒外束,内克于肺之咳喘,痰稀薄而色白,全身骨节疫痛,脉浮紧,常见于急性支气管炎、喘息性支气管炎者,紫苏叶加于小青龙类方中,其宣肺解毒、止咳平喘之力又略胜小青龙汤也。

贵州黄氏有热咳用方,紫苏梗与薄荷、连翘、银花、大贝、前胡、桔梗等合方,主治一般风热咳嗽,痰黄咽干,发热汗出恶风,清肺止咳甚有效验。知紫苏可以宣肺气而通肺络,以利痰热之清利也。

紫苏可以宽中理气,最是夏令伤冷饮或兼感冒或伤食、呕恶、腹泻用药。王氏有菩提丸,用紫苏梗合陈皮、香附、苍术、厚朴、薄荷、砂仁、枳壳、黄芩、麦芽、扁豆等为方,解表化湿、理气和中之效类藿香正气散、六和汤而力尤胜之。所治霍乱吐泻,发热恶寒,头痛,胸膈满闷,脘腹疼痛以及山岚瘴疟,水土不服诸证。此类证四时俱有,夏日尤多也。

先父玉书公治急性肠炎,水泻腹痛,日夜无度者,责之寒湿中于肠胃,运化呆滞,气机失常。制温中止泻方[紫苏梗 12g,车前子 30g (炒黄至香),艾叶 12g,生姜 18g,水煎服],简略实效。

慢性肝炎肝气郁滞,最易乘脾,脾失健运,则气血饮食内结,发黄少力,性情抑郁,胁腹胀痛,纳呆便溏,失眠口苦,余常于疏肝健脾、利胆解毒方中酌加紫苏梗十数克,欲使气血流动,肝得所养,胆腑清净,黄疸湿热渐退,脾运正常,则饮食消化,精神振作。

慢性胆囊炎亦多气机郁滞,壅闭于内,或邪气蕴藏肝胆经脉之深处,非枢转燮理不能疏利羁伏已久之病邪也。故徒用清热解毒无效。余用紫苏梗与柴胡、桂枝、茵陈、郁金、败酱、萹蓄等为方,大有利于气化,胆囊之湿热易于清利也。

肝硬化腹水病机极为复杂,因知可泻可攻者,惟壮盛实证而已,膏粱、老少、虚证皆不可用攻劫逐水之法,而理脾一法往往可取。常用温中运脾轻剂,药如紫苏梗、苍白术、厚朴、香附、砂仁、枳壳、茯苓、青皮、车前子、三棱、莪术等,水湿渐行消散也。

肾炎水肿、妊娠水肿、神经性脚气等,若系寒湿壅阻经络,气血不得宣通,《证治准绳》鸡鸣散以紫苏叶通行气血而散风毒,与生姜则去寒,与木瓜则去湿,与桔梗则开上焦肺气,与陈皮则开中焦之气,共取行气降浊,宣化寒湿之效也。

慢性肾衰一般不宜温补,更不宜大量或长期温补,然确系脾肾阳虚水泛,浊邪内盛,尿少水肿呕恶者,余常以真武汤加紫苏梗、黄连辛苦合用,可以宣肺气而通水道,降浊邪而和中止呕也。

慢性胃炎营气郁滞局部,血结痰滞热毒为患者,清热解毒之方,可加紫苏梗理气通络而疏滞散郁,以利消炎;脾胃元气本虚,复有湿热结滞者,益气健脾方中加紫苏梗行气宽中以利散结除湿也;肝郁气滞,中脘寒凝者,腹中气窜,食则痛甚,时时呃逆,喜按喜暖,必重用紫苏梗行脘膈之滞气也。至于虚寒型之胃、十二指肠溃疡,余家有鹿茸益胃散,紫苏梗与鹿茸、参芪、砂仁、黄连、石斛为伍,升降并调,虚实并理,确有实效也。

妊娠恶阻者,冲脉之气上逆,胃气不降也。健脾养胃,和中止呕方中,每用紫苏梗。傅青主顺肝益气汤重用人参、当归、白术、熟地、茯苓、砂仁等药,其方中有苏子1两炒研,或有疑为苏子1钱之误,余则疑是紫苏梗3、5钱也。此方最宜于妊妇因虚而气逆恶阻者。

治乳痈肿痛,紫苏煎汤频服,并捣封之(《海上仙方》);治金疮出血,嫩紫苏叶、桑叶,用捣贴之(《永类钤方》);治撷仆劳损,紫苏捣敷之,疮口自合(《谈野翁试验方》);治蛇虺伤人,紫苏叶捣汁饮之(《千金方》);治食蟹中毒,紫苏煮汁饮之(《金匮要略》)。皆因紫苏发表散寒、理气和营以去邪毒、辟恶气之功也。

74. 柴　胡

"气味苦平,无毒,主心腹肠胃中结气,饮食积聚,寒热邪气,推陈致新。久服轻身、明目、益精。"(《本经》)

柴胡气味清新,透表泄热,疏肝解郁,升举阳气,乃临床最常用药物。

余治急性胰腺炎、急性胆囊炎,常用仲景大柴胡汤,此方能通便,解热,抗炎,利胆,抗菌,护肝,镇痛,能疏泄肝胆胃肠郁滞之浊邪,亦即心腹胃肠中结气及饮食积聚。柴胡常用至60g,量少则效不明显。

大柴胡汤治胰腺炎、胆囊炎早为医界所广泛运用,而柴胡用量亦非余之经验。仲景书中本已明确。余用柴胡量多在30g以上,并不耗元气,复不伤阴津。

如为慢性胰腺炎、慢性胆囊炎,余则常用柴胡桂枝汤取良效。炎症明显者则稍加败酱、连翘、苏梗、公英等。

肝硬化者,乃气血结聚,少用活血化瘀方剂而多以小柴胡汤合香砂六君子汤。坚持半年以上,每有稳定效果。治慢性肝炎,少用清热解毒药,而常用四君子汤、参苓白术散加柴胡,长期坚持也有显效。此柴胡可以行气血故也。

余治尿路感染及多种妇科炎症,常用柴胡加入清热利湿解毒方中,以利少腹郁滞之气血流动,疗效较好。

余临床常见冠心病者,上腹剑突下多有饱胀憋闷者,此心腹中结气也,每用柴胡桂枝汤,可行滞塞之气血而病即渐缓。

今贤陆鸿宾医师有柴胡越鞠丸方治气、血、痰、湿、食等郁结所致多种病证,较之《丹溪心法》越鞠丸更切实用,则系对柴胡升清降浊功用之切实理解。

治疗外感风寒表虚证,发热头痛,汗出恶风,鼻流清涕,或喷嚏干呕,口不渴,舌苔薄白脉浮缓,余常用柴胡桂枝汤略汗而愈。

若为温病发热,无论是否挟湿,无论表里,抑或半表半里,余常以柴胡、黄芩、连翘、青蒿,或加入白虎汤、三仁汤诸方中,可透泄表里之郁热,且无伤阴恋湿之弊端。可知柴胡治寒热邪气也。

余治习惯性便秘,必用大剂量柴胡合理气健脾方,有显效。柴胡可使气血流通,精气上行,浊邪下泄,全身代谢趋于正常。推陈致新,轻身明目益精,此之谓也。

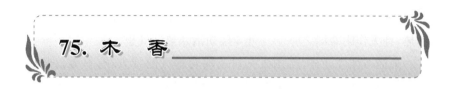

75. 木 香

"味辛，温。主邪气，辟毒疫温鬼，强志，主淋露。久服不梦寤魇寐。"（《本经》）

主邪气者，非风寒暑湿燥火之外感邪气者，乃胃气不和，肺气不降，心气不通，肝气不疏，积气不消，逆气不顺，表气不达也。然木香辛苦气温，寒冷结气最为常用。

《简便单方》治一切走注，气痛不和，木香温水磨汁，入热酒调服；《圣惠方》治一切气，攻刺腹胁胀满，大便不利，木香3两、枳壳2两、熟大黄4两、牵牛子4两、诃黎勒皮3两，捣末蜜丸如梧子大，食前生姜汁下30丸。

木香化滞汤（木香、半夏、豆蔻、炙甘草、柴胡、橘红、枳实、当归、红花）治气滞湿面结于中脘，腹皮抵痛，心下痞满，不思饮食，食之不散，常痞气或胃脘当心痛；香砂枳术丸（木香、白术、枳实、砂仁）治饮食太过，心腹满闷不快；木香槟榔丸（木香、槟榔、青皮、枳壳、陈皮、黄柏、莪术、大黄、香附、牵牛子）治脘腹痞满胀痛，赤白痢疾，大便不畅。余常以诸方治肝炎、胃炎、肠炎、胆囊炎、消化不良等一般肝气、胃气、大肠气郁滞之证。

外感湿热、风热、风寒，又内伤食滞者，寒热少汗或无汗，腹胀满嗳气痠胀，恶心欲呕，邪踞中焦，阻遏表气不得解也，解表方中，略加木香十数克，矢气频频，微汗出而表解也。

痢疾者，里急后重为其主证，邪气滞于大肠，古所谓滞下，虽湿热疫毒所致，木香为常用药者，调滞散气之功也。香连丸为治痢良方，然贵州陈氏以方中木香仅为黄连1/4量，清热解毒之力大，调理气机之力略逊也。因知调气为治痢关键，故制新订香连丸：木香、黄连各150g，吴茱萸50g，加滑石为衣，治湿热痢脓血相兼，腹痛里急甚妙。

河间白术木香散(白术、木香、猪苓、赤苓、槟榔、甘草、泽泻、陈皮、肉桂、滑石)治喘嗽肿满欲成水肿,不能卧,不敢多食,小便量少,大便不畅,余以之治老年支气管哮喘气实痰盛,胸痞,肚腹胀满者,木香合诸药降气利膈,化痰消肿。

《济生方》橘核丸行气止痛,软坚散结,治寒湿疝气,睾丸肿胀偏坠,或坚硬如石,或痛引脐腹,今日可用治急慢性附睾炎、睾丸炎、鞘膜积液、丝虫病、腹股沟斜疝、前列腺肥大及炎症。木香行气止痛,合诸药可以搜剔隐伏于经脉间寒湿毒热也。

香砂六君丸、归脾丸中均有木香,四君子汤、参苓白术散、资生丸类方甘温益胃,具冲和之德也,也常宜加少许木香使中气运转,药力四达,周身气机疏通则水谷精微敷布也。

余治幼儿厌食症之属脾虚者,以运为用,以木香、藿香、厚朴、胆草、砂仁、麦冬、知母、竹叶为方,以行胃肠滞气,除伏郁之湿热,虽无健脾培土之药,反能醒脾胃而进饮食,亦常用于成人之脾虚体弱者,此贵州陈氏之经验也。

毒疫温鬼者,无非阴湿秽浊恶气为害,或热痰冷饮闭塞清窍,神昏肢厥也。如寒湿之地所发时症瘟疫,霍乱吐泻,心腹疼痛,猝然昏迷,神志不清,惊厥抽搐,见于消化系统传染性疾病如霍乱、急性胃肠炎、疫毒痢疾、暴发肝炎、食物饮水中毒等等。木香芳烈化浊破气、祛湿辟秽、宣透气机、行气快膈,贵州有时症散、神效八厘散等良方可考可用也。

《局方》苏合香丸治中风、中恶或感受时行瘴疠之气,突然昏倒,牙关紧闭,不省人事,或中寒气闭,心腹猝痛如疰忤鬼击中人,方中青木香今少用于临床,可换用木香辅诸香行气解郁,散寒化浊,除脏腑气血之郁滞也。近世之冠心苏合香丸从其衍化而来,芳香开窍、行气止痛,主治胸中气血不畅,憋气心绞痛,阵阵发作者。

小儿回春丹开窍定惊,治幼儿急惊,痰嗽哮喘,腹痛泄泻,皆因痰壅气滞,木香与诸药调畅气机,痰热邪风外散内消也。《外台》紫雪丹治温病热邪内陷心包,高热烦躁,神昏谵语,痉厥,口渴唇焦,尿赤便闭,以及小儿热盛惊厥,其方当在犀、羚、三石之甘寒清热解毒,用木香助麝香行气以开窍也。

76. 葱 白

"辛,温。主伤寒寒热,出汗中风,面目肿。"(《本经》)

葱白以柔细鲜嫩者为佳,黔地谓之香葱、细葱,长不过一尺,闻之有特殊香气,连须而用,可以兼通血脉,故用葱白,当连须而用也。茎粗大者名胡葱,或今日山东、东北所谓大葱者,气浊力薄,不堪入药用。

《肘后方》葱豉汤:葱白1握,豆豉1升,以水3升,煮取1升,顿服取汗。不汗复更作,加葛根2两、升麻3两、水5升,煎服2升,分再服,必得汗;若不汗,更加麻黄2两。所治外感风邪或兼寒气,发热无汗,头痛鼻塞清涕等证。

《类证活人书》活人葱豉汤:豆豉2大合(6g)、葱白15茎(3枝)、麻黄4分(3g)去节、干葛8分(6g)、水2升,先煮麻黄6、7沸,掠去白沫,干葛煎20余沸,下豉煎取8大合去滓,分2次温服。如人行5、6里,服讫良久,煮葱豉粥热吃,即取汗。主治伤寒一、二日,头项腰背痛,恶寒脉紧无汗者。葛洪鉴于"伤寒有数种,庸人卒不能分别者,今取一药兼疗之",故制葱豉汤,作用平和,温而不燥,汗而不峻,解表通阳,最为妥善。后世或加辛温之品,如活人葱豉汤,发汗解表之力更强,主治表寒证;或加辛凉苦寒之品,如葱豉桔梗汤以葱白合桔梗、山栀子、豆豉、薄荷、连翘、甘草、竹叶,疏风解表、清肺泄热,主治风温初起,头痛身热,微恶风寒,咳嗽咽痛,口渴,舌尖红苔薄白,脉浮数。务使肺中风温邪气,既得辛散而外解,又得清泄从下而去,诸证可除也。固知葱白于外感类证,配伍得宜,寒热均适也。

《外台》葱白七味饮:葱白、干葛、豆豉、生姜、天门冬、麦门冬、生地,水煎服。所治病后阴血亏虚,调摄不慎,感受外邪,或失血(吐血、便血、咳血、衄血)之后,复感冒风寒,头痛身热,微寒无汗。《通俗伤寒论》加减葳蕤汤:葱白、葳蕤、桔梗、白薇、豆豉、薄荷、炙草、红枣,所治素体阴虚,感受风热,头痛身热,微恶风寒,无汗或汗不多,咳嗽心烦,口渴咽干,舌赤脉数,乃解肌清热、养阴生津之轻剂,所用范围甚广。可知葱白之于外感,配伍得宜,亦适于虚人。

急性肾炎全身水肿,面目尤甚,小便不利,证非一经,其表有风邪束之,以致腠理闭塞,三焦不利,水湿留滞,当散表邪而清利湿热。偏于风寒者,葱白与荆芥、干葛、麻黄、生姜皮、紫苏、茯苓皮等为方;若全身浮肿,小便量少,渴欲饮水,咽部微肿,舌边尖红,微恶风寒,无汗而烦躁者,湿热在里也。葱白与滑石、茅根、连翘、赤小豆、竹叶等为方。

《伤寒论》白通汤(葱白、干姜、附子)治少阴病虚寒下利,脉微细,恶寒畏冷,四肢厥逆,乃因脾肾阳虚,阴盛格阳,阳气不能达于四肢之危症。姜附虽能益阳气,然不能使之必然入于阴中,唯葱白味辛能通阳气而上行,姜附为佐,则未脱尽之阳气可以渐复;少阴病下利脉微,厥逆或无脉干呕者,乃阴气泄而欲下脱,故呕而烦,阳无所附欲上脱,较白通汤证更危。白通加猪胆汁,取其从治,使无格拒,则气味相合,化为温平之剂。

《金匮要略》通脉四逆汤加葱白,治下利清谷,里寒外热,汗出而四肢厥冷,反面色赤者,乃真寒假热,阴气下竭,阳气外脱,阴阳气不相顺接之危重症,葱白宣通阳气之郁滞也。

旋覆花汤所治肝脏疏泄失职,经脉气血郁滞,着而不行,胸胁痞闷不舒,甚或胀痛、刺痛。葱白温通阳气而散结滞,以使血气运行也。通窍活血汤可用治"常欲人足蹈其胸"之肝着病,方中老葱者,连须之葱白也,因知葱白可利血行,助他药而活血化瘀也。

《本经》未言葱白可通阳而治少阴下利厥逆,亦未言可散结而治血瘀,仲景及王清任于葱白辛温而知其发散,可通上下血脉之阳气,得于《本经》言外之意也。

《圣济总录》治疗疮恶肿,以老葱、生蜜杵贴二时,疗出以醋汁洗之;《外科精义》治痈疽肿硬无头不变色者,米粉4两,葱白1两细切,同炒黑杵细末,醋调贴病处,一伏时换1付,以消为度;《百一方》治金疮磕损,折伤血出,疼痛不止者,葱白、砂糖等分研封之,痛止更无瘢痕。

今人以生姜、鲜葱各150～200g煎水温热常洗患处治疗风湿性关

76. 葱　白

节炎；以甘遂 12g、甘草 15g、葱白 20g、蜂蜜适量共捣为泥，调敷患处，治外伤血瘀肿胀疼痛，皆因葱白辛温入手太阴、足阳明经，专主发散而通内外上下阳气，阳气通利则滞于肌肉、关节之毒邪、风寒湿邪及瘀血通利消散也。

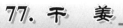

77. 干 姜

"味辛、温。主胸满咳逆上气,温中,止血,出汗,逐风湿痹,肠澼下痢。生者尤良。"(《本经》)

黔地寒湿甚重,阳虚湿盛者甚多,故慢性支气管炎、哮喘、肺气肿、胃炎、肠炎等属水湿寒气凝成痰饮者众。苓桂术甘汤发越阳气、开腠理、化痰饮、通水道。于本类病患运用甚广,余常于仲景本方中加干姜十数克以增温化之药力。

咳嗽气喘不甚而痰涎清稀、尿频或遗尿、四肢不温者,此肺中虚冷之肺痿,甘草干姜汤主之;咳逆倚息不得卧,恶寒发热无汗,痰多而稀,或身体疼重,肢面浮肿者,此外寒内饮之证,小青龙汤主之;支饮咳嗽剧烈,唾痰量多,色白浓厚,肢体疲惫,支饮感寒类证,苓甘五味姜辛汤主之;咳嗽脉浮,气逆胸满,痰涎多,喉中不利,此饮邪夹热上迫,饮邪向表,厚朴麻黄汤主之。此四方仲景先师所订,均用干姜温肺化饮,与开胸、祛痰、解毒、平喘、清肺诸药合之而成千古不易良方,余常用治疗支气管炎、支气管哮喘、肺部感染等诸多长期迁延难愈者,服之辄效。此类病证必然胸满咳嗽上气也。贵州王氏有温阳化饮方,治疗慢性支气管炎经年累月难愈,饮邪内盛,寒水有余,清解之法,病情始终反复,痰多色白清冷,或觉有冲气自下腹上逆者恒效。其方也从仲景小青龙汤、苓桂术甘汤、苓甘五味姜辛汤诸方中来。

王氏温阳化饮方:

桂枝6g,麻黄6g,干姜4.5g,细辛3g,熟附子3g,法夏9g,五味子3g,白术9g,云苓9g,杏仁9g,泽泻9g,炙草6g。

水煎服。

脘腹痞块,朝食暮吐,多宿食及清稀痰涎水液、神疲乏力、面色㿠白、手足不温者,每因中焦虚寒,胃中无火,胃之动力大减,通降腐熟功能明显减弱,可予理中汤加丁香、蔻仁治之。干姜温中散寒,常为君药,寒甚者用至45g。亦有心下痞塞,胸膈满闷瞋胀,朝轻暮重者,也属脾胃阳虚,也用该方取效。寒饮呕逆者口多涎沫,半夏干姜散也常为效方。余常于饮食积滞,痰湿内阻者,于保和丸类方中加干姜数十克,中焦温煦则升降得宜,消食化痰,顺气宽中之药力有增。

至若受寒头痛恶风,寒热四肢酸楚,胃脘痞满饱胀,或大便稀溏不爽,半夏泻心汤以干姜、半夏之辛温,黄芩、黄连之苦寒并用开结除痞,最常用于胃肠型感冒。

寒凝气滞之胃脘痛,其痛剧烈,畏寒肢冷,以附子理中蜜丸服,或予黄芪建中汤加干姜,大便黑疑有出血者加炮姜炭。反胃、痞满、吐逆、吐涎沫、胃脘痛等证,今多见于慢性胃炎、消化性溃疡、胃动力减退、胃肠型感冒等病证,系有中寒,可用干姜温化之。

历来止血多用炮姜,或称黑姜者,以干姜块置铁锅中,武火急炒至发泡鼓起,外焦黄带黑色,内呈黄色,总以炒黑而不能尽透,留其辛温内敛之药性,则能入足太阴经血分生阴气,化瘀温经则气不闭塞,血不凝滞,虚热火气自退,血则归经而不妄行。

余曾在偏僻乡下,遇产后大出血厥冷休克者,紧急间无药可用,用炭火现烧黑姜一大块,新鲜泡参斤余急煎频服,血渐止而血压回升。傅青主治血崩昏暗不省人事,谓虚火动血,必于补气补阴方中加黑姜止血,方如固本止崩汤:大熟地30g,炒白术30g,生黄芪9g,当归15g(酒洗),人参9g,黑姜6g;止血止崩汤:川芎3g,黑姜3g,当归12g,炙甘草3g,桃仁10粒,荆芥3g(炒黑),乌梅煅炭5g,炒蒲黄3g。

贵州陈氏有调经固冲汤治妇科冲任虚损、气血不足、阴血不能内守之功能性子宫出血,颇得先贤意,余常用之良效。

调经固冲汤:当归、炒白芍、炙甘草、乌梅、血余炭各10g,黑姜、阿胶各12g,熟地、浮小麦各15g,川芎、陈艾各6g,大枣5枚,水煎服。

先父玉书公治脑出血脱证用安宫牛黄丸,常以炮姜等药物煎汤送服(鼻饲),取炮姜引血归经大用也。

黔省多雨少晴,气候阴湿,寒湿痹证最多,所用寒湿痹药方中,多以干姜通脉逐寒活血。

贵州王氏有风寒湿痹方:干姜、天麻、制川乌、炙黄芪各15g,桃仁、炙甘草各12g,羌活、秦艽、川芎各10g;张氏有通痹逐寒药酒方:透骨

香、干姜、木瓜、红萆麻、钻地风、续断各 20g,大血藤、狗脊各 30g,白龙
须 12g,泡好酒 3 斤,每服 15g。又将穿山甲、全蝎加入五积散方中名
为山甲五积散,为极细末,每服 6g,日 3 服,亦是寒湿痹效方。

《千金方》治中寒水泻,干姜(炮)研末饮服二钱;《补缺肘后方》治
寒痢青色,干姜切豆大,米饮服六、七枚;少阴病下利清谷,手足厥冷,
脉微欲绝,仲景通脉四逆汤治之,干姜治水泻肠炎重症,尚能回阳
救逆。

贵州王氏乌梅丸变方(乌梅 120g、陈皮 60g、炮干姜 85g、黄连
120g、当归 60g、熟附子 90g、桂枝 45g、党参 120g、炒黄柏 45g、川花椒
30g,乌梅用醋浸 1 夜去核,与余药烘干研末为蜜丸重 9g,每日 3 次,每
次 1 丸),治慢性痢疾,慢性结肠炎。又有干姜四神丸(干姜、乌梅、白
芍各 15g、黄连 6g、甘草 9g,水煎服)治肠炎痢疾,久痢赤白,腹痛里急,
屡用诸药少效者。

先父玉书公有桂皮干姜正气散(葛根、藿香、干姜各 15g,苏梗、法
夏、厚朴、益智仁、炙甘草各 9g,肉桂 4.5g)治肠炎泄泻无度、水样便或
呈青色、心腹冷痛、头痛憎寒、遍体冷湿汗者。

先父又曾治溃疡性结肠炎,腹泻赤白黏液,偶有纯血紫黑,因清肠
解毒诸方无效,误服附子理中汤致大便燥结而红色黏液甚多、后重、烦
躁难安、低热冷汗、苔黄燥、舌黯等热结伤阴之证。以白芍 15g、天冬
12g、当归 9g、白茅根 15g、佛手 12g、干姜 6g、阿胶 15g、麦冬 12g、生地
15g、乌贼骨 15g、甘草 12g,水煎连服 30 余剂取良效。干姜调气行血,
散瘀理结,又能去恶生新,有阳长阴生殊用,真肠澼下痢良药也。

78. 白颈蚯蚓

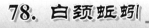

"味咸寒,主蛇瘕,去三虫、伏尸、鬼疰、蛊毒,杀长虫,仍自化为水,生平土。"(《本经》)

蚯蚓常名地龙,有白颈谓其老而条大、肥壮、体壁较厚,前端有带如环,色浅,今两广所产质优。

经言蛇瘕者,常饥而食不下,喉噎塞食,至胸中而吐,或类今之胃、食道肿瘤;三虫者,长、赤、蛲虫也;伏尸者,其病隐伏五脏,积年难除,未发如常人平调无患,骤发则心腹刺痛,胀满喘息,或类今之急腹症、心绞痛也;鬼疰者,必心腹痛,或绝气倒地如中恶,余气不散,停住积久,有时发动,连滞停住,乃至于死,死后注易旁人,传染恶疾也;蛊毒者,或为恶气伤人,心腹绞痛,吐血有块,腹胀便黑如漆,类肝硬化、消化道出血、肝癌、血吸虫病晚期也。

余于《本经》所论地龙主治各项茫然无所知,又无实践经验,仅知地龙气腥咸寒,入厥阴肝经,清热平肝,止喘通络,乃高热狂躁、惊风抽搐、中风半身不遂、热喘不得息、关节疼痛、小便不通、痄腮疮疡之常用药。乙型脑炎高热、惊厥、神志昏迷、面赤气粗、唇干齿燥、抽搐频作者,热极生风,神明扰乱之证,贵州许氏有清凉开窍,镇肝息风之方可以效法:干地龙 15g、生地 30g、生石膏 60g、羚羊角 3g、杭白菊 12g、牡丹皮 10g、大贝母 12g、石决明 20g、川黄连 6g、蜈蚣虫 2 条、连翘 15g。水煎服。

病毒性脑炎嗜睡、头痛、发热、抽搐,有清热散毒,涤痰息风之方:蜈蚣 2 条、全蝎、地龙、黄连各 4.5g,黄芩、熟大黄、枳实、石菖蒲、炙远志各 9g,水煎服。务使大便轻下,邪有出路。养阴药需慎用,此病多有痰湿伏火也。

急黄热毒内陷,黄疸急起加深,高热烦渴,躁动狂乱,抽搐神昏者,犀角地黄汤加地龙、黄连、黄芩、栀子、熟大黄、生地、黄柏可直泄三焦燎原之火。

幼儿高热昏迷抽搐,常见于中毒性肺炎脑病,痰热蒙蔽心窍,引动肝风。贵州陈氏有清肺地龙汤甚妙:地龙、麻黄、全蝎、蝉衣、川贝、细茶叶、钩藤各 3g,羚羊角、生甘草各 1.5g,杏仁 6g,生石膏 10g,水煎频频喂服。

又有精神分裂症狂躁,肝热瘀血痰火是也,干地龙随症加入礞石滚痰丸、无极丸、泻心汤诸方中。

《别录》谓地龙"疗伤寒伏热,狂谬。"陶弘景谓地龙主"温病大热,狂言。"所指即为上述。

然地龙大寒,无论伤寒温热,非阳明实热狂躁,或黄疸腹胀食少便溏,黄色阴晦者皆不可用,凉遏其邪,病深难解也。

痰热壅肺之哮喘,喘急面赤,胸闷炽热,麻杏石甘汤本可清肺化痰,加地龙尤能平其喘急。一般支气管哮喘也可用地龙加入当用方中,喘息难宁者尤当加用之,地龙似有宣肺平喘之专能,然肺热喘逆甚者最宜用地龙,其性大寒是也。

《斗门方》以地龙杵,冷水滤过,浓服半碗治小便不通。而以鲜地龙 30g,洗净泥沙以白糖 60g 化水,蟋蟀 2 个炕枯研细合之,一次顿服可治急性肾炎全身水肿,肚腹胀大,气急尿闭。蟋蟀咸寒微温,也可治水肿尿闭,与地龙相伍甚妙。慢性肾炎水肿难消,黄芪、地龙为伍,可以益脾肾正气,活血化瘀,利水消肿,既通经络,亦可降血压也。

白虎历节多由风寒湿气袭于经络,关节疼痛不可忍,屈伸不利,《圣惠方》地龙散、《证治准绳》定痛丸、《奇效良方》循络丸皆可用之。《本事方》麝香丸尤有特色:生川乌 3 枚,生全蝎 21 只,生黑豆 21 粒,干地龙 18g,研细末入麝香 0.5g,研匀,糯米粉糊丸绿豆大,每服 7 粒,甚者服 10 粒,夜卧前温酒下,若无麝香,加细辛、羌活,或加穿山甲 10g 通经络,入骨骱。

中风半身不遂,风痹流窜,血脉痹阻,气不行,血不濡,肢体偏废,补阳还五汤重用黄芪益气,地龙等活血通络,祛瘀生新,长服可取缓效。

跌伤骨折,必有寒气外来,损伤瘀血处,又必有郁伏之热。贵州顾氏有活血凉血方:当归、黄芪各 12g,地龙、生地、连翘、花粉、土鳖虫各

10g,柴胡、荆芥、桃仁、降香各 6g,黄连、甘草各 3g,红花 4.5g,银花 15g。地龙活血亦清郁伏之热。又有接骨紫金丹,治一切骨碎筋断:干地龙、制川乌各 15g,龙骨、土鳖虫(醋炒)、赤石脂、鹿角胶各 60g,自然铜 90g(醋淬),滑石 120g(醋炒),制乳香、没药各 15g,麝香 3g,为丸如弹子大,每服 1 丸。

取鲜地龙数十条,洁水净,加白砂糖捣糊状,加冰片少许外敷骨折肿胀处,每觉清凉舒适,消肿止痛效果甚为明显。

干地龙水泛丸,山药为衣,服之可促进骨折愈合;干地龙研末黄酒吞服,治跌打损伤,瘀血肿痛者,均是骨折损伤之简易良方。

地龙以橄榄油浸泡数日滤出消毒,涂烧烫伤、下肢溃疡;地龙白糖化液,外用治带状疱疹、对口毒疮,皆简易效验之方。

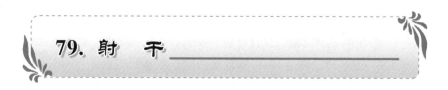

79. 射 干

"味苦平，主咳逆上气，喉痹咽痛，不得消息。散结气，腹中邪逆，食饮大热。"(《本经》)

历来医家皆言射干苦寒，其实微苦微寒性平，余常以之泡水呷服，尚有微甘气息。射干虽善治咽喉肿痛、咽闭喉风、乳蛾、痄腮红肿、牙根肿烂，攻散痈疮一切热毒等证，然泡酒服用，也治跌仆损伤，筋骨疼痛，若其性苦寒，当不能散血消痰，行结滞之气也。

今日所常见支气管哮喘发作，由于寒饮郁肺，肺失宣降，喉中有如水鸡声之哮鸣，《金匮》出射干麻黄汤以治。射干开痰结，余药散寒行水，降气化痰，收敛肺气，为寒饮咳喘所常用之效方。若面白唇青，冬季发作，逐渐加剧，稍受寒凉或劳动即发之哮喘咳逆，其舌苔白润，脉之两尺沉细，属肺实肾虚类证，射干麻黄汤可加黄芪、巴戟、狗脊、羊藿、白果、胡桃仁等肾家温润药以服，因知射干非苦寒沉涩药也。

古今皆以射干为喉痹咽痛要药，余以之为专用药，然咽喉发炎肿痛痹塞，误用温热者少，而滥用苦寒者多，咽滞而转失音，喑哑之类，全系过用苦寒，清阳受遏，寒痰结聚，缠绵难解也。常见慢性咽炎数十年不愈，苦寒之药如板蓝根、山豆根、黄连、黄柏、八爪金龙、开喉剑之滥用难辞其咎矣。

风热疫毒壅滞上焦，咽喉肿痛，憎寒发热，甚至头面红肿，目不能开，舌燥口渴，当以普济消毒饮加射干治之。《温病条辨》以普济消毒饮去升麻、柴胡、陈皮、黄连、黄芩加银花、荆芥、芦根等治温毒咽痛喉肿，耳前后肿，颐肿，也当加射干为妥。

杨栗山《伤寒温疫条辨》之升降散及其加减变化而成之十五方，用于诸多疫病及四时温病，所治表里三焦大热，其状自有不可名者，然多有咽喉痹痛肿胀,乃温毒流注,结于少阴也,余认为诸方俱宜加射干解毒散结。

至于咽喉干燥疼痛,痰少有血,气喘吐涎沫,口渴或身有微热,舌红少津脉细者,清燥救肺、百合固金、养阴清肺、沙参麦冬、麦门冬汤等甘寒生津,清养肺卫诸方,常可加射干利咽止咳散结气也。

痰气郁结之慢性咽炎,梅核气一类也,咽中如有物梗塞,咯之难出,咽之不下,胸中塞闷,仲景半夏厚朴汤有效有不效者,余加射干少许则有常效。余又拟慢性咽炎常用方:射干、石菖蒲、苏梗各 10g,厚朴、法夏各 15g,泡参 30g,热稍重加蝉衣、炒僵蚕、连翘、生甘草、夏枯草,临床每有良效。

厥阴、少阳、三焦皆有相火游溢,苦寒过之则元气虚,相火随起上逆咽部,阴阳互结,喉痹乃成。凡体虚少力,咽部红肿疼痛,口干燥不欲饮或欲饮热水,苦凉药反增病情,当用从治之法,药用射干、甘草、桔梗、元参、泡参、山药,稍加干姜、熟附子为向导,水煎频频咽下;若虚火客于咽喉,口舌常有溃疡,宜用地黄丸加射干十数克,加干姜、附子各 3～5g,生甘草 30g,为滋肾解毒汤,常水煎频频咽下,顿服无益。射干亦能降厥阴、少阳之相火也。

咽喉疼痛干燥,面㿠白无血色,脉细弱者,乃营血虚滞,邪热结于上焦,四物汤加射干、生甘草补血气而利咽喉也。

贵州有方治急性咽炎,扁桃体炎,扁桃体脓肿,咽后、咽旁脓肿及烂喉丹痧等结毒肿痛者甚妙,其方必用射干。

1. 射干硼砂散:

射干、硼砂、山慈菇各 10g,广豆根(去心)3g,冰片 1.5g,共研极细末,少许吹咽喉,每日数次。

2. 喉痹常用方:

射干、元参、丹参、连翘、银花各 10g,花粉 30g,制乳香、没药、炙穿山甲粉、薄荷各 4.5g　水煎服,穿山甲粉分 3 次吞服。

3. 散瘀解毒汤:

射干、川芎、连翘、前胡、生甘草各 10g,天冬、茯苓皮各 15g,水煎服。

4. 解毒清咽汤:

射干 15g,连翘、薄荷各 10g,枳壳、郁金、黄芩、桔梗、栀子、生甘草各 6g,胖大海 3 枚,水煎服。

5. 射干黄连汤:

射干、桔梗、黄芩、麦冬、连翘、生甘草、薄荷、元参各 10g,黄连、山豆根、车前草各 6g,水煎服。

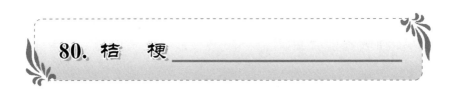

80. 桔 梗

"味辛,微温。主胸胁痛如刀刺,腹满肠鸣幽幽,惊恐悸气。"(《本经》)

俗谓桔梗为舟楫之药,载诸药上行而不沉,故今所用桔梗,仅取其开宣肺气,止咳化痰之功用。桔梗固然为治痰之药,然其功用不止于上焦。先父玉书公治输卵管粘连不孕者,谓其气郁有痰,用小柴胡、丹栀逍遥类方加桔梗,常有种子之效;食积停滞之消化不良,常用保和丸、枳术丸加桔梗,消食化气豁痰之功力尤强。因知桔梗为气分之药,上中下三焦皆可运用。

桔梗治咳嗽痰多或痰闭,无论肺之寒热俱可运用,然其排脓之功尤当重视。肺痈胸痛,咳吐脓血,痰如米粥浊臭,《金匮》桔梗汤、桔梗白散为良方。余用桔梗汤于此证,量可用至 30g,并与较大剂量(90～120g)万年荞合方,其排脓解毒消炎之功用较强。此方也常用于其他肺部感染,胸胁疼痛,痰浊壅滞,发热不退者。

至于瘰疬疮痈肿毒,桔梗又可与五味消毒饮,余拟三蓼消毒饮等方同用。

冠心病胸痛胸痞气短,心悸动不安者,多因胸阳痹阻,必然有痰,益气养阴,活血化瘀诸方中,余常加桔梗,则理气止痛,安神定悸之效果每有提高。

《大明》载桔梗"养血排脓",《备要》载桔梗"下痢腹痛"。余治疗多种肠系感染,特别是大便夹杂脓血黏冻之痢疾或慢性结肠炎,因知其多有痰结之毒,故用桔梗与葛根芩连汤、芍药汤、白头翁汤等调气行血,清热解毒之方合,或与连理汤、附子理中汤、真人养脏汤等温中散寒,消积导滞,收涩固脱之方同用而取显效,知桔梗具排脓消炎之药理也。

余治慢性胆囊炎若常用之方有不效者,加桔梗数克以舒畅肺肝痰郁气机,常有意外效果,其辨证要点在胸胁闷滞,有迫促之感者。

81. 芍 药

"味苦平。主邪气腹痛,除血痹,破坚积,寒热,疝瘕,止痛,利小便,益气。"(《本经》)

芍药分赤白两种,性味,药理,主治均不相同,不容混淆。白芍药可以止肌肉疼痛,缓解咳逆,因其缓急;去血痹,因其养血;止腹痛,因其柔肝;去寒热,因其固腠理。白芍药气味微苦微酸性平,故可以平抑肝阳,养血敛阴,柔肝止痛。余认为此条经文所称芍药,当指赤芍药。白芍药具补养之性,赤芍药苦而微寒,具微辛之气,有宣散疏通之力,有方书归其为清热凉血药,然活血实为其主要功能,因能行气,应为行气化瘀药。

余常用赤芍药治疗妇科血瘀少腹疼痛,可与元胡索、姜黄、当归、五灵脂、徐长卿、生山楂同方。

《医林改错》血府逐瘀汤、通窍活血汤、膈下逐瘀汤、少腹逐瘀汤、补阳还五汤等活血化瘀经典名方,百余年来为全国医界广泛使用于诸多瘀血症,涉及内外妇儿各科,亦为诸多学者之研究课题。诸方中均采用赤芍,直取其除血痹,破坚积疝瘕之力。

温病身热舌绛,神昏,斑疹及血热妄行之吐衄,总由热毒炽盛于血分,《千金》犀角地黄汤用赤芍药清热凉血,解毒消炎。

然温热入于营分,犹可透热转气,除非血分证明确,余慎用赤芍于一般发热证。

赤芍药不惟可止腹痛,尚可用于跌打损伤与疮痈肿痛。

前列腺炎与老年前列腺肥大之小便不利,皆因下焦血气不利,前者可用赤芍药于散结消炎方中,后者则可用于八味丸等益肾方中。

所谓益气者,正如陈修园所云:"邪气得攻而净,则元气自然受益,非谓芍药能补气也。"赤芍药实活血行气之良药也。

82. 败　酱

"味苦,性平。主暴热、火疮赤气、疥瘙、疽、痔、马鞍热气。"(《本经》)

火疮、赤气、疥瘙、疽、痔、马鞍热气等疾,皆因风热、痰火、湿毒结滞于肌肤黏膜、大肠所致,必然红肿热痛,瘙痒蓄脓渗血。败酱草入肝、胃、大肠经,苦平无毒微寒,有清热解毒、排脓破瘀之效,无论煎汤内服或外用湿敷皆有效验。贵州彭氏以败酱草、土茯苓、地肤子、虎杖、皂角刺、赤小豆、山慈菇等为解毒化浊散瘀之方内服,合以苦参汤外洗,治疗尖锐湿疣有显效。尖锐湿疣者,病毒感染所致,顽症也。

然败酱乃清热解毒良药,其用也广泛,非限于痔、疽、疥癣也。《金匮要略》薏苡附子败酱散治肠痈内已成脓,身无热,肌肤甲错,腹皮急,如肿胀,按之濡软,乃寒湿瘀血互结,腐败成脓所致。今以此方为基础,随症加入熟大黄、白芷、冬瓜仁、大血藤、炙鳖甲、皂角刺、银花、地丁、连翘、当归、桃仁等治疗多种类型之阑尾炎症,若药后解出大便间杂脓血秽物,腹痛等症逐渐缓解,病将愈也。

贵州石氏认为多种内科、妇科杂症,体温未必增高,究其根本病因,则为深蕴之湿热毒作祟,善用清热解毒之药治之,并以败酱淡寒无毒,微辛微咸,不伤阴津阳气而常用之,其经验常为余所取效于临床也。

其治肺心病并发感染发作者,咳逆倚息不能平卧,呼吸困难,无论痰之清稀或浓稠,虽有肺肾虚衰之本质,仍以痰热蕴肺辨治,药用败酱、鱼腥草、大贝、万年荞、公英、当归、苏子、前胡、泡参、白果、甘草等增减服用 20～30 剂,终可控制感染也。

其治慢性胃炎胃脘部反复疼痛痞胀,若胃镜显示胃体病变部黏膜潮红水肿,或糜烂渗血,乃系胃内热毒积滞,用清热解毒、疏肝止痛之法,药用败酱、炒地榆、连翘、公英、姜黄、刺梨根、柴胡、白芍、苏梗、青藤香等为方服 20 余剂。

其治风湿性关节炎、痛风性关节炎之属风湿热毒结聚郁阻经络者,关节红肿发热,疼痛不可触,药用败酱、银花藤、桑枝、络石藤、海风藤、百部、石见穿、土茯苓。

其治慢性胆囊炎上腹饱胀,两胁闷滞牵及背部,恶心口干苦涩,不欲饮水,大便不畅,郁忧而烦,舌黄腻,脉弦滑者,显然湿热内阻,用散化痰热、宣畅机枢之法,以败酱加于枳实薤白桂枝汤中,或更加萹蓄清利肝胆也。

其治普通型胰腺炎上腹饱胀疼痛剧烈,寒热烦躁,多属肝胆气滞,胃肠结热,重用败酱于大柴胡汤中,药后若吐出未曾消化之胃内容物或痰涎,继而解出较多浊臭大便,则腹痛随之减轻,继服之,腹痛渐消也。

其治膀胱炎及急性前列腺炎,小便淋沥灼热刺痛者,用清利湿热、解毒化瘀之法,药用败酱、熟大黄、苡仁、车前子、萹蓄、大贝、夏枯草、银花、王不留行、生甘草。连服 10 余剂取效,减量再服 10 余剂可巩固疗效也。

其治结肠炎、直肠炎腹痛下利脓血黏液,里急后重,常用败酱草100g 水煎服,若兼赤白痢疾,更加冰糖 30g 同煎,连服 5～7 剂取良效也。

胞宫所居,为奇经八脉所属之地,病变虽然多端,每与湿热痰毒结聚相关,故盆腔炎、附件炎、子宫体炎、宫颈炎等均需清热解毒、去痰消肿为治也。石氏治急性、亚急性盆腔炎,少腹腰部疼痛坠胀,或有寒热,白带量多或稠黄带血样物秽臭,小便频数急胀,深黄带赤,舌红苔黄,湿热夹毒之类,重用败酱于大黄牡丹汤中,更加银花、赤芍、紫花地丁、台乌药、元胡索、川楝子,服 10 余剂可使腹痛缓解大半,白带明显减少,小便基本正常,继服 10 余剂可使炎症基本吸收。

其治继发性不孕有多次人工流产史者,或为感染所致附件炎、输卵管阻塞不通,平素少腹腰部常见疼痛酸胀牵扯不适,白带量多,阴道出血连绵不断,烦躁梦多,亦常见无特殊不适,无一般症状者。考虑血瘀气郁,湿热结滞,重用败酱于少腹逐瘀汤中,适加穿山甲、白芷散结,连服 40 余剂后更加调补冲任之药,半数病例可以成功受孕也。

附:墓头回

为败酱科植物异叶败酱、糙叶败酱之干燥根,有特殊之缬草样臭气,味稍苦,治温疟寒热,妇女崩中,赤白带下,跌仆损伤,亦是消炎散肿良药。

83. 乌贼骨

"味咸,微温。主女子漏下,赤白经汁,血闭,阴蚀肿痛,寒热癥瘕,无子。"(《本经》)

《素问》有四乌鲗骨一蘆茹丸,治女子有所大出血,气竭肝伤,月事衰少渐闭之血枯者,其通补奇经,以补涩为主,寓意通导。除月事闭塞外,用于气血肝肾虚弱之崩漏带下及不孕症亦当有效。今日有方或类于此:乌贼骨250g炙黄碾细,鱼鳔胶、鹿角胶适量煮化为丸,绿豆大,每服9g。主治白带量多清稀,月经淋漓不断,长年难愈,气血虚弱,将变虚劳者。

盆腔炎症,寒热虚实夹杂者最多,皆因肝火横逆,脾失健运,湿热下注为白带也。慢性盆腔炎少腹绵绵而痛,或坠胀而痛,按之不减,月经将至时疼痛加剧,乃本虚标实之证,《金匮》当归芍药散本可治之,若带下量多清稀,形体羸瘦,乍寒乍冷者,可加乌贼骨收涩固脱止带,又或有通补奇经之功,或有消癥化瘀之效也。然湿从热化,或素来肝火偏亢者,带下色黄而黏稠臭秽,阴痒,尿短赤,或伴见发热者,当重用清热解毒利湿之法,酌用乌贼骨可也。

《千金方》治妇人月经淋漓不止,以乌贼骨、当归各2两,鹿茸、阿胶各3两,蒲黄1两,共碾细末,空心酒服方寸匕,日3夜再服。此方滋肾助阳填精,必然用于肾阳衰微者。月经虽然淋漓不尽,经量总之偏少,色泽亦淡,且头昏耳鸣,腰膝酸软,畏寒肢冷,毛发干燥无润泽或脱落,皮肤晦暗无华,心悸不安,肢体水肿凹陷。若经来不断,血大下如崩或淋漓不止,血色鲜红,心烦口干,夜眠不安,乃阳盛阴虚或血分热重,自当清冲任伏热而凉血止血,乌贼骨可与生地、白芍、丹皮、栀子、茅根、茜草根、旱莲草、知母、黄柏等同用。余常用归脾汤加乌贼骨治疗月经量多,时日较长,心慌气短,身倦乏力,失眠多梦者,取稳当疗效。乌贼骨固可治崩止漏,也需细察其证之寒热虚实而酌情加入当用方中。血病有热,温病热盛者,乌贼骨咸温燥涩不宜重用也。至若血崩昏晕头眩,两目黑暗,甚则不省人事者,无论虚火实火,傅青主固本止崩汤[熟地1两,炒白术1两,黄芪3钱,当归5钱(酒洗),黑姜2钱,人参3钱]、当归补血汤[当归1两(酒洗),黄芪1两,三七根末3钱(药汁送服),桑叶14片],固气汤[人参1两,白术5钱,熟地5钱,当归3钱(酒洗)、白茯苓2钱,甘草1钱,杜仲3钱,山萸肉2钱,远志1钱,五味子10粒]等方,皆可加乌贼骨15~30g,于补气补阴方中,又用止崩收涩之药,不违圣贤治方本意也。惟血海太热血崩,乃肝脉太热,君相火动,必须滋阴降火以清血海而和子宫,子宫清凉血海自固,乌贼骨可暂用少用而不可久用多用,收涩太过,蓄热难清也。

乌贼骨又是胃肠出血要药,胃、十二指肠溃疡吐血、便血者,虽多为劳倦久病,脾气虚弱不能摄血,实则胃中血管被蚀破裂,仍属郁热所伤,急性大量吐血、便血者,大黄白及甘草汤加乌贼骨最是简易良方。乌贼骨30g,白及20g,三七10g合碾细末,每次5~10g吞服,也是溃疡止血实用良方。若系慢性少量渗血,气虚不能摄血,补中益气方中加乌贼骨也为常用者。

贵州彭氏五灵脂乌贼骨散(炒五灵脂、乌贼骨各25g,阿胶10g,黄连1.5g,以黄连煎水浸过五灵脂,晾干后上方共碾细末,每服4.5g,日3服,连服数周)治慢性胃炎长期疼痛难愈。方中乌贼骨除湿制酸止血,敛胃中久难敛口之疮疡肿毒,即溃疡、充血、水肿、糜烂者。余家扶正养胃汤(黄芪、党参、茯苓、白及各15g,白术、炒地榆、炒蒲黄各12g,白芍、枳壳、石菖蒲、炙甘草各10g,乌贼骨18g)治慢性胃炎中气虚损复有湿热瘀血者。

《食疗本草》治小儿大人下痢脓血,乌贼骨炙黄色去皮细研,以粥调服。今又用乌贼骨、藕粉各30g研细,鸦胆子50g加水500ml煎至150ml,药液为糊状,保留灌肠,每日1次,治疗溃疡性结肠炎;用乌贼骨、三七粉、白及、大贝、炒地榆、阿胶、丹参各30g,黄柏、黄连、木香、甘草各20g,白芍50g,共碾细末为蜜丸,每次9g,早晚各服1丸,治慢性痢疾、非特异性溃疡性结肠炎。

《本经》所谓阴蚀肿痛,或与疮疡肿毒有关,乌贼骨、蒲黄各等分研细消毒,撒布创面,可治各种外伤出血,亦治阴囊湿疹;单用乌贼骨炙

黄研细消毒,撒布创口,隔日换药,可治褥疮、慢性下肢溃疡;乌贼骨
15g、大黄 90g、黄柏 30g、黄连 9g、煅石膏 60g 共研极细末,麻油调敷,
用治黄水疮(脓疱疮)。

治疗疟疾,乌贼骨研细末,每次 3g,白酒或黄酒混合顿服,3 次可
以奏效;治疗哮喘,乌贼骨 1 斤倍砂糖研细,每次 15～24g,开水吞服,
儿童酌减,一般两周见效也。

84. 芒 硝

"味辛,寒。除寒热邪气,逐六腑积聚,结固留癖。能化七十二种石。"(《本经》)

宋金时张从正以病邪由外而入体内,或自变化而生,留滞不去,乃一切病证之所由。若病邪去,正气自安也。故立攻下大法,所谓陈莝去而肠胃洁,癥瘕尽而营卫昌。攻下之法可去全身经络脏腑之壅碍,气血流通而身体自健,胜服补益多多。人体健康之要,要在气血之流通无碍也。据古人经验,若干顽症重症,常可一泻而愈,颇值研究。惟近年攻下之法运用未广也。

芒硝辛苦味咸,泻热润燥软坚,治实热积滞,腹胀便秘,停痰积聚,目赤障翳,丹毒痈肿,乃攻下大法之要药也。

防风通圣散治风热壅盛,表里俱实之实证。亦能激发人体内蕴之正气,达致祛邪扶正之目的,又可作为扶正保健之品。凉膈散治中上二焦邪郁痰火,胸膈热聚之类证。二方以芒硝、大黄荡涤下行者,去其邪结而逐其风热痰浊也。

《伤寒论》大承气汤用治阳明腑实证,或大便不通,脘腹痞满,腹痛拒按,甚或潮热谵语,热结旁流,脐腹疼痛,坚实有块,或热厥、痉病或发狂等。大承气汤所治者,或类今日之多种急性传染热病极期与多种急腹症,是为千古良方。

大陷胸汤治水与热邪互结,壅积于上之结胸证,心下痛,按之石硬者。以芒硝、大黄、甘遂荡涤实邪,推陈致新,病既急迫,方药亦峻,此或类今日之急性胰腺炎、急性胆管炎等重危急症也。

柴胡加芒硝汤治小柴胡证兼中焦实热者,虽然微利,燥结仍然留滞,芒硝泻热软坚,胃实可除,潮热微利自止。所治或类今日之某些外感兼胃肠炎也。

《金匮》木防己去石膏加茯苓芒硝汤治膈间有支饮,发为喘满,此因水停心下,上迫于肺,寒饮留伏于胃肠结聚不散,营卫不利也。芒硝软坚散结,导水饮下行,结聚已溃,喘满可平也,此治或类今日之支气管哮喘也。

大黄牡丹汤治热毒内聚,营血瘀积之肠痈,其证少腹肿痞,时时发热,自汗出,复恶寒,若热伏血瘀而脓未成熟,芒硝合大黄、丹皮、桃仁、冬瓜子等荡热解毒,消肿排脓,逐瘀攻下。此治或类今日之急性阑尾炎、阑尾脓肿、腹部脓疡、腹膜炎、盆腔炎、盆腔脓肿也。

鳖甲煎丸治久疟结为癥瘕,寒热并用,攻补兼施,芒硝软坚散结,去痰消痞也。此治或类今日疟疾迁延之肝脾肿大也。

贵州王氏六一顺气汤(黄芩、白芍、北柴胡、芒硝、大黄、厚朴、枳壳、甘草、铁锈粉、黄连、僵蚕、蝉衣、蜂蜜),凡急性胰腺炎、重症肝炎、急性胆囊炎、肠梗阻、急性脑炎、大叶性肺炎、出血热、中毒性痢疾等危重疾病属实热积滞,内结肠胃,热盛津液大伤之证,皆可酌情用之。

先父玉书公老年喘咳方(白芍、当归、山栀、桑叶、焦术、冬葵子、风化硝、黄芩、炙冬花、甘草)治老年支气管炎,哮喘咳嗽,健脾养血而利肺气。风化硝与芒硝为一物本治胃肠实热结滞,亦能利肺家痰水结实而平喘满,肠中宿垢去,亦利肺气宣发也。

王氏柴胡大黄牡丹汤(柴胡、枳实、桃仁、生姜、黄芩、熟大黄、冬瓜子、法夏、丹皮、芒硝)治疗急性胆囊炎、胰腺炎、阑尾炎、盆腔炎等。

方氏止痉化毒汤,芒硝与蜈蚣、全蝎、地龙、黄连、大黄等合用,治痰湿伏火,肝风上扰,嗜睡、神昏、头痛之病毒性脑炎,务使大便轻泻,始能去其湿热毒也。

诸前辈所用方,皆从《本经》及仲景诸方中悟得,又有实用之发挥也。

痰浊壅积之证,乃脾胃土家之实,芒硝可决而泻之,故又为除痰要药。狂躁如精神分裂症,多顽痰邪火也,脉滑数有力,舌红干,苔黄腻甚或起芒刺。芒硝清涤心肝之风火浊痰,直折阳明实火,可与大黄、郁金、黄芩、贝母、菖蒲、桃仁、半夏、胆星等为伍也。

贵州段氏痰厥丸[生胆星(姜汁炒)、白附片(煨)、生川乌(湿面包煨)、生半夏各 30g,郁金 15g,诸药用芒硝汤泡 5 次,生姜汤泡 5 次,白矾汤泡 1 次,取出晒干研末,用腊月黄牛胆 5 个取汁和药,仍入胆内扎口,挂通风处,次年取胆内药加芒硝、辰砂、硼砂各 3g,冰片、麝香各 0.3g,研细末和匀,稀粉为丸如芡实大,金箔为衣,每服 3g,姜汤送下〕治中风痰厥,昏迷不醒,口噤痰喘,癫痫频发。

古方五福化毒丹(桔梗、元参、青黛、牙硝各 2 两,人参 3 两,炙甘草 1 两半,金银箔各 8 片,麝香 5 分,为蜜丸重 3g,薄荷汤下)治急惊风,痰热搐搦。

芒硝外用,又具清热解毒、消肿止痛之专功。芒硝 5 两汤浸洗之,可治漆疮红肿奇痒(《千金方》);水调芒硝涂之,可治火丹毒肿(《梅师集验方》);先父玉书公以芒硝、五倍子等分熬煮,外洗湿敷顽固湿疹皮炎极有效验;余用芒硝水溶外敷治急性乳腺炎、痛风关节红肿疼痛亦良。

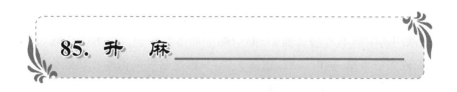

85. 升 麻

"味甘,辛。主解百毒,杀百精老物殃鬼,辟温疫、瘴邪(一作瘴气邪气)、蛊毒。"(《本经》)

东垣云:"升麻发散阳明风邪,升胃中清气,又引甘温之药上升,以补卫气之散而实其表。故元气不足者,用此于阴中升阳。人参、黄芪非此引之不能上行。"凡劳倦内伤,气少阴虚而生内热,自汗不止,少气懒言,体倦肢软,以及大气下陷之一般病证如脱肛、子宫下垂、久泻久痢、久疟等等诸多病证,补中益气汤、调中益气汤、益气升阳汤、升阳益胃汤、升阳顺气汤等益气之方,皆以升麻、柴胡出表,升举下陷之元气,为诸补气方中之使药也。清·黄元御对此类方颇有不屑,谓"足阳明他病,悉宜降药,不宜升提。后世庸工,以之升提阳明胃腑清气。足阳明顺下则治,逆上则病,何可升乎"。然余临床运用补中益气汤等方40余年,方中必使升麻,其提清气,又兼疏通表里,调畅气机旋转,升降出入通利,若能认病准确,兼顾其余,补中益气类方运用范围极为广泛,升麻之用确乎精妙也。然气虚之证,本忌升散,重用升麻无益,分量不过3g,此亦东垣制方本意也。

升麻能透发麻疹痘毒,亦属升提透解,疏通表里之药效也。《滇南本草》升麻汤(升麻、甘葛、桔梗、薄荷各5分,前胡、栀子、黄芩、炒牛蒡子、川芎各8分,甘草3分,引用灯心煎服)治幼儿痘、痧疹不明,发热头痛,伤风咳嗽,乳蛾痄腮;《阎氏小儿方论》升麻葛根汤(升麻、干葛、甘草各1钱,芍药2钱)解肌透疹,主治麻疹初起未发,或发而不透,身热头痛。一般而论,麻疹,痧痘,多因肺胃蕴热,又感时毒疫气而发,以透为顺,初起未发,或发而未透,必开其肌腠,疏其皮毛,助疹外透,邪有出路,自然热退病愈。升麻当为君药,然用量亦不宜重也。

升麻辛凉清利,善能清热解毒。《金匮》升麻鳖甲汤治阳毒为病,面赤斑斑如锦纹,咽喉痛,唾脓血;升麻鳖甲去雄黄蜀椒汤治阴毒为病,面目青,身痛如被杖,咽喉痛,皆用升麻、甘草清咽喉解毒而缓急迫也。阴阳之毒,病在肝胆,起于邪热之郁闭也。《伤寒论》麻黄升麻汤治厥阴病咽喉不利唾脓血,升麻清咽喉而排脓血也。古方清震汤(升麻、苍术各 5 钱,荷叶 1 枚)治雷头风,头面疙瘩肿痛憎寒壮热如伤寒;阳毒栀子汤(升麻、栀子仁、黄芩、芍药各 1 钱,石膏 2 钱,知母 5 分,杏仁 7 分,柴胡、甘草各 5 分)治伤寒壮热、百节烦痛、身发斑烂赤疹;元参升麻汤(升麻、元参、甘草各 5 钱)治热瘴发斑咽痛赤肿,烦躁谵语;十神汤(升麻、川芎、甘草、麻黄、干姜、紫苏、白芷、赤芍、陈皮、香附各 1 钱)治时令不正,瘟疫妄行,或四时感冒风热,发热憎寒,头疼身痛无汗,勿论寒热两感者;普济消毒饮所治风热疫毒发于头面、头目焮热肿痛,开合不利。近人方药中以肝炎乃疫毒、蛊毒之类,以升麻 30g、甘草 6g 加入一贯煎、异功散类方中,直取解毒和中之效;先父玉书公有大黄牛蒡汤(升麻、葛根各 15g,熟大黄、炒牛蒡子各 9g)治时疫毒邪郁结少阳,憎寒发热,腮腺或颈部淋巴结肿痛拒按,甚或头面红肿焮痛,目不能开,吞咽咀嚼不便,口渴烦躁。

升麻疏散风热而解毒,又兼"火郁发之"之意,亦即《本经》所谓"主解百毒……辟温疫、瘴邪"是也。

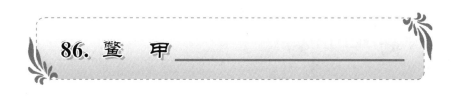

86. 鳖 甲

"主心腹癥瘕坚积,寒热,去痞,息肉,阴蚀,痔,恶肉。"(《本经》)

曾治一例阑尾脓肿,右下腹触及肿块,腹痛局限,寒热往来,脉细弱无力,舌淡胖苔黄腻,用消炎中西药无效。以活血消肿,解毒化癥为法:鳖甲 15g,败酱 15g,蒲公英 15g,蛇舌草 18g,熟附片 9g,藿香 9g,苡仁 15g,当归 9g,青蒿 15g,甘草 9g,服 10 余剂,脓肿吸收良好。

一例盆腔脓肿,剖宫产术后无恶露,腹胀痛,体温 38.5℃,汗出多而烦躁,神疲。妇检:子宫界限不清,左侧宫旁组织有浸润块。白细胞 18×109/L,中性 91％,淋巴 9％。用大剂量青霉素静滴无效。舌质红暗,苔腻,脉弦数。证属热毒蓄脓,瘀阻下焦。治以清热解毒,活血消肿。鳖甲 15g,赤小豆 15g,冬瓜子 15g,皂角刺 9g,当归 9g,银花 18g,大贝 9g,白芷 9g,甘草 3g,败酱 15g,连翘 12g。此方加减服用 10 余剂,体温正常,左下腹包块吸收良好。

《大明本草》谓鳖甲"消疮肿……肠痈"。此与《本经》所载相同,临床用之亦验。仲景鳖甲煎丸寒热并用,扶正祛邪,消癥化积,《千金方》用鳖甲、海藻、大戟、虻虫和药为丸,治癥瘕结块。肝脾肿大属于血瘀气滞者,两方均宜。

癥瘕积聚一类,乃湿热瘀血,痼结阴分所致,其精气亦常亏,鳖甲补阴气,其阴寒之性,可直入阴分以破痼结有形之物。

余用鳖甲、牡蛎、旱莲草、黄芩、当归、益母草、生藕节治疗子宫肌瘤;用鳖甲、牡蛎、马齿苋、黄连、赤芍、炒地榆治疗直肠息肉,均有较好疗效。

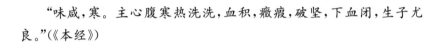

87. 土　鳖

"味咸，寒。主心腹寒热洗洗，血积，癥瘕，破坚，下血闭，生子尤良。"(《本经》)

土鳖破脏腑经络之一切血积，治跌打重伤，接骨消肿，功力甚伟。尚有益肾作用，又化湿热痰痹，可用于诸多痰湿浊留病证，且无一般虫类药之腥浊异气，为最平和之活血化瘀药，内、外、骨伤、妇科所常用也。章次公先生与朱良春先生每用土鳖配伍大队虫类如蜈蚣、全蝎、蕲蛇、蜂房、地龙、五灵脂、穿山甲以明显增强其逐瘀通络镇痛作用，是为宝贵经验。然单独运用，略增分量，也常可取得相似效果也。

其用以沸水洗净，文火焙干，略略炒香存性，或用酒炒，均为细末，黄酒吞服，其活血化瘀功用最佳。

《金匮要略》鳖甲煎丸本治疟病迁延日久，反复发作，正气渐衰，疟邪假血依痰，结成痞块，居于胁下成疟母者，实为慢性疟疾之脾脏肿大。然本方非仅专治疟母，凡肝脾肿大属于血瘀气滞者均可选用；下瘀血汤本治产后腹痛因干血凝着于脐下者，证见少腹疼痛如刺，痛而不胀，拒按，行气之药不效者，当用此攻逐瘀血，亦主经水不利，今用此方略加益气健脾之药，攻补兼施，治疗肝脏弥漫炎症所形成之肝脏变形变硬且持续发展者；大黄䗪虫丸本治虚劳日久不愈，经络气血不利，瘀血停滞体内所谓干血者，妨碍新血生成，肌肤失却营养，粗糙如鳞甲，两目黯黑，乃是补虚活血之方剂，今用治肝脾肿大、肝硬化、或女子经闭及腹部手术后肠粘连等多种病症，宜于久服；土瓜根散治瘀血月经不调，经水不利者多有留瘀，故少腹满痛，按之或有硬块，或一月再现，月经量少，色紫黑有块，舌质紫黯脉涩。仲景之用土鳖于诸方，皆欲其活血化瘀，流传千古不易也。

贵州陈氏治充血性心力衰竭，知其一般症候如心悸怔忡、水肿腹大、气短乏力、喘息身重等,皆因心脏肥大、衰弱无力所致。心主血脉,自然为血瘀之证,又见肝脏肿大,实类膈下痞块,而心衰者舌必紫黯、舌体瘀斑、脉结代涩滞,莫不为血瘀。故常用膈下逐瘀汤活血化瘀,流畅胸中气滞,又加人参、山药益真气以固本,名曰保元膈下逐瘀汤。余用此方每常加酒炒土鳖为末,微温淡酒吞服,每次3~4.5g,每日2次。

陈氏治慢性肝炎、慢性胆囊炎、慢性胃炎、经前期综合征等一般肝气郁滞之证,拟活血四逆散(炒枳壳10g,炒白芍12g,柴胡15g,炙甘草6g,元胡10g,九香虫6g)。此类病证或两胁胀痛不适,情绪不舒,精神忧郁,头痛目眩,脘腹胀满,乳房胀痛,嗳气吞酸,经前腹痛,经血不畅,颜色偏黑或有块状,舌或略紫,脉弦而带涩。肝为藏血之脏,脉弦而涩,必然瘀血,欲顺其条达之性,当须活血。余知本方活血化瘀之意在于增强疏利气机效果,若服之不应者,必加用酒炒土鳖细末3~4.5g,日3服,每收显著效果也。

方氏治肝脾肿大质硬,病情重者,有消癥丸(元胡、甲珠、地龙、红花各15g,党参、黄芪各45g,僵蚕、生大黄、鳖甲、郁金各30g,炒白芥子、山慈菇、川芎、当归、丹参、土鳖各24g,枳实、陈皮各21g,三棱、莪术各15g。为蜜丸,每服9g,早晚服之)略同于大黄䗪虫丸。肝脾肿大质硬,多肝硬化晚期或肝脏恶性肿瘤,乃积聚、臌胀、虚劳一类,每因气血凝滞,郁结生热、生湿、生痰、聚毒,气血亦大损而机体羸弱。

李氏治前列腺增生有通淋散结方(土鳖、知母、肉桂、王不留行、胡芦巴、车前子、炒小茴、海金沙、荔枝核、大贝、夏枯草、桃仁、琥珀粉。)前列腺增生多瘀血痰湿互结于下焦,又有肾气不足,气化不利之根本。本方软坚散结,温利气化,坚持服用月余或更长时日,缓缓取长效也。又用补阳还五汤、黄芪桂枝五物汤加土鳖治疗中风后遗诸证及风湿性关节炎之偏于气虚血瘀、肢体关节疼痛明显者。以土鳖咸寒走窜,入络剔邪,畅通气血也。

石氏以为痰瘀互结乃癫狂重要病因,二者有相互夹杂、互根、消长、转化之关系,故用清火化痰、健脾除痰、温阳化痰之方,配伍土鳖、桃仁、丹参等活血化瘀药。曾治煤气中毒大脑损害有诸多精神异常者,辨证痰气瘀阻,药用熟大黄、炙地龙、前胡、石菖蒲、枳实、桃仁、竹茹、姜黄、胆星、土鳖、藿香、川芎、蝉衣各12g,法夏15g,水煎服,用20余剂取显效也。

　　王氏以为功能性闭经多为实证,继发性闭经尤其如是,而最多见者乃是瘀血阻滞。常见月经数月不行,少腹滞痛,瘀血可结为干血,必当选用土鳖化瘀而生新。痛经者若常在经期,腹痛拒按,经血紫黯有块,其用生化汤加酒炙土鳖,又有三虫二甲散[蜣螂1对(红糖水炒),土鳖5个(酒炒),九香虫5个,生鳖甲15g,山楂肉15g。共研细末,以活血地黄丸煎汤送服,每次5g,每日3次]。治子宫内膜异位症及一般顽固性痛经。输卵管阻塞之不孕症多属肝郁血滞,王氏以四逆散、逍遥丸加土鳖活血化瘀、理络通经。

　　贵州伤科名家治跌打损伤、破骨伤筋、内损外伤后肿胀疼痛者,用土鳖活血化瘀、续筋接骨、调和气血。

　　陈氏土鳖接骨方治损伤骨折:

　　土鳖10枚(瓦焙干),巴豆霜1.5g,乳没各1.5g,生半夏1个,自然铜1g(煅醋淬7次)。

　　共为细末,每服0.5g,酒吞下。服此药忌见风。

　　顾氏夺命丹治严重骨折或多处骨折、开放性骨折、疼痛剧烈甚至休克者:

　　当归、桃仁各9g,血竭、儿茶、朱砂、红花各15g,土鳖45g,

　　骨碎补、乳没(制)各30g,自然铜60g(醋煅),大黄90g,木香1.5g。

　　共研细末,用黄明胶烊化为丸重3g,朱砂为衣,每服1丸,陈酒或温水送服。

　　顾氏接骨紫金丹,治一切骨碎筋断:

　　地龙、制川乌各15g,龙骨、土鳖(醋炒)、赤石脂、鹿角胶各60g,自然铜90g(醋淬),滑石120g(醋炒),制乳没各45g,麝香3g。

　　共研细末,鹿角胶烊化为丸,如弹子大,朱砂为衣,每次1丸,每日2次,陈酒下。

88. 蜂 房

"味苦,平。主惊痫瘛疭,寒热邪气,癫疾,鬼精蛊毒,肠痔。"(《本经》)

蜂房之挥发油有毒性可致急性肾炎,故需炮制:洗净蒸透、晒干,或略炒至微黄色,或碎块入罐内,盐泥封固,煅存性,露去火毒,如此则挥发油已然挥发,毒性几无所存。历年来本草皆言蜂房有毒,《本经》则言其性平。然蜂房属祛风攻散,疗肿恶积毒之药,气血虚弱者慎服,尤其痈疽溃后,元气乏竭者不宜服也。

类风湿性关节炎顽痹,痰浊与瘀血内阻,乃致气血津液运行迟涩,蜂房搜风祛痰、化瘀解毒,可与桂枝、苍术、防风、羌活、鸡血藤、雷公藤等合而治之。若邪热偏盛,局部红肿,可与生石膏、炒知母、百部、石见穿、虎杖、银花藤等合用以清经络血脉中热毒顽痰也。

《简要济众方》治妇人乳痈,乳汁不出,内结成脓肿,蜂房烧灰服之。近人治乳腺炎,将蜂房碎块,铁锅内文火焙至焦黄,勿成炭,碾细末每服1钱,每日6～8次,黄酒加热冲服。淋巴结炎性肿大,发热恶寒头痛,乃痰热蕴结少阳之络,聚而成痈,可用蜂房、七叶一枝花、连翘、大贝、地丁、银花、杠板归等水煎服之,也可用蜂房焙干碾细末,加栀子及少量冰片蜂蜜调服。蜂窝织炎亦服上方,更以蜂房半斤加水煮沸过滤外洗,皆清热解毒、散结消肿是也。

痤疮多因年轻相火上溢,肺胃郁热熏蒸,郁结而发之。余用蜂房12g,栀子、桃仁、苦参、丹参、骨碎补各6g,茵陈、白茅根、地丁各12g,水煎连服月余,可取稳固疗效也。

顽固干癣经久不愈,蜂房焙干碾粉,调凡士林撒布。

痔疮出血肿痛,蜂房一大块水煮沸,候温清洗患部,每日数次;或以蜂房烧存性研末,以茶油调敷;风热牙肿,疼痛连及头面,蜂房烧存性研末,少许酒调,噙漱之。

《别录》治诸恶疽、附骨痈,根在脏腑,历节肿出,恶血死痰也,蜂房、乱发、蛇皮 3 味合烧灰,酒服之。古方救急丹,用带子蜂房与苦楝子、青皮、尖鼠粪共为细末,每服 10g,陈酒下,隔 2 日再服以治乳岩。今人以蜂房为治疗恶性肿瘤之常用药:与炙螳螂、煅赭石、炙全蝎、陈皮、甘草合方可治胃癌;与全蝎、乳香、没药合方可治宫颈癌;与全蝎、守宫、僵蚕合方为消瘤丸可治喉癌、鼻咽癌、淋巴结转移癌。上海曙光医院用蜂房与夏枯草、元参、大贝、丹参、蛇舌草等合方治疗直肠癌;蜂房与莪术、山慈姑、半枝莲、蜈蚣、牡蛎、硼砂合方治疗鼻咽癌;蜂房与沉香、公丁香、沙参、石斛、广木香合方治疗食道癌,皆有一定临床疗效也。

有用蜂房、蛇舌草、七叶一枝花、败酱草、绞股蓝、西洋参清热解毒、散结消肿、益气养阴,为一般恶性肿瘤之基础方。

蜂房毒性微小,药性平和,与诸药无相反相恶之禁忌,又能攻毒散疔肿恶疮,或为一味有重要价值之常用抗癌中药。

蜂房又具益肾温阳,固摄下元之功用。蜘蜂丸(花蜘蛛 30g 微焙,炙蜂房、紫河车、仙灵脾、苁蓉各 60g,熟地 90g,研末,蜜丸,每服 6～9g)补肾填精,化瘀通窍,治下元亏损之阳痿。若妇科带下因湿热又见肾阳不足者,清泄湿热方中加用蜂房。蜂房与鹿角霜、小茴香等温补奇经药同用,可治带下清稀如水,绵绵如注者。儿童尿频或顽固遗尿,乃肾气虚弱,膀胱失约,或伴畏寒四肢冷,消瘦神怯,小便清长,蜂房与五味子、桑螵蛸、桂枝、炙黄芪水煎服之。若系老年前列腺肥大夜尿频多、尿无力、余沥难净,腰膝酸软乏力,用缩泉丸加蜂房有良效。

老年咳嗽哮喘,呼多吸少,动则喘甚,蜂房焙干研细末,合少许蛤蚧粉,每次 0.5g,每日 3～4 次。久咳喘穷必归肾,肾虚不能纳气也。其肺终亦有痰瘀之阻,故呼吸难平,蜂房既益肾温阳纳上奔之气,又去肺中积痰瘀阻,故可以宣肺气、通肺窍以利呼吸也。

亦有用蜂房、蚤休、钩藤、桑白皮、法夏、甘草、枳壳治幼儿咳喘难平属痰热壅肺者,抑或蜂房有止咳祛痰、清热平喘之功效。

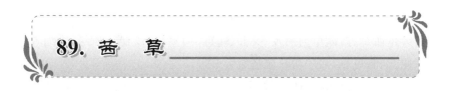

89. 茜 草

"味苦,寒。主寒湿风痹,黄疸,补中。"(《本经》)

茜草入手、足厥阴血分,行血活血而止血为其专务也。治跌仆痛毒,癥瘕经闭,血热崩漏,吐血便血,风痹,湿热黄疸。气虚不能摄血及脾寒泄泻,饮食不进者,精虚血少,阴虚火胜者不宜单用或重用,以其性本苦寒,复伤阴血阳气也。

跌仆骨伤内损者,必然瘀血凝结,经脉不通,气血不调而作肿作痛;痹证历节多是风湿寒气与老痰流注经络而成,气血也必然凝滞不利,茜草去诸死血而通经脉,故为常用药也。

贵州有理伤方专治跌仆损伤,兼治寒湿痛痹之关节炎症:制川乌、鸡血藤、茜草各15g,见血飞6g。制川乌以童便浸一宿,与余药酒泡月余,分10次服完,药渣敷患处。又有理血方用茜草合四物汤更加土鳖、桃仁、老姜、白酒少许水煎温服,治破骨筋伤,内损外伤之肿胀疼痛,兼治风湿痹证疼痛。舒筋丹用茜草与羌独活、骨碎补、巴戟天、生麻黄等药合方治筋骨损伤及一切后遗症、风湿痹证、四肢麻木、左瘫右痪、腰腿痛、癥瘕血块。

风湿性关节炎发热恶寒,四肢关节红肿发热,疼痛剧烈,心烦口渴欲冷饮,大便秘结,小便赤黄,乃热毒内蕴脏腑,气血瘀阻关节,余用白虎汤加茜草、银花藤、熟大黄、生地、石见穿治之,务使清热解毒之药力行于营卫气血之间,制其阳热之亢害也。茜草苦寒通经活络之于热痹,其活血化瘀之专功,又非桂枝类所能也。

《十药神书》十灰散以茜草等药烧炭存性,研极细末,藕汁或白萝卜汁磨京墨半碗调服5钱,食后服下,治火热炽盛,损伤血络,血热妄行,离经外溢之出血诸证。贵州石氏以此方去荷叶加辛凉之冰片,意在通窍散郁火以增强止血效果,特别于创伤出血之外用甚为重要。

吴氏清凉止血汤:阿胶珠、茜草、黄芩、侧柏叶、生地各 30g,生甘草15g,水煎服。所治反复发作难止,量多鲜红之鼻血、吐血,其热结尤重者。因有甘草补中,阿胶养血,虚寒性出血亦当可用。

止血奇方:茜草与白及、灵仙、蒲黄、川贝、丹皮、当归等共研细末,童便、老酒兑服,治一切吐血咯血皆效也。

茜草又为妇科止血之常用药,然余意茜草之止崩漏下血者,阳盛阴虚或血热偏重者最是适宜,以下血鲜红,心烦口干,夜眠不宁,舌质红为常见症候。茜草可与黄芩、丹皮、栀子、茅根、生地、阿胶等同用。对于气虚、阳虚兼血瘀者,茜草当与人参、山药、黄芪、白术、当归、萸肉等同用,如《医学衷中参西录》固冲汤;寒湿凝滞经脉、胞宫血瘀出血,茜草可与温经汤同用也。

《素问》四乌鲗骨一芦茹丸,茜草与乌贼骨、鲍鱼汁、雀卵同用治血枯经闭;《经验广集》治妇女经水不通,茜草 1 两黄酒煎,空心服;贵州王氏茜草当归散,以茜草 15g,当归、刘寄奴各 12g,加白酒 2 匙水煎服,治妇女闭经或经来不畅,或月经后期量少淋漓不畅者,皆因瘀血阻滞也。

又有月经久闭验方:茜草 30g,凌霄花 9g、藏红花 3g,蒸酒食前服,服后忌生冷,亦属活血化瘀之方。

余意月经久闭不行者,即虚者亦有积滞瘀血,故于补气养血、滋肝益肾方中,常可加茜草以化瘀而利血行也。

慢性肝病无论有无黄疸,必然肝气郁滞,气血不利以至性情抑郁,胁腹胀痛,失眠口苦,脉多弦紧或涩,无论有无瘀血见证,清热利湿、解毒健脾、化气利水诸治方中,酌情加茜草当有利结热湿火之清利也。

五灵脂散(五灵脂、荔枝核、茜草各 12g,延胡索 9g,制乳香、香附各 6g,研为细末,每服 3g,或为汤剂亦可)具略温之性,活血化瘀、理气通络,用于寒凝、肝郁、血瘀、气滞之胃脘疼痛。茜草之于本方,活血而外,其苦寒之性,亦可清利寒遏所生之郁火也。

冠心病心气不足,气滞血瘀是其本质,然其瘀血见证不明显者,余所用滋阴益气、补血复脉、温阳祛痰诸方中,常加茜草十数克,可使瘀阻不知觉间渐退,心气渐复也。《本经》茜草"补中"之说,或可以此证之。

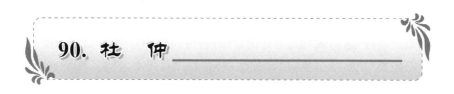

90. 杜　仲

"味辛,平。主腰脊痛,补中,益精气,坚筋骨,强志,除阴下痒湿,小便余沥。"(《本经》)

杜仲按古法炮制,药性始良:切丝切块,盐水充分拌透吸收,文火炒至有焦斑为度。如此杜仲胶质破坏,有效成分易分解析出也。

《本草经疏》谓:"腰为肾之府。"经曰:"动摇不能,肾将惫矣。"又肾藏精主骨,肝藏血而主筋,二经虚则腰脊痛精气乏,筋骨软而不能践地也。因知腰痛酸软诸证,多属肝肾之虚。杜仲益肝肾、养筋骨,是为腰痛正药。

《箧中方》治腰痛:杜仲1斤、五味子半升,切分14剂,每夜取1剂,以水1升,浸至五更,煎三分减一,滤取汁,以羊肾三四枚切下之,再煮三五沸,空腹服,用盐醋和之亦得;《活人心统》治腰痛:杜仲、八角、茴香各3钱,川木香1钱,水1盅,酒半盅煎服之。二方所治腰痛,皆肾虚也。或素体禀赋不足,或久病体虚,或年老体衰,或房劳过度,肾精亏乏无以濡养经脉而腰痛者,其痛必兼腰痿软,腿膝无力,稍劳动则精气伤,腰痛更甚。

《景岳全书》当归地黄汤、右归丸乃常用之方。余用治肾虚腰痛,杜仲必用外,多加黄芪、人参升提,疗效甚好。

寒湿著于腰间,冷而重滞,转侧不利,腰痛逐渐加重,静卧亦不能稍减或反加重,阴寒天气疼痛往往加剧,寒性收引,湿性黏滞,阻滞经络,气血不畅也。《金匮》甘姜苓术汤、《局方》五积散、《丹溪心法》渗湿汤可以祛寒行湿,温经通络,然均宜加杜仲疗效最好。贵州王氏寒湿腰痛方(杜仲、菟丝子、续断、牛膝、木瓜、铁筷子、独活、制川乌)贴切病情,可取常效也。

瘀血腰痛如刺有定处,或有闪仆病史,轻则俯仰不便,重则腰痛剧烈不能转侧,瘀血阻滞经脉,气血不能畅行也。古方趁痛散,近代活络效灵丹通络止痛可用。然贵州张氏杜仲当归饮(杜仲、当归、红花、桃仁、牛膝)治腰痛如刀锥相刺,夜间疼痛明显,瘀血结滞者每取良效。欲以趁痛散、活络效灵丹类方治腰痛,当可加杜仲为主药,杜仲入肝经而必走血分也。《圣惠方》杜仲散(杜仲、甘草、川芎、桂心、细辛)亦治瘀血腰痛不可忍。

风湿腰痛,腰背拘急酸重疼痛,四肢关节活动不利,或麻木不仁,或发热恶风,四肢浮肿,乃风湿寒邪著于腰间。《备急千金要方》独活寄生汤调补气血,祛风除湿,方中杜仲益肝肾,养筋骨,可去关节肌肉间湿淫也。

湿热走注,腰髋疼痛有热感,烦而口渴,小便短赤,舌苔黄腻。因知杜仲虽性温而不助火气,也可用治湿热腰痛。二妙散可加杜仲、车前仁、苡仁、炒知母,利其湿热,又专主其腰痛也。

贵州石氏常治劳动不慎,突然腰痛剧烈,不便活动,躺卧无法起立,无法翻身,改变体位或略伸展下肢,腰痛更甚。以二仙汤加杜仲、川断,常服一二付腰痛大减也。益肾方药或可产生类似激素作用,于病变之肌肉、筋膜之炎性充血水肿大有裨益。余也认为,无论慢性劳损抑或急性腰扭伤,常以仙灵脾、杜仲、川续断、巴戟天等为主治之方,或兼活血、或加利湿、或加益气止痛、或加利湿行气药,视属性而定,其效皆较捷。

杜仲入肝肾而主筋骨,可用于一般痹证如风湿性关节炎,也可用治腰椎间盘脱出之腰痛与下肢神经痛以及颈椎病上肢顽固性放射痛。

中风后遗瘫痪,自有瘀血、痰湿杂陈经络之间,然正气自虚,内伤积损最为重要病机,内伤者,尤其肝肾也。杜仲补气血、养肝肾,诸多活血散寒,祛风活络方中加用之,可取和缓而稳定之效也。

《简便方》治频惯堕胎或三、四月即堕者有方:杜仲 8 两,糯米汤浸透,炒去丝,续断 2 两,酒浸焙干为末,山药 5、6 两为末,共作糊浆,梧子大,每服 50 丸,空心米饮下;《圣济总录》治妇人胞胎不安,杜仲焙干为末,枣肉糊丸,糯米汤下。贵州罗氏保胎验方:杜仲(姜汁炒)、续断(酒炒)、生白术、莲子肉、阿胶各 60g,黄芩 45g,砂仁 30g,水泛为丸,每服 6g,日 3 服。本方补肾固奇经,补脾统气血,药性平和,适用胎动不安,先兆流产,容易滑胎等证,得古贤深意也。

小便余沥不尽者,肾虚有湿热,尿路慢性感染尤其老年患者,若用苦寒清热清利无效,感染难以控制,当以滋养肝肾、补益精血入手。老年前列腺肥大增生,小便淋漓清冷,疼痛不畅,必然下焦阳虚,正气耗伤,治同于此,杜仲可用也。

月经淋漓难止,经年累月,色淡质薄,头晕耳鸣,腰脊酸重,少腹冷痛,下元虚寒,冲任难固;妇科白带消炎清解诸法久不止,腰痛酸软,下肢无力,脾肾气虚,任带之脉不固,皆脾肾不足,无力约束,亦当滋养肝肾,补益精血,杜仲常用也。

妇人月经全凭肾水旋化,肾水虚乏,则经血日以干涸,凡月经量少或经闭之属虚性者,腰膝酸软,神疲少力,头晕耳鸣,服补益气血药不应,必服滋补肝肾如地黄丸加杜仲、参芪也。

杜仲滋补肾气、益精血,五子衍宗丸类方中加杜仲可治男性不育之症,地黄丸、左归饮类方中加杜仲可治遗精滑泄,腰酸腿软者。

人之记忆情志,皆在大脑之中,老年健忘痴呆者,脑髓渐空也;脑髓不足,肾精亏也。杜仲补肾而强志健脑,《杨氏家藏方》杜仲与巴戟、苁蓉等益肾药入肾经气血分,更加菖蒲、远志等除秽逐痰药共为还少丹,最是老年性痴呆良方。

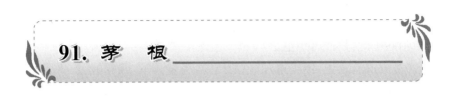

91. 茅 根

"味甘，寒。主劳伤虚羸，补中益气，除瘀血，血闭寒热，利小便。"
(《本经》)

茅根所主劳伤虚羸者，乃指水湿浊邪，入伤脏腑，壅滞血气，渐成虚羸之证，非指茅根补益劳伤所致之虚损本病也。如慢性肝病、心病、肾病者每显为虚劳病候，其治之常法必以祛湿利水、解毒活血为主。

慢性肾功能衰竭者，其病日久，正气大亏，络脉瘀阻，气化不行，虽然面目浮肿，色泽黯然，显著贫血，气短困乏，食少纳呆，头晕目眩，然因湿热痰浊、瘀毒等秽浊代谢物滞留体内，临床每见尿少、出血、呃逆、头痛、疮疡、大便浊垢等病候。清热除湿解毒，祛除蕴于脏腑之风热湿毒至关重要，茅根为常用药也。

贵州陆氏治肾炎综合征蛋白尿伴血尿，或体内有炎性病灶反复感染，蛋白尿时时加重者，每治以白茅根合诸清热解毒通淋药；慢性肾衰之代偿或适应较稳定者，用参苓白术散加白茅根益气养血，祛湿解毒化瘀；严重肾功能不全，用香砂六君丸合地黄丸加大剂量白茅根益脾肾而利水解毒；脾肾阳虚，水湿浊邪内壅之肾衰竭，畏寒肢冷，脉沉细微，尿少水肿，呕恶类关格者，用真武汤合吴茱萸汤加大剂量白茅根利水泄浊。又有肾衰气阴两伤、湿浊化热、尿少或尿闭、呕恶、口臭、衄血、大便黏稠不爽，益气养阴方中，重用白茅根利水而不伤阴津阳气也。

肝硬化腹水当遵《黄帝内经》"开鬼门、洁净府"法则，然可攻泻者，惟壮盛实证，膏粱、老少、虚弱不堪者不可妄用攻劫逐水之法。健脾助运、温中化积之方如香砂六君丸、补中益气汤、参苓白术散、枳术丸等平和之方酌加白茅根固护胃气，水湿逐步得以正常布化排泄，腹水渐行消退也。

心脏衰弱运化无力，水邪伏留，下肢或全身水肿，心悸怔忡，心掣气短，胸中憋闷，脉细结代；或胁下有痞块，口唇发绀，真武汤大辛热温心阳而散寒，或血府逐瘀汤活血化瘀，又加白茅根利水消肿以复正气也。

贵州刘氏有利水消肿方适用肾性、肝性、心性水肿：鲜白茅根 60g、赤小豆 100g 水浓煎服之。《补缺肘后方》治黄疸、谷疸、酒疸、女疸、劳疸、黄汗等证，以生茅根一把细切，猪肉一斤，合作羹，尽啜食之。诸疸者，乃急性黄疸肝炎或慢性肝炎。"黄家所得，从湿得之""诸病黄家，但利其小便"。白茅根利尿解毒，又能轻清泄热，不伤中气，乃传染性肝炎常用药。

白茅根治温病烦热，清热而不伤阴气；治湿温湿热弥漫三焦者，白茅根清热而利小便，湿热从小便徐徐除去，白茅根真温病良药也。

《肘后方》治小便热淋：白茅根 4 升，水 1 斗 5 升，煮服 5 升，适冷暖饮之。今治疗多种泌尿系急慢性感染，小便涩痛溺血，以肝之气血郁滞，下焦膀胱湿热生焉，白茅根亦治淋之常用药。

白茅根又治胃内积热之齿痛龈肿，牙疳口舌诸疮，及肺热郁窒之咳逆，咽痛腐烂诸证。

肺中火郁则咯血、鼻衄；胃中积热则吐血黑便；膀胱郁热则尿血；妇科子宫热则经血妄行，白茅根乃凉血止血之正药也。贵州袁氏吐血、咯血方：新鲜茅根、烧柴火之灶心土。二味药量较多为好，煎汤频频服用，可治消化道、呼吸道之大量吐血、咯血，止血效果甚快，可为急救之方。

陆氏治无症状肾炎血尿，以瘀热伤络辨证，用白茅根清络凉血、化瘀解毒；石氏治特发性血小板减少性紫癜，胸背、手臂黑褐色成片，烦热口渴，齿龈鲜血渗出，亦热壅脉络、迫血妄行，重用白茅根清热解毒凉血；王氏治妇科崩漏之属血热者，知冲为血海，隶属阳明，血海不宁，阳明热盛也，亦重用白茅根泻阳明实火，平肝气之冲逆，凉血而止崩漏也。

《本草经疏》治血热经枯而闭，茅根、牛膝、生地、童便煎服。此类闭经，平素多阳热过盛、肝火上逆、灼伤津液所致，白茅根固然清热，或又有开破之力以行血也。

92. 蜀 椒

"味辛,温。主邪气咳逆,温中,逐骨节、皮肤死肌,寒湿痹痛,下气。"(《本经》)

《金匮》大建中汤用治心胸中大寒痛,痛势剧烈,部位广泛,腹部心胸均为寒气充斥,病因中焦寒甚所致。蜀椒与干姜、人参、饴糖温补脾胃,大建中气,中阳运,阴寒自散也。

乌头赤石脂丸用治阴寒痼结,寒气攻冲之心痛,其疼痛剧烈,经久不愈,四肢厥冷,脉象沉紧,方中蜀椒、乌头、附子、干姜皆大辛热者,逐寒止痛之力甚雄,峻逐阴邪而已。

升麻鳖甲汤用治疫毒感染,侵及血分,面赤斑斑如锦纹,咽喉痛,唾脓血,其邪或可出于表,蜀椒开腠理而逐之也;王不留行散用治金疮,以血伤而元阳虚弱,寒气内积,蜀椒辛热以温肝脾而养元气也;白术散用治脾虚寒湿,胎动不安,每见妊娠心腹时时疼痛,呕吐清涎,不欲饮食,或胎动不安,蜀椒温中散寒,与白术、川芎温血养胎,与牡蛎可以镇逆固胎也。

《伤寒论》乌梅丸用治胃热肠寒之蛔厥证,蛔之寄生肠内,因胃热肠寒而扰动不安。蜀椒味辛可以驱蛔,性温可暖肝肠而祛寒,又补下元虚寒,调和阴阳以治四肢厥冷也。

因知蜀椒温中散寒,除湿止痛,解毒散邪,仲景已尽其所用,后世略有发挥而已。

蜀椒有止咳平喘之功,特别用治痉挛性咳嗽如幼儿百日咳,或喘息性支气管炎,需与沙参、玉竹、黄精、甘草、百部、麦冬、冰糖、蜂蜜等养阴甘润药同用,服之略有麻味,服后常觉咽喉、胸部之紧迫有松解宽舒之感。或蜀椒与麻黄、细辛相类,可以解除支气管平滑肌痉挛而改善呼吸通气之功能,此甘肃一老中医经验也。

蜀椒可用于痹证。贵州张氏有风湿寒痹疼痛药丸,蜀椒与制川草乌、细辛、杜仲、羌活、白术、当归等祛风胜湿,散寒活血药合为水泛丸,治疗风湿寒痹疼痛。亦用蜀椒与追风散、岩川芎、五香血藤、铁筷子、见血飞等草药合用,祛风养血,益气除湿,治疗风湿麻木,折痛酸痛等四肢周身血气痹阻也。梅花针刺药液方以花椒、苦参、黄连、生川草乌、生南星、生半夏、一枝蒿等药用酒精浸泡月余,以梅花针蘸少量药汁,叩击关节疼痛红肿处,治疗风湿性关节炎及肌肉筋膜炎症粘连疼痛麻木重着。本方当从贵州少数民族处得来,气味雄烈,局部运用当能刺激血脉循环而祛风止痛消肿。今日尚有民族医作此治疗,其药酒秘方大约如此方也。

今人有用蜀椒于养血解毒方中治疗子宫恶性肿瘤。古方肥气丸(蜀椒、厚朴、黄连、巴豆霜、干姜、川乌、皂角、茯苓、人参、柴胡、昆布、莪术、甘草,蜜丸)治肝之积名曰肥气者,左胁下如覆杯,有头足,久不愈,令人发咳逆,痎疟,连岁不已。

息奔丸(蜀椒、厚朴、黄连、干姜、茯苓、紫菀、川乌、桔梗、白豆蔻、陈皮、三棱、天冬、人参、青皮、巴豆霜,蜜丸)治肺之积名曰息奔,右胁下大如覆杯,久不愈,令人洒淅恶寒喘咳发肺痈。

痞气丸(蜀椒、厚朴、黄连、吴茱萸、黄芩、茯苓、人参、泽泻、川乌、茵陈、干姜、砂仁、白术、巴豆霜、桂皮,蜜丸)治脾之积名曰痞气,胃脘腹大如盘,久不愈,令人四肢不收,发黄疸,饮食不为肌肤。

积者出于五脏,寒气入于胃肠,肠外津液聚而不散,凝血蕴裹不散,日渐为积聚之证,或类今日之某些良性或恶性肿瘤也。

《圣济总录》椒红丸以蜀椒1斤,生地7斤为丸,每日空心暖酒下,治元脏伤惫,耳聋目暗者;《千金方》延寿丹,蜀椒与五味子、杜仲、生地、当归、茯苓、巴戟诸补益药为方,治诸虚百损,怯弱欲成痨瘵,及大病后虚损不复,凡入于中年后,常服可以却病延年。知蜀椒有纯阳之正,其气温以热,入脾可以温中除湿,入肾可以补元阳,散外邪而通关节,调血脉而除内伤之病也。余家每用蜀椒1两,鸡1只放瓷钵内隔水蒸服,汤汁鲜香浓郁,并无丝毫麻辣滋味,每觉有温中养元补益之效。

《局方》神授散得于河南郡王府,以蜀椒2斤(择去闭口者,与梗略炒出汗),研细末,每服2钱,空心米汤送下,或用酒、米糊丸,梧桐子大,每服 20～30 丸,渐加至 80～90 丸,空心酒下或米汤下。凡人得传尸劳病,气血未甚虚损,元气未尽脱绝者,不须多方服食,早用此蜀椒方多能愈之。此方济世已久,功不可述也。劳瘵之类,真水枯竭,阴火上炎,蒸蒸燥热,或寒热进退,似疟非疟,咳嗽咯血,遗精盗汗,月闭不通,心神恍惚,身形尪羸,蜀椒用于此类证者,一则杀虫以绝根本,一则补虚以复其真元也。

秘传一擦光方:蜀椒、大枫子、雄黄、硫黄各 5 钱,枯矾、蛇床子、苦参、芜荑各 1 两,轻粉、樟脑各 2 钱,细末,生猪油调敷,治疥疮及妇人阴蚀疮、漆疮、天火丹诸般恶疮良效,蜀椒为重要之皮肤科外用药。

蜀椒与诸活血化瘀、续伤止痛药合方,可治骨折伤损,其温行血脉故也。

93. 麦 冬

"味甘,平。主心腹结气,伤中伤饱,胃络脉绝,羸瘦短气。"(《本经》)

《纲目》谓麦冬"气弱胃寒者必不可饵。"所指脾胃虚寒泄泻,胃有痰饮湿浊及暴感风寒咳嗽者多不宜服。麦冬多滋液,微苦而寒,系养阴润肺、清心除烦、生津养胃之正药。善治肺燥干咳、吐血咯血、肺痿肺痈、虚劳烦热、消渴及热病伤津、咽干口燥便秘类证。然余在临床,遇胃气不和,心下胀满,饮食减少,肠鸣腹泻,四肢乏力,舌淡胖脉虚缓者,所用参苓白术散、异功散、补中益气汤、资生丸、香砂六君子汤等补气健脾、升阳养胃方中,常酌加麦冬十数克,常觉更能泛应曲当,少寒热燥湿之弊,自有良效。

李东垣所论暑邪伤人,多夹有湿,感之则身热头痛,口渴自汗,四肢困倦,不思饮食,胸满身重,大便溏泄,小便短赤而舌苔厚腻,出清暑益气汤以治。其于甘温淡渗之中,又有麦冬、五味子甘酸微凉,益养阴津。东垣谓"推其百病之源,皆因饮食劳倦而胃气元气散解,不能滋养百脉,灌溉脏腑,卫护周身所致也。"胃气元气者本含阴津,凡中焦虚损,也必含阴津之耗伤也。麦冬主心腹结气,伤中伤饱,或与此相关?贵州陈氏幼儿厌食方(炒知母、炒川楝子、藿香各5g,麦冬、厚朴、竹叶各6g,木香、砂仁、胆草、甘草各3g)治疗幼儿厌食,面青腹胀,余用此方数以千计,无论老幼,有效者恒多,然几无寻常健脾培土之药,反多苦寒清凉。幼儿生机旺盛,然脾胃柔弱,多食肥甘生冷,胿炙厚味,辄易积滞,蕴生郁火,以致脾虚不运,饮食难化也。麦冬等滋阴清火,反能补虚而益脾胃正气,自有消谷调中之力。然麦冬毕竟寒润阴柔,于脾胃虚寒,清阳不振类证,须从反佐一层立论,则易于正确运用也。

治萎缩性胃炎,胃隐隐灼痛,口干烦渴,食少便结,舌红脉细,此久郁化火，胃液枯燥之证，麦冬、沙参、枸杞、玉竹、白芍、白及、阿胶等药，是为正治也。

　　溃疡性结肠炎，腹痛腹泻，赤白黏液样便，偶有纯血紫红，服温热药后排便不畅，烦躁难安，午后低热，舌红黯，苔黄燥，热盛阴伤之候，用滋阴清热和营方：麦冬、天冬、佛手、甘草各 6g，白茅根、海螵蛸、阿胶、白芍各 15g，当归 9g 水煎服，10 余付黏液脓血、腹痛里急等证消失。因知此类病证，实有阴虚津伤一类，又必当有湿毒、血热之胶结。

　　余治产妇虚弱，口渴气短，心烦汗多，及一般虚人外感热病后血气亏少者，用傅青主生津益液方：人参、麦冬、茯苓、大枣、竹叶、浮小麦、炙甘草；或生津止渴益水饮：人参、麦冬、当归、生地、黄芪、葛根、升麻、炙甘草、茯苓、五味子，汗多加麻黄根或浮小麦。

　　胃络者，胃之大络，名曰虚里，左乳下心尖搏动处。虚里脉绝，心气衰竭欲脱，必然气急喘息，心悸怔忡，冷汗水肿，参麦饮用于心绞痛、心肌炎类证，四肢逆冷，血压下降，脉微欲绝者；炙甘草汤、薯蓣丸用于汗出而闷，脉结代，心动悸，不出百日危殆者。然参麦饮方在人参补真气，炙甘草汤方在炙甘草、生地通心脉、利心气，薯蓣丸方在大剂山药培补元气，麦冬于诸方中养阴生津而已，一味麦冬非能拯心气之欲脱而救危急也。

　　胃肠结气，津液不行，大便燥结难解，杂病热病皆常见，可重用麦冬养阴增液。痈疽恶肿，肌肉难长，脓水清稀，溃烂久不收敛而口渴者，八珍等益气养荣方中，亦常可加麦冬并重用之。

　　余治一般呼吸道感染热壅上焦，肺胃津液耗损，必重用麦冬润肺养胃，清虚实并结之火气，此从仲景麦门冬汤意中习得。

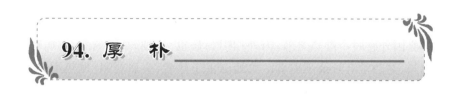

94. 厚　朴

"味苦,温。主中风伤寒,头痛,寒热惊悸,气血痹,死肌,去三虫。"
(《本经》)

　　《本草经疏》曰:"厚朴气味辛温,性复大热,其功长于泄结散满,温暖肠胃。一切饮食停积、气壅暴胀、冷气、逆气、积年冷气入腹、肠鸣虚吼、痰饮吐沫、腹痛泄泻⋯⋯性专消导,散而不收"。

　　《伤寒论》桂枝加厚朴杏子汤,所治素有喘息,又患太阳中风外感,喘息发作。桂枝汤解表以祛风邪,厚朴、杏仁利肺降气以治宿喘咳逆。

　　朴姜甘夏人参汤治伤寒发汗后脾胃受伤,津液为阴气搏结,腹中无阳以化气,转运失职,气滞不通,壅而肚腹胀满。厚朴散滞气,泄寒饮而通阳气以消胀满。

　　《金匮》厚朴大黄汤治支饮胸满,以水饮停居心下,肺胃郁阻也,厚朴合大黄等疏导肠胃,荡涤实邪,开痞满而通大便。

　　厚朴三物汤治腹部胀满疼痛,大便不通,实热内积,气滞不行,重用厚朴行气泄满而止痛。

　　厚朴七物汤治外感风邪,经腑皆郁,经气不泄,发热脉数,腑气不通,腹满而痛,厚朴泄腹满气滞,达郁而解外邪。

　　厚朴麻黄汤治咳嗽喘逆,胸满烦躁,咽喉不利,痰声漉漉,但头汗出,倚息不能平卧,厚朴宣利肺气,散饮降逆而收止咳平喘之效也。

　　大小承气汤、半夏厚朴汤、枳实薤白桂枝汤、王不留行散皆用厚朴行气散满也。

　　《本经》未言厚朴下气除胀满。而仲景以厚朴苦温而用之破壅塞、消胀满、下逆气、定喘咳,消导胃肠之宿食与停饮,实读得《本经》言外之意也。后世之厚朴温中汤、苏子降气汤、平胃散、橘核丸、六和汤皆未有出其右者。

或谓厚朴仅能行气散满，与外感无涉，又未能概全其用也。《本经》所主中风、伤寒、头痛、寒热者必有所系者。

湿温者，今之伤寒沙门菌感染及众多病毒性疾病，虽有饮邪内停，然必因外感时令湿热之邪，内外相引为病也。湿邪黏腻淹滞，故病程绵长，高热常有月余不退者。尤其湿重于热者，头痛恶寒，发热不扬，身重疼痛，肢体倦怠，苔白不渴。正气散、三仁汤、藿朴夏苓汤、六和汤、连朴饮等众多湿温用方，皆以厚朴行气化湿、散结除满、宣利肺气、涤痰除秽，务使中焦运转，三焦通利，湿热得解也。

又有瘟疫邪入膜原半表半里，憎寒壮热，烦躁胸闷，舌苔白厚如积粉；或痰湿阻于膜原，心烦懊侬，间日发疟寒热，《温疫论》达原饮、《重订通俗伤寒论》柴胡达原饮直达膜原使邪速溃，厚朴真湿温疫证要药也。

我黔西北一带，多有寒湿秽浊，常见为消化系统感染如急性胃肠炎、急性细菌性痢疾、急性传染性肝炎等多种疾病、食物饮水中毒等表现为时症瘟疫，症见霍乱吐泻，心腹疼痛，身热寒战，头痛身楚，惊厥抽搐，肢体麻木挛急等候。汪氏等医家以厚朴、槟榔、苍术、丁香、白芷、三棱、羌活、黄连等为时症散以治，活人无算也。

先父玉书公拟桂皮干姜正气散（厚朴、紫苏梗、法夏、益智仁、炙甘草各 9g，藿香 12g，干姜 15g，肉桂 4.5g，水煎服）所治温邪秽浊，湿火不清，头痛寒热，下利肠澼，心腹冷痛，胸膈满闷，甚者手足厥凉，亦属温燥脾胃、开发郁结、宣畅气机用药。

95. 蜈 蚣

"味辛,温。主鬼疰、蛊毒,啖诸蛇虫、鱼毒。杀鬼物老精、温疟、去三虫。"(《本经》)

《本经》所谓鬼疰、蛊毒、鬼物老精者,实指风寒暑湿燥火痰瘀浊邪所结滞,其心虚惊狂,烦躁痴迷,晕厥颠倒,瘰疬痰核肿毒溃烂之类,并非世俗之鬼神妖邪。至于温疟者,乃冬中风邪,郁为内热,又伤于寒,皮毛闭塞,热无出路,内藏骨髓,春阳发动,内热壅滞不能发出,热多寒少之温热证也。

蜈蚣入厥阴肝经,祛风定惊,攻毒散瘀,朱良春先生用治中风、惊痫、破伤风、百日咳、瘰疬、癥块肿瘤、疮疡肿毒、风癣、痔漏、水火烫伤等数十种疑难病症,可师可法。以余阅历之浅,用蜈蚣于临床者不及10余种常见疾病,然亦略略可证《本经》所述也。

贵州石氏有活血头痛方(赤芍、红花、羌活各 10g,川芎、藁本各12g,桃仁 15g,红枣 5 枚,葱白 6g,蜈蚣 2 条。黄酒与水各半煎服,或尽量用黄酒煎服,蜈蚣为细末,每日分 3 次吞服。)治血管神经性头痛,多属血瘀证,其头痛如针刺,如挤压紧束,与气候变化有关,或见弦涩脉,然多为平脉。若夹肝阳上亢者,烦躁易怒失眠,更加天麻、石决明、钩藤、蔓荆子。外伤性头痛也可选用本方治疗,惟初伤热重便秘者宜加熟大黄泻内热引导气血下移。

颅内肿瘤热毒壅盛,瘀血阻络,头痛剧烈,呕吐黄水,或有肢体瘫痪,可用下方治疗:

蜈蚣 2~3 条,山慈姑 15g,三棱、莪术各 12g,土茯苓 50g,冬凌草20g,炙鳖甲、半枝莲、蛇舌草各 30g,石菖蒲 12g,水煎服。

石氏治精神分裂症之属寒痰郁热、气滞血瘀者,面无表情如假面具样,全身肌张力增高,反复询问始能回答简单问题,常用方:石菖蒲、桃仁、焦术、炙远志、法夏、郁金、香附、柴胡各 10g,桂枝 6g,黄连 3g,茯苓 15g,蜈蚣 2 条,水煎服。若属痰热交阻者,本方更加礞石滚痰丸。

痫证突然昏倒,口吐白沫,四肢抽搐者,蜈蚣与天麻、郁金、天竺黄、琥珀、法夏、胆星等开窍除痰药同用,亦有镇静安神、协调阴阳之药效。

风湿性、类风湿性关节炎,风寒湿邪流注经络,诸多祛风逐湿散寒之中草药方,或用水煎,或为细末吞服,或用白酒浸泡,皆可用蜈蚣活血化瘀,温经通络,以除寒湿风毒之痹也。

又有中风后遗半身不遂,麻木不仁,肌肉枯瘦者,养血除痰方中,也常可加蜈蚣祛风通络以利血脉也。

蜈蚣与狗脊、透骨草、徐长卿、刘寄奴等合方可用于治疗急慢性腰腿疼痛;与白芷、羌活、怀膝、元胡、桂枝、老鹿角、熟地合方,可散寒除湿,治疗股骨头坏死。

带状疱疹之剧烈疼痛,如刀割针刺,可见成片成簇,色泽紫红疱疹渗液,常系肝火郁结,气血痹阻,可用龙胆泻肝汤,或防风通圣散,或五味消毒饮加蜈蚣通络止痛;牛皮癣反复发作,皮色焮红,脱屑层层不断,血分积热者,生地、丹皮、生槐花、杠板归、冬凌草、紫地丁、赤芍等清热凉血方中加蜈蚣搜风去血分恶毒邪气,瘀去新生,气血调和也。

赵炳南先生制黑布药膏,主治瘢痕疙瘩,也用于疖、痈、毛囊炎、乳头状皮炎。

黑布药膏方:老黑醋 2500g,五倍子 875g,金头蜈蚣 10 条,蜂蜜 80g,梅花冰片 3g。

制法:砂锅盛黑醋熬开 30 分钟,加蜂蜜再熬至沸腾,用铁筛将五倍子粉慢慢撒入,边撒边按同一方向搅拌,撒完后改用文火熬成膏状离火,再兑入蜈蚣粉和冰片搅匀即可。

用法:外敷此药需 2~3 毫米厚,用黑布或厚布盖上,换药前清洁皮肤,两三天换药 1 次。

其独创之拔膏也必用金头蜈蚣以杀虫除湿止痒、拔毒提脓、通经止痛、破瘀软坚而别具特色。

毒蛇咬伤,为风毒、火毒,或风火之毒,贵州吴氏有蜈蚣解毒汤统治之:蜈蚣 3 条,大黄 15g,当归 15g,防己 20g,赤小豆 20g,银花 50g,连翘 30g,独脚莲 15g,川芎 10g,红花 10g,姜黄 10g,白芷 10g。水煎急服之。

　　蜈蚣与地龙、仙灵脾、当归、巴戟天可用于肾气亏虚之阳痿;与胆草、车前子、苍术、柴胡、泽泻、土茯苓可用于湿热下注之阳痿;与法夏、陈皮、茯苓、贝母、枳壳、熟地可用于阳虚痰泛、宗筋阻遏之阳痿;与王不留行、柴胡、香附、白芍、当归可用于抑郁不舒,肝失条达之阳痿。蜈蚣入厥阴经通血脉以利肝气,故有壮阳起痿之专效也。

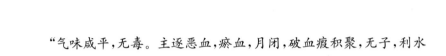

96. 水　蛭

"气味咸平,无毒。主逐恶血,瘀血,月闭,破血瘕积聚,无子,利水道。"(《本经》)

女子以血为本,故多有瘀血之证,观《本经》论水蛭条,似也多偏于妇科之用。

水蛭乃活血化瘀之品,凡蓄血与瘀血证,如妇科之经闭,肿块,积聚,腹痛以及瘀积肿痛,外伤瘀肿,瘀阻经脉之半身不遂,瘀血内停之胸腹诸痛,水蛭均为良药。如兼寒滞,可配以温经散寒药;瘀血化热者,可配以荡涤瘀热药;瘀久正虚者,可配以补养气血药、生津养阴药皆宜,水蛭可随诸药出入表里而成搜剔瘀血之功,使瘀血各从其散。诸多教科书均言水蛭有小毒,《本经》言其无毒,余认为水蛭系药性平和之化瘀药,化瘀血而不伤生血,能与诸多药物配伍者,其性多平和而无毒。

张锡纯治妇女月闭癥瘕,其脉不虚弱者,认为血海必有坚结之血,用一味水蛭为末,开水送服一钱,虽数年瘀血坚结均可尽消。若为妇女冲任虚损,冲脉中瘀阻所致癥瘕及一般脏腑癥瘕、积聚、气郁、脾弱、满闷、痞胀,不能饮食者,亦必有坚结之血,出理冲丸(水蛭、黄芪、三棱、莪术、当归、知母、桃仁,蜂蜜为丸)以治。此方以逐瘀药与补益药并进,癥瘕消而正气不伤。仲景大黄䗪虫丸治五劳七伤之虚损,活血化瘀即所以缓中补虚,是为千古良方。余思二贤立方依据,当从《本经》中来。

余常以水蛭、赤芍、三棱、三七、莪术、生地、人参、怀牛膝、柴胡、香附治疗气滞血瘀所致闭经。其证月经数月不行,精神抑郁,烦躁易怒,胸胁胀满,小腹胀痛;以水蛭与三七为胶囊剂,以山药、当归为汤送服,治疗虚性闭经。其证素来月经量少而淡,甚至数月不行,身体疲乏,面色不华。

余曾用抵当汤加川楝子、元胡索、五灵脂、制乳没治疗子宫内膜异位症。生大黄用 6g，虻虫、水蛭等药均用 9g，水煎服，感此方疗效尚好而无任何副作用，非峻猛方也。

不孕症因瘀血所致者，如部分输卵管阻塞，水蛭可消冲任之瘀血，血脉调和，自能孕产，余常用张锡纯理冲丸。

水与血结之小便不利，全身肿胀，当可用水蛭与白茅根、益母草等药以利水道。有以水蛭、黄芪、熟地、细辛、苦参、甘遂等组方治疗恶性心包积液取相当效果者。

凡水蛭当生用，炙之则药性药效大失。

97. 地　榆

"味苦,微寒。主妇人乳痉痛,七伤,带下病,止痛,除恶肉,止汗,疗金疮。"(《本经》)

地榆凉血止血、清热解毒、收敛消炎,古今用治吐血、衄血、血痢、崩漏、肠风、痔漏、痈肿、湿疹、金疮、烧伤。与《本经》所旨大略相同。

《本草正义》谓:"凡妇人乳痛带下,多因肝经郁火不疏,苦寒以清泄之,则肝气疏达,斯痛可已而带可止"。贵州王氏治盆腔炎、宫颈炎、宫体炎症,因其瘀热内结,小腹疼痛,带下时多时少,或白或黄,每重清热解毒、活血利湿之法,常以生地榆、败酱草、鱼腥草、熟大黄、丹皮、香附、紫花地丁为方。若系慢性者邪毒凝滞,水湿不化,带下量多,小腹绵绵隐痛,或坠胀不适,月经将来时,疼痛加重,腰酸脚软,用补中益气汤合当归芍药散更加地榆,助正气而解邪毒也。

子宫肌瘤出血量多,有大血块,白带亦多,乃湿热、瘀血、相火结聚而成,余用芩连四物汤加地榆治之,或取其凉血止血之用,亦能除湿热、去恶肉结聚也。

贵州陈氏有乌梅黄连丸:乌梅200g(去核)、黄连180g(姜汁炒)、炒地榆240g,蜜丸每服9g;杨氏以芍药汤加生地榆水煎服,均治急性痢疾。痢疾者,湿热毒聚结肠道,以致里急后重,下痢赤白脓血。慢性痢疾、溃疡性结肠炎、下利时发时止,大便结滞不畅,夹脓血黏液,肛门坠胀,袁氏参照痈疽治法,以地榆、三七、白及、芍药、大贝、黄连、阿胶、乌贼骨、甘草为蜜丸缓服,取活血收涩,清热化湿,理气散结之效也。若下痢日久、食少纳呆、疲弱无力者,余用补中益气汤合芍药甘草汤更加地榆、砂仁,益中气而清利局部郁热结毒也。

陈氏治幼儿肠炎腹泻,用地榆、黄连、石榴皮、厚朴、车前子、葛根等为方,除湿解毒,升阳分利,每取良效也。

吐血者多消化道溃疡或食道胃底静脉破裂所致,若肝火犯胃,口苦胁痛,烦躁易怒,可用丹栀逍遥散加炒地榆;若寒郁脾胃,疼痛隐隐,泛吐清水,吐血淡紫,形寒畏冷,用理中汤加炒地榆;若吐血又精神不振,食少纳呆,困倦嗜卧,须用补气摄血之法,归脾汤、香砂六君子汤、人参养荣汤加地榆收敛止血也。

内痔出血,外痔肿痛,有偏方可取显效:地榆、槐角各 30g,猪大肠头共炖汤服。男女痔疮不分内外,中气虚损者以补中益气汤加地榆。亦有肾气虚者用地黄丸滋化液、养生气、强壮固本,加地榆、槐花清热解毒,收敛消炎。

地榆又为重要之烧烫伤外用药。生地榆或与黄柏、或与黄连、或与虎杖、或与紫草皮,共研细末撒布。或与麻油、茶油调敷伤处,亦能除皮肤、肌肉结滞之湿热瘀毒。有方加少许冰片通利结气而散郁火,或加乳香、没药调气追毒皆良法也。

湿温病变中心全在脾胃中焦气分,湿邪郁滞,热气因之蒸腾,《伤寒六书》柴葛解肌汤本治感冒风寒,郁而化热,恶寒渐轻,身热增盛,无汗头痛,心烦不眠。余治夏秋间湿温之典型者如伤寒沙门菌感染,用此方发散透达中焦气分湿热及尚余卫气之郁热,又因地榆苦酸微寒,凉血清肠解毒之功甚为显著,故又加之为治疗伤寒沙门菌感染之专用药物。此类湿温,动辄发热月余不退,必兼有毒,余用此方法每取稳定之效,非三仁汤、黄芩滑石汤、蒿芩清胆汤、甘露消毒丹等方所能及也。

98. 赤小豆

"主下水,排痈肿脓血。"(《本经》)

赤小豆甘酸性平,治水肿、脚气、黄疸、泄痢、便血、痈肿所常用药。

《金匮要略》赤小豆当归散,以赤小豆 3 升,当归 10 两为散,浆水服方寸匕,日 3,治狐惑酿脓,脉数,微烦,默默但欲卧,血分中热随肝经上注于目,赤如鸠眼,又因瘀血内积,两眼内外眦颜色呈黑。当归活血去瘀生新,赤小豆渗湿清热,解毒排脓也。又治先血后便者,亦湿热壅遏大肠所致,赤小豆泻大肠湿热也。

《伤寒论》瓜蒂散:瓜蒂、赤小豆等分为散,香豉 1 合煮取汁,和散 1 钱匕,温服取吐,以快吐为度,用治宿食停滞胃之上脘,胸闷泛恶欲吐者,瓜蒂味苦,赤小豆味酸,故能涌吐胸中实邪。

麻黄连翘赤小豆汤用治外有寒邪,内有湿热,郁蕴不解之黄疸,兼见头痛肌肤瘙痒,恶寒无汗,小便不利。此瘀热未深,麻黄、连翘散热除湿,赤小豆利水散热,小便畅利,黄疸去也。

《肘后方》治肠痔大便下血:赤小豆 1 升,苦酒 5 升,煮豆熟沥干,复纳清酒中,候酒尽止末,酒服方寸匕,日 3 度。

《圣济总录》治脚气气急,大小便涩,通身肿,两脚气肿变为水肿。赤小豆加姜 1 片煮汤成,加紫苏、桑白皮细末,再煎之分温 3 服。

《集验方》治因食辛热物发动热毒,大肠下血,赤小豆杵末,水调下方寸匕。

《千金方》治小儿天火发丹,内有赤如丹色,甚者遍身,或痛或痒或肿,赤小豆末之,鸡子白和如白泥外敷,干则易。一切赤丹并用此方。

贵州石氏治急性黄疸肝炎,每以赤小豆、连翘、蛇舌草、银花、茵陈、败酱草为方,湿热毒从小便去,黄疸渐退;治外感风热、暑热夹湿类证,汗出恶风,纳呆少力,低热,头痛尿黄,以赤小豆、银花、土茯苓、苡仁、杏仁、竹叶、连翘为方,疏风清热而利小便;治胆经湿热蕴结,寒热往来,口苦咽干,烦闷不适,用蒿芩清胆汤加赤小豆利湿清热,引邪外出;治暑湿蕴阻气分,寒热咳嗽,渴不多饮,食少恶心,胸闷不适,用甘露消毒丹加赤小豆涤暑清热利湿;全身皮肤红色痒疹,瘙痒刺痛,或水泡渗液,多风热湿毒并聚皮肤,用赤小豆、生地、紫花地丁、地肤子、赤芍、蝉衣、苦参清热祛风、凉血解毒。

刘氏等治肝、肾、心性水肿,尤其病后脾虚水肿,以赤小豆 120g,新鲜白茅根 50g 水煎饮之。蓄水从小便徐徐去也;治慢性痢疾、结肠炎脓血黏液,赤多白少,腹隐痛,乃脾胃虚寒,湿毒滞留之证,以平胃散温化寒湿,更加赤小豆活血养营、解毒除湿;治急性肾炎,小便短赤,面目浮肿,咽痛,以五苓散发汗通阳,更加赤小豆清热凉血,利水消肿,寒热并行不悖也。

因知赤小豆微寒无毒,入心脾肺经,有利水除湿、消肿解毒、和血排脓、养血益气之功也。

99. 栝蒌根

"味苦,寒。主消渴、身热、烦满、大热,补虚安中,续绝伤。"(《本经》)

栝蒌根即天花粉,生津止渴、降火润燥、排脓消肿,乃热病口渴、消渴、黄疸、肺燥咯血、痈肿痔瘘所常用药。

《金匮要略》栝蒌桂枝汤用治太阳病头痛发热,汗出恶风,表证俱备,身背强直不舒,在里之津液已伤,筋脉失养,营卫不利,所谓痉病见证已现。桂枝汤解肌散邪,栝蒌根清气分热,滋养津液,舒缓筋脉也。

栝蒌瞿麦丸用治水蓄膀胱,小便不利,水不化生津液而上焦燥热,其人口渴甚。以附子温阳化气,栝蒌根润燥生津,而口渴自止。此亦肾气丸之变制,其人必然无热脉沉,用之始为恰当。

栝蒌牡蛎散用治百合病以清热养阴之剂而口渴仍然不解,乃药不胜病。栝蒌根清解肺胃之热,生津止渴,牡蛎引热下行,使热不上炎而消铄津液,津生热降,渴证自解也。

小青龙汤本治太阳伤寒,内有水气,为解表蠲饮,止咳平喘之剂,若口渴者,去半夏,加栝蒌根 3 两;小柴胡汤本治少阳伤寒,为和解少阳主方,若口渴者,乃热伤津液,去半夏,加栝蒌根 4 两,清热生津以解渴也。

消渴病肺胃热实而燥者,津液伤也。古方玉泉丸、玉液汤、消渴方,皆用栝蒌根清热生津止渴也。贵州罗氏以栝蒌根、葛根、地骨皮、石斛、益智仁、山药等为方治疗糖尿病热盛津伤者;张氏以栝蒌根、苡仁、茯苓、知母、麦冬、黄连各药入猪肚内蒸烂熟捣丸,治五脏虚弱,阴火上炎之糖尿病;李氏以栝蒌根、西洋参与桃红四物汤等活血化瘀为方,治疗糖尿病气阴两虚、瘀血阻滞者。

火热郁结之身目发黄,小便若淋若涩,短赤不利,口苦咽干而渴者,可用栝蒌根去五脏郁热,降膈上热痰。《简便单方》治黑疸危疾,栝蒌根 1 斤捣汁 6 合顿服,随有黄水从小便出,如不出,再服;《广利方》治小儿忽然发黄,面目皮肉俱黄,栝蒌根捣取汁 2 合,蜜 1 大匙,二味相合略煎,分再服。

仙方活命饮所治痈疡肿毒初起,红肿焮痛,栝蒌根清热散结解毒也;贵州石氏解毒排脓汤,栝蒌根与大贝、七叶一枝花、银花等煎服用治多种外痈如急性淋巴结炎、急性蜂窝织炎、皮下脓肿等;张氏化疗内消散,栝蒌根与白及、乳香、甘草、蚤休、赤芍等酒水各半煎服,用治痈疡肿毒、疔疮、寒热不清者。

水火烫伤者,气血必然有热挟毒,津液耗伤,栝蒌根甘苦寒降火生津、止渴润燥、通行经脉、生肌长肉,故为水火烫伤内服要药,贵州黄氏有人参清凉饮:白人参、黄柏、熟大黄各 9g,荆芥、防风、竹叶各 10g,黄连 4.5g,栝蒌根 15g,水煎服。

《滇南本草》治跌打损伤,胸膛疼痛难忍,咳嗽多年不止,栝蒌根为末,每服 2 钱,石膏豆腐卤调服。余意栝蒌根气味俱清,可于伤损处清其郁热,尤其新伤者,每有郁热在里也。

附 录

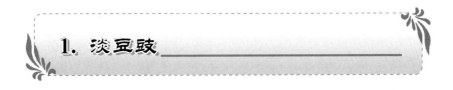

"主伤寒头痛寒热,瘴气恶毒,烦躁满闷,虚劳喘吸,两脚疼冷。"
(《别录》)

"下气调中,治伤寒温毒发斑,呕逆。"(《纲目》)

历来本草多言豆豉苦寒,甚至苦咸而涩。余认为其甘淡微咸,性微温,如苦寒则豆豉无以尽其所用。其解毒,除烦,宣郁,开腠理,涌寒痰宿食,调中下气,能升能散之基本功能无可理解,其伤寒寒热头痛烦躁,热病温毒发斑呕逆、胸闷心中懊恢之主治亦无可理解也。大约豆豉本黄豆所制,豆性本微寒,既得蒸晒酝酿,其气必然微温也。

今日本国人每以淡豆豉为佐餐或零食之物,或当作保健养生之药物,无论老幼日日食之不厌,谓其甘美可口,又谓其健胃消浊气,去痰涎,明耳目,醒大脑神明。观日人虽身形不高,而身体确实较为强健,平均寿命为世界之最长者,似与豆豉有关。长服此物或能聪明耳目,轻身耐老,实亦未知。《纲目》"调中"一语,可释之大略:中焦通达,大气旋转,呼吸出入,吐纳故新之基本生理功能活动,皆趋正常也。

豆豉药用者略干燥,以色黑附膜样物者为佳,日人所常食豆豉则系新鲜发酵,润湿且牵丝挂网有所不同。

《伤寒论》栀子豉汤,用治伤寒发汗或攻下后,烦热、胸中窒塞不舒。因非实邪,故虚烦不得眠,甚者睡卧不宁、烦冤不安,乃因余热内扰。栀子苦寒清热,然无豆豉则无以宣透胸中余热,无以治心中懊恢不安也。

瓜蒂散用治病如桂枝证而胸中有食积寒痰,心下痞硬,有气上冲咽喉不得息，邪实阻碍气机有上越之势。豆豉调和中气，泻浊行瘀，自然涌吐之剂也，与瓜蒂、赤小豆酸苦涌泄催吐之药，自是大不相同。

豆豉非特伤寒所用，瘴气恶毒、烦躁满闷者尤其常用。先父玉书公曾治黄疸瘟疫传染蔓延，众患或便秘腹胀，或下利浊臭；或发热神志谵妄；或凛寒默然如见鬼；或四肢麻木，身困而重，面无表情，然尽皆眼目遍身黄疸鲜明或稍晦。且懊憹烦躁不安，胸膈满闷，呕逆不止，多为涎水黏腻而少胃内容物，汗出粘衣如油垢，小便深黄如浓茶色而短少，口渴欲饮，饮之又复呕出，舌质多黯红，苔黄腻而浊厚，脉多弦滑或濡数。乃因寒热湿毒内侵，暑湿交蒸，致中焦恶毒沉滞搏聚，胆汁为之阻滞，散于血中浸渍肌肤，大约热重于湿。

青蒿 3kg，石菖蒲、生栀子、生大黄各 2kg，杏仁 1.5kg，陈豆豉 3.5kg。

以大铁锅熬煮上药 1 小时，大黄后下，大约为 100 余人份。病者不论轻重，每人每次 1 碗，每日 4～5 次服之；未病者每人 1 碗，每日 1～2次服之以为预防。

药后便秘者大便次数增加，但绝少大量腹泻；下利便溏者均大便次数减少，腹部舒适，小便量明显增加；胸膈渐宣通，呕恶渐除，寒热头痛等症迅速缓解，3 日左右黄疸渐退，7 日左右大部分黄疸退净，疫情半月后得以控制。本例所用豆豉最妙，其流利开通，降逆除烦，宣郁解毒，最能发越瘴气恶毒。

《时病论》春温第一方（葱白、豆豉、防风、桔梗、杏仁、陈皮），从葱豉汤扩充而来，不惟解表，湿热伏气亦可随略汗而解；《通俗伤寒论》葱豉桔梗汤（葱豉更加山栀、桔梗、薄荷、连翘、竹叶、甘草）治风温初起，头痛身热、微恶风寒、咳嗽咽痛者；《伤寒论》栀子大黄汤治酒疸，心中懊憹热痛、大便难、小便不利、身黄鲜明如橘子色，乃胃中郁热太重，若无豆豉、枳实消宿食积痰于胸膈，则无以上下分消湿热瘀毒也。

余意豆豉伤寒常用之发散，瘴气温热病证所用更为广泛者，实因天行瘟疫时疾伏气，或寒热迭侵，或暑湿交争，或食饮停滞，尤其清热攻下后，中阳虚损，有形无形，邪结更甚，以致阳盛不得下交，阴逆不能上清，一切毒邪皆难发越宣泄，仲景形容之妙，曰反复颠倒，心中懊憹是也。若识得其理，识得此证，则豆豉之用大约无遗。至于杂病之痰饮、头痛、呃逆结胸、腹胀下利、咳喘痰闭诸证，也属此理不易。

贵州张氏治幼儿手足口病用四豆饮(黄豆、绿豆、黑豆、白饭豆)，认为系相火溢出为害，如患儿肚腹饱胀，大便不畅，舌苔厚浊，热不退者，以中焦填塞，相火不能归经，实也常为邪火依附之巢穴，必加豆豉于四豆饮方中调中化滞，相火藏而热退疹消。

曾治咽喉发肿疼痛寒热、胸中痞塞、大便不畅、欲呕、烦躁不安，用清凉药咽痛更剧，以豆豉、连翘、桔梗、法夏、石菖蒲治之，胸次渐开，寒热退而咽肿消。治湿热痢疾，初起水泻，二日后便下赤白，里急后重，头痛身热不欲食，用大苦寒药后又添胸痞烦躁欲呕，腹胀满，里急更甚，用葛根、豆豉、陈皮、苍术、厚朴、薤白、生姜、炙草，又加炒黄连 3g、熟大黄 6g，药后胸痞消而烦躁宁，里急缓而腹胀除。治因多吃糯食，饮啤酒又受冷风，冠心病发作者，前胸闷滞疼痛，欲吐不能，时时泛恶，神情呆滞，面如蒙垢，少气懒言而懊憹，脉结代，用葱豉汤加生姜水煎，热服 1 杯，当即得吐酸腐之物甚多，病情随之好转。治慢性支气管炎受寒咳嗽喘息，泡沫痰，因冷食稍多致胃口痞塞，烦闷干呕，饥而不欲食，咳喘更剧，痰变黏稠。因思寒湿郁满，胃气逆而肺气壅滞，用黄元御紫苏姜苓汤加豆豉调中辟寒气，药后胃脘舒缓，咳喘随之减轻。

2. 粳 米

"治诸虚百损,强阴壮骨,生津,明目,长智。"(《滇南本草》)
"味甘、平。主益气,止烦,止泻。"(《本草经疏》)

余手边《本经》内容,俱无粳米。《内经》云"粳米完",冲和完美意也。粳米即为人所常食米,五谷之长,人相赖以为命者,其味甘而淡,其性平和无纤毫毒性,专主脾胃而生五脏正气。人得谷气之全,血脉精髓因之充溢,周身筋骨肌肉皮肤毛发因之强健润泽。寒凉药得粳米可缓其寒,苦药得粳米可平其苦,燥药得粳米可缓其急,毒药得粳米可减其毒,而诸药疗疾之药性不减也。故《伤寒》《金匮》方中亦多加入粳米各有取意,白虎等方千古不灭也。今见《本草经疏》云粳米:"《本经》益气止烦止泻,特其余事耳。"因思《本经》中本来有载。故摘之于此,更待今后考证。

桂枝汤解肌发表,调和营卫,而服药后"啜热稀粥",此桂枝汤精义所在,欲借粳米之谷气助药力,不但易为酿汗发表,更使已入之邪不能少留,将来之邪不得复入。故温服令一时许絷絷微似有汗,是教人以微汗之法。余于外证桂枝汤服法必遵仲景,用九味羌活汤、大羌活汤、葱豉汤等辛温发散药方时,也每嘱药后喝热稀粥助药力。而于诸多内损之证用桂枝汤则常加粳米一撮同煎服之,以化气调摄阴阳,又助桂枝汤本方药力。

余家有简易方治普通感冒头痛寒热、鼻塞流涕、咽痒、周身酸困不适:粳米煮饭新熟未透时,趁热用新汲清凉井水与之和服一碗,顿觉全身轻松爽快异常,感冒常可一饭而愈,妙不可言。

白虎汤清热生津,凡伤寒化热内传阳明或温病由卫及气,壮热面赤,烦渴引饮,大汗出而恶热,脉洪大者,以水一斗,合诸药煮至米熟汤成温服。粳米益胃生津,滋阴润燥,适温热病之所伤也。亦可防石膏、知母大寒伤及阳气。白虎加人参汤治气分热盛，气阴两伤，或白虎证见背微恶寒，或饮不解渴，或脉大而芤，今常见于暑热病身有大热属气津两伤者。虽加人参，仍用粳米，欲其养津液于脾肺，运药力至全身也。

白虎加桂枝汤治风湿热痹，壮热气粗、烦躁、关节肿痛，欲清热通络和营卫，粳米必不可少也。

麦门冬汤清养肺胃，降逆下气。粳米合人参、甘草、大枣益胃生津气，胃之津气充足，自得上归于肺，此为培土生金之法。

余用《温病条辨》益胃汤，因其一派甘寒濡润，必加粳米一大撮于汤中同煮，治胃中灼热隐痛，饥不欲食，口干咽燥，大便干结或干呕呃逆确有良效。此法从麦门冬汤立意中来，凡养复阴气，不可尽用甘寒，恐伤及欲生发之阳气。粳米甘平微温之气，可引诸药至胃中以复其阴，自然输津于脾，脾气散津，上输于肺，通调水道，下输膀胱，五经并行，津液自生成也。附子粳米汤治腹中寒气，雷鸣切痛，胸胁逆满呕吐，粳米于方中扶益肠胃，缓其急迫，附子、半夏始得散寒降逆，温中止痛也。桃花汤治腹痛下利不止，便脓血，虚寒滑脱，粳米益脾胃而补虚，干姜、赤石脂散寒收涩而固肠；急性痢疾，乃湿热毒积郁大肠所致，其病本皆热证，必然苦寒以胜湿热，然久病年衰体弱者，里急后重，下坠异常，不欲饮食，虽湿热毒结滞而脾肺正气已虚，有古方以黄连9g，粳米100g炖煮去渣终日呷之，实亦良法可取。若大肠积秽已尽，仍5、6次入厕，脱肛不收，诸苦寒温补皆无效验者，甲鱼1个修事如法，多用粳米、生姜炖煮，再加砂糖，服之肺与大肠皆得滋养。

余用乌头汤治寒湿历节，关节剧烈疼痛，不能屈伸；乌头桂枝汤治寒气内结，腹痛逆冷，手足不仁，均加粳米一大撮入汤中同煮，意在助卫气调营血，又可略缓乌头燥热毒性也。

余意乌头赤石脂丸若为汤剂也应加粳米，收调中敛阴效果，仲景未必预知今人脏腑弱于古人也。今人用仲景白虎诸方常无显效者，未加粳米也，以为寻常饭食，不经意也。

先父玉书公曾反复告之，凡腹泻无度、内外伤大出血、大汗亡阳虚脱、肢厥休克而渴欲饮水者，绝不可予清水饮之，否则促其亡也。当用粳米急火煮汤加盐、糖温饮，如就近可得，更加人参、附子可以救人于乌有之乡。昔日贫苦人诸虚证，浓米汤可代人参汤也。

有九旬老人无他病,毫无食欲,日见虚弱无力,卧床月余,眼见不起,任何药物皆不相宜。余以粳米,少许西洋参细火慢炖,汤成去渣缓缓喂饲之,数日竟见回生之力。

有古稀者脑血栓形成,小便量多,数周不欲饮食,枯瘦不堪,左侧肢体麻木不仁,脉涩,舌干痿,系气血失于滋荣之偏枯。因无法用药,以粳米、附子、人参细火慢炖,汤成加少许糖、盐,服月余病情大有起色。

贵州徐氏有二白饮:白术、白果各30g,粳米60g共煮至米熟汤成,装保温瓶中,时时热饮,治小儿肠炎泄泻,津伤烦渴,小便量多者。此方成人亦宜之,老年病者尤其相宜。

粳米砂锅炒香,性略燥,中寒便泄者宜之;粳米炒焦糊,则可和中化湿,升清降逆,消食醒脾,一味煮汤治幼儿消化不良,胸腹痞满,倦怠嗜卧,吐泻不宁。

粳米淘洗第二遍时之米泔水甘寒无毒,清热凉血,利小便,治热病烦渴、吐血、衄血、风热目赤、服药过剂及中毒烦闷欲死者有良效,煮开后候温澄清饮之。

3. 延胡索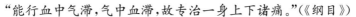

"能行血中气滞,气中血滞,故专治一身上下诸痛。"(《纲目》)

"能治内外上下气血不宣之病,通滞散结,主一切肝胃胸腹诸痛。"
(《本草正义》)

"主破血,产后诸病,因血所为者。"(《开宝本草》)

延胡索辛苦温,入脾胃经,活血化瘀又必走肝经也。主治心腹腰膝疼痛,月经失调,癥瘕崩中,产后血晕,恶露不尽,跌打损伤,乃内、妇、骨伤重要之活血散瘀、理气止痛药。其药性和缓安全而非猛烈,兼能行气,乃攻破通导中之平和者。

《雷公炮炙论》谓延胡索"治心痛欲死"。心痛欲死者,多属冠心病心绞痛。贵州袁氏健脾通络饮,延胡与桂枝、人参、茯苓、陈皮、半夏、川芎、红花为方,温中健脾,通心阳而化痰治冠心病心绞痛之属脾胃气虚、心气虚损者;其温阳化瘀汤,延胡与参附等药温阳通痹、活血化瘀,治冠心病心绞痛之属心阳虚损,胸闷憋气,遇寒尤甚,四肢厥冷,口唇发绀者;又有心脉活血汤,延胡索与归尾、川芎、五灵脂、桃仁、三七、降香等药,治疗冠心病心前区剧痛,固定不移,胸闷心悸,面色青紫,舌有瘀斑,六脉牢实之心脉瘀阻者。

贵州段氏五灵脂散,延胡索与茜草、五灵脂、香附、砂仁、制乳香、荔枝核为散剂或汤剂,具微温之性,用于寒凝、肝郁、血瘀、气滞之胃脘疼痛痞胀者。

谭氏柴胡和胃饮,延胡索与柴胡、郁金、山楂、花粉、法夏、黄芩、陈皮、茯苓、泡参、生姜、甘草、大枣为汤剂,治伏热犯胃,胃失和降,气逆于上,默默不欲饮食而喜呕,上腹饱胀疼痛,消化性溃疡、慢性胃炎、慢性胆囊炎及慢性肝炎活动期因外感寒热或内伤饮食而加重发作者,此方甚宜。

《景岳全书》柴胡疏肝散,健脾和营解郁,然肝气横逆者,稍长必然瘀血存内,余常用此方加延胡索、香附、桃仁、川芎等治疗多种慢性胃炎、胆囊炎、慢性肝炎、闭经、乳腺增生等证疗效甚好。此亦贵州陈氏老中医经验也。

《金匮》温经汤主治冲任虚寒、瘀血阻滞,贵州王氏加延胡索与鹿角霜、巴戟天治疗经前下腹冷痛疗效甚好。

若下腹暴痛喜冷,骨盆尤甚,恶热面赤,口干唇燥,尿频便秘,则可用清热凉血、行气止痛方:延胡、香附各 12g,丹皮、栀子、茜草、芦荟各 10g,黄芩、大黄、黄柏、川楝子各 6g,生地、白芍各 15g。

若月经推后,量少下腹疼痛,可用八珍汤加延胡索,以酒煎药,用当归建中汤加延胡索亦可。

《济生方》延胡索散,主治妇人室女心腹作痛,或连腰胁,或连背膂,上下攻刺,经候不调及一般疼痛者,皆因七情伤感,气与血并结也。

《医学发明》复元活血汤,治跌打损伤,瘀血留于胁下,痛不可忍,若更加延胡索,则其活血疏肝通络止痛之效或更好。延胡索活血之力虽与川芎桃红近似,行气止痛之力又胜之也。

贵州石氏止痛活血汤以桃红四物加秦艽、牛膝、土鳖,并重用延胡索、炒枣仁治疗骨折初期瘀血凝结,经脉不通,局部疼痛肿胀。延胡索止痛持久且无毒性,与炒枣仁相伍,又能协同镇静安神,于疼痛之缓解远胜他方也。

顾氏活血丹:桃仁、红花、归尾、陈皮、枳壳、乳香、没药、血褐、三棱、牛膝、破故纸、香附、三七、乌药、莪术、川芎、木通各 30g,延胡索 120g,研极细末,每 4 小时 1 次,每次 3～5g,红糖开水下,治跌打损伤,瘀肿疼痛。

顾氏又有伤科止痛散,专治损伤疼痛,亦重用延胡索。伤科止痛散方:乳香、没药各 250g,炒延胡索 500g,广木香、细辛各 120g,其研细末,每 4 小时 1 次,每次 3～6g,开水下。

王氏有延胡酸枣仁散,二药各等分研细末,每次 6g,临睡前开水送服,治疗神经衰弱失眠。近代药理研究,延胡索之主要作用,乃在于催眠、镇静与安定,与枣仁相伍则此类作用更为明显,本方单用或加入复方中切实有效,余常用之。

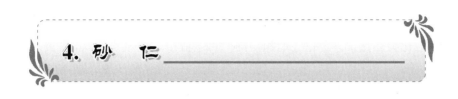

4. 砂 仁

"主冷气腹痛,止休息气痢,劳损。消化水谷,温暖脾肾。"(《药性论》)

"润肾,补中,补命门,和脾胃,开郁结。"(《医林纂要》)

砂仁气味辛温芳香,为开脾胃结气要药,有谓缩砂仁者。分布越南、泰国、缅甸、印尼等热带地区品质最优,古来医家皆用,少用广西、广东所产阳春砂仁也。

砂仁炒研,袋盛浸酒煮饮,消食和中,下气止心腹痛。(《纲目》)

砂仁捣碎,萝卜汁浸透,焙干为末,每服 1、2 钱,食远沸汤服,治痰气膈胀。(《简便单方》)

砂仁、炮附子、干姜、厚朴、陈橘皮等分为丸梧子大,每服 40 丸,治冷滑下痢,不禁虚羸。(《药性论》)

有古方:砂仁与青皮、干姜、枳壳、厚朴、黄连、木香、白螺丝壳、陈皮、吴茱萸、人参、甘草为水泛丸,治清痰、食积、酒积、茶积、肉积在胃脘,当心而痛,及痞满恶心、嘈杂嗳气、吞酸呕吐。多见于急慢性胃炎、胆囊炎、胃肠溃疡等证。

贵州陈氏幼儿厌食方,砂仁与知母、川楝子、竹叶、厚朴、麦冬、木香、胆草、藿香等清凉药为方,治疗幼儿厌食症有良效,理气醒脾并化湿清火,十分切合幼儿厌食症脾胃寒热虚实错杂之基本病理。

伤风喘咳者,脾虚而外感也。中脘不能运化,胃土常逆,肺气失降,宗气不能四达,时时郁勃皮毛,遇饮食未消,中气胀满者,咳逆喘息,胃气愈逆,肺气愈塞,表里不得通达。黄元御紫苏姜苓汤(苏叶、生姜、茯苓、法夏、干姜各 3 钱,橘皮、砂仁各 2 钱)轮转中气,清浊易位,汗溺行而郁闷全消,肺气清降,喘咳平息也。先父玉书公得此心法,以当归润肺汤(当归、白芍、山药、泡参、砂仁、紫菀、花粉、牛蒡子、炙甘草)治疗顽固咳嗽难愈,面色泛青,食欲不振者,以砂仁和胃醒脾,又主寒水郁肺之咳逆也。

黄疸或因卫气闭阖,湿邪不得外达,水谷难消,脾土郁阻,遏其肝气,化为瘀热。砂仁化气消积,开脾胃而除陈腐,中气运转,湿热黄疸可除。小温中丸[砂仁 10 两(醋炒令通红)、苦参、山楂各 2 两,白术 5 两,苍术、神曲、川芎各半斤,香附 1 斤,为梧桐了大,每服 70～80 丸,食前盐汤下,脾虚甚者,白术汤下]治食积黄疸。大温中丸、褪金丸也皆用砂仁,亦治谷疸、酒疸、黄肿、湿热发黄类证也。

贵州石氏有甜鸭汤(山药 60～120g,黑芝麻 60g,鹿衔草 20g,饴糖 15g,砂仁 6g,黑嘴白毛鸭 1 只,鸭宰杀后洗净,鸭肫与鸭肝诸药材置鸭肚内,瓷钵内蒸,服之)治一般内伤虚损,失血久病,骨蒸劳热,慢性喘咳等正气亏损之证。砂仁为余所加,恐补益稍过碍胃也。余以为凡补益方如四君、四物、八味、归脾之类,欲久服者,皆可适加砂仁芳香行气化滞,又能助运化以利气血生成也。

砂仁辛能润肾气,若肾虚阳气不能归窟宅,砂仁温阳可以收纳,今扶阳补火派每常用之。滑脱、虚寒之痢证,里急后重,总缘脾肾阳衰,运转力微,阴邪盘踞大肠,其面白青无神,四肢困倦,宜温补脾肾、收敛固涩,附子理中汤加砂仁 10～30g;阵阵呃逆气阻,胃脘持续隐痛,遇寒加剧,泛吐清涎,大便先结后溏,足太阴脾虚寒呃,理中汤加砂仁 10～20g 健脾、行气、化浊。

失眠因寒邪困扰,肾水虚不能上升,心火旺不能下降故也,宜交通心肾、协调阴阳、滋阴封髓,可用三才封髓丹:砂仁 12g、天冬 12g、熟地 15g、人参 10g、黄柏 15g、炙草 6g,也可用潜阳丹:砂仁 30g、附子 24g、龟甲 6g、甘草 15g。

阳虚汗证,嗜卧,少气懒言,宜扶阳镇纳群阴,阴气始得下降,阳气潜藏乃不外亡,宜封髓丹:黄柏 30g、砂仁 12g、炙甘草 9g 及潜阳丹、郑氏理中汤:人参 12g、白术 30g、干姜 30g、甘草 9g、砂仁 12g、半夏 12g、茯苓 9g。

喘证元阳将脱,阳衰阴盛已极,逼阳于外,阴阳不相顺接,呼吸错乱,必面白唇青,口舌鲞黑,人无生气,理中汤加砂仁 15～30g、四逆汤加吴萸 6g、砂仁 15～30g。

小便不利,淋证因阳虚所致者,下焦阳微,阴寒阻截膀胱之路,其人无力无神,口不渴,苓桂术甘汤加砂仁、白蔻或香砂六君子汤。

喉蛾因肾气不藏,上攻于喉,口内肉色含青黑色或惨黄淡白色,人困无神,脉必浮空,宜封髓丹、潜阳丹。

口臭者阳虚者甚多,面容苍白无神,疲乏,畏寒,满口溃疡,先天真火之精气发泄也,宜服潜阳丹。

遗精、脐痛、疝气、脚膝肿痛、吐血、崩漏等诸证多有阴邪寒湿所致,多宜砂仁扶阳收纳也。

砂仁又为安胎要药,独圣散方:连壳砂仁,慢火炒去壳为末,每服半匙,热酒调下,胎动则服,服后觉胎热则安。

贵州段氏有培育固胎方:生扁豆 18g,桑寄生 15g,鲜荷叶卷心 12g,砂仁 4.5g,水煎服。

罗氏有保胎验方:杜仲(姜汁炒)、续断(酒炒)、生白术、莲子肉、阿胶各 60g,山药 100g,黄芩 45g,砂仁 30g,水泛丸,每服 6g,日 3 服,开水送下。

5. 银 花

"一切风湿气,及诸肿毒、痈疽、疥癣、杨梅诸恶疮,散热解毒。"
(《纲目》)

"主热毒、血痢、水痢。"(《拾遗》)

《温病条辨》治太阴风温、温热、瘟疫、冬温,但热不恶寒而渴者,辛凉平剂银翘散主之,此轻以去实之法。惟诸温病初起,内蕴之热即重,银花、连翘之剂量太轻则难以为功也,视病情银花用至30～60g,连翘15～30g,其透热解毒之效力始著也。

《惠直堂经验方》治痢疾,银花入铜锅内焙枯存性,5钱,红痢白蜜水调服,白痢砂糖水调服。贵州袁氏以银花90g(微炒去水气)、生山楂45g、生甘草15g,煎汤送服五味香连丸,治疫毒痢发病甚急,壮热口渴,头痛烦躁,胸满不食,腹痛呕恶,后重特甚,所下脓血多为紫红色,或呈血水样,便次频频,甚至昏迷惊厥,类似今之中毒性痢疾、坏死性肠炎也。危重病症,必然大剂量用药始良,银花甘寒,又具升浮清气之力,与黄芩、黄连、黄柏之苦寒有异。若不欲固涩,不必炒制成炭,本方略炒去水气,清热解毒药性保全也。

《江西草药》治热淋,用银花、白茅根、天胡荽等分水煎频服。余治急性泌感湿热蕴结下焦,用《局方》八正散加银花、杠板归各30～45g,大增清热解毒之力,共奏利水通淋之效也。

《医宗金鉴》五味消毒饮(银花3钱,野菊花、蒲公英、紫花地丁、紫背天葵各1钱2分)用治火毒结聚之痈疮疖肿,初起局部红肿热痛或发热恶寒,或各种疔毒,疮形如粟,坚硬根深,状如铁钉,此清热解毒良方,亦平和之剂也。惟原方剂量太小,于今病情显然不足,一般可增10倍之量。银花非苦寒之药,极少伤正弊端,若系虚人,亦可加生甘草十数克顾正解毒,若仅为热毒之证,本方视其轻重增减药量即可。至若兼痰者、湿者、瘀者、肿块者、气阴津液甚至阳气伤损者,俱可随证加化痰、淡渗、活血、软坚散结、益气养阴或辛温化气之药。五味消毒饮本为外科专方,余则用于内、妇、儿科多种感染性疾病也。余用此方,又必加甜酒 5～6 匙,蜂蜜 1 匙,既可行血脉而助药势,解毒消炎之力亦得增强,此古法不可不遵也。

《洞天奥旨》清肠饮治大肠生痈,手不可触,右足屈而不伸:银花 3 两,当归 2 两,地榆、麦冬、元参各 1 两,生甘草 3 钱、苡仁 5 钱、黄芩 2 钱,水煎服。近代外科所用之阑尾化瘀汤、阑尾清化汤、阑尾清解汤均用大剂量银花加入行气活血方中以治阑尾炎或阑尾脓肿也。大黄牡丹汤、薏苡附子败酱散加银花 30～60g 治急性阑尾炎蕴热期、脓肿早期亦有常效。

《验方新编》四妙勇安汤:银花、元参各 90g,当归 30g,甘草 15g,水煎服,一连十剂,药味不可少,量减亦无效,治热毒炽盛,患肢黯红微肿灼热,溃烂腐臭,疼痛剧烈,或见发热口渴之脱疽热毒化火内郁重症,现代常用治热毒型闭塞性脉管炎症,银花解大热毒为君也。

《外科十法》治杨梅结毒:银花 1 两,甘草 2 钱,黑料豆 2 两,土茯苓 4 两,水煎服,须尽饮。

《竹林女科》银花汤:银花、黄芪各 5 钱,当归 8 钱,甘草 1 钱 8 分,橘叶 50 片,水酒各半煎服,治乳岩积久渐大,色赤出水,内溃深洞;丹溪橘叶散:青皮、煅石膏、没药、甘草、当归头、银花、蒲公英、瓜蒌仁、皂角刺、青橘叶,加酒煎服,亦治乳岩有核肿结也。今治乳腺癌破溃难收者,此二方更加冬凌草、猫爪草、炙鳖甲解毒散结也。

《温病条辨》安宫牛黄丸治温病热邪内陷心包,痰热壅闭心窍,高热烦躁,神昏谵语,以及中风昏迷,幼儿惊厥之属邪热内闭,其脉虚者用人参汤下,其脉实者用银花薄荷汤下,增强清热解毒之效也。余意牛黄清心丸、紫雪丹、至宝丹、神犀丹等用治热邪壅盛、神昏窍闭之证,无不宜此服用方法。

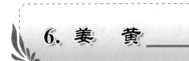

6. 姜 黄

"主心腹结积、疰忤、下气、破血,除风热,消痈肿,功力烈于郁金。"
(《唐本草》)

姜黄下气破血,辛苦走泄,其治如气逆、痞塞、胀满、喘咳、胃脘痛、腹胁肩背及臂痛、痹证、妇女血瘀经闭、产后瘀停腹痛、跌打伤损诸证。

《圣济总录》姜黄散[姜黄(微炒)、当归各 1 两,木香、乌药(微炒)各半两为散,每服 2 钱匕,煎吴茱萸醋汤调下]用治心痛不可忍。古人所谓心痛者,今之心绞痛、胃痛、胆囊疼痛也。

近人用血府逐瘀汤加姜黄、元胡索治疗冠心病心前区疼痛剧烈,痛处固定不移,属心脉瘀阻者;用生精补髓、养血益气、内托升陷之方加姜黄治疗虚寒性胃、十二指肠溃疡或胃炎;或用苦寒清利、消肿解毒之方加姜黄治疗肝胃郁热结毒之胃肠溃疡炎症;或用养胃益气、化积除冷之方加姜黄治疗脾虚湿郁,中焦积滞之消化不良,胃酸呃逆之胃炎;或用滋阴养胃之方加少许姜黄治阴液枯涸之胃炎,可以理气机而止痛,可助阴液之化生,又可避免诸润药滞中也。

胆囊炎、慢性肝炎多气机郁滞,邪气蕴藏于肝胆经脉深处,燮理枢机则能疏利羁伏已久之病邪。柴胡桂枝汤、逍遥散、柴胡疏肝散等方中适加姜黄,可增斡旋气机、消积化滞、解毒消炎之效也。急性黄疸肝炎所常用清热利尿、利胆消炎方中,适加姜黄,亦利肝胆湿热毒之结滞也。至于黄疸日久,肝郁血瘀者,身目发黄而晦暗,用血府逐瘀汤类方,更可加姜黄散郁结之血气而推陈致新也。

黔省多寒湿痹证,其性必然留滞,气血经络为之阻遏,不利不通故疼痛剧烈,亦复沉重麻木。散寒逐湿、祛风通络方中加姜黄务使正气周流,血脉充养也。贵州陈氏以独活寄生汤加姜黄 15~20g,附子20~30g 治疗肩周炎疼痛剧烈,余习而取常效也。四肢关节红肿热痛,触之痛甚,心烦口渴冷饮,便秘溲赤之湿热痹,清热解毒、除湿化瘀方中,加姜黄可以化瘀通络,去湿热毒而行气止痛消肿也。

姜黄苦能泄热,辛能散结气,不惟可以除风热、散痈肿,更可以透散热毒之内蕴。《伤寒温疫条辨》升降散[僵蚕(酒炒)6g,蝉蜕(去土)3g,广姜黄(去皮)9g,生大黄12g]既能升阳中之清阳以利正气,复能泻阴中之浊阴而解毒。凡杂气温病,若表气郁闭则热毒不得外越,里气郁结则秽浊阻塞,热闭小肠或热阻胸中,则心肾之正气不行,水道不通,以至全身升降失灵,诸窍闭滞,危殆立至也。姜黄透表解郁宣膈,疏通里气而清小肠,升降散可为治疗四时温病、三焦浊邪怫郁之基本方也。

贵州石氏以神解散类方:蝉衣、姜黄、熟大黄、僵蚕、车前仁、厚朴、石菖蒲、神曲、黄芩、藿香、连翘、竹叶治疗病毒感染,痰热秽浊类证,汗出粘衣,寒热不清,大便不畅,小便混浊,心中烦乱,面色如垢;用银翘贯众饮:姜黄、贯众、连翘、生石膏、元参、蝉衣、薄荷、熟大黄、银花、野菊花治疗重症流感,发热恶寒,鼻塞口渴,咽喉肿痛,烦躁难安,四肢周身酸楚莫名。

余也曾用升降散加薄荷、苍术、白芷、连翘等治疗急性淋巴结炎;用升降散加丹皮、桃仁、甘草治疗狂犬咬伤。总欲姜黄透散辟恶,将风邪热毒提出阴分而分解。概言之,姜黄于外感温热结毒之作用甚大,不可不知也。

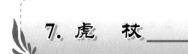

7. 虎 杖

"主大热烦躁、止渴、利小便、压一切热毒。"（《药性论》）

虎杖为常用清热解毒药,微酸而略有苦味,又略有辛气。治诸般火热毒邪,又善活血化瘀,较大剂量运用不伤人阳气阴津,久病或虚人感染常用之。贵州有大量野生不须栽培,故其药性保全。余自拟三蓼汤(虎杖、金荞麦、杠板归各 30g)为清热解毒之草药方,略可示其所用。

(1)治血热妄行之吐血、咯血证:凡是证多因火热之气上逆。吐血多兼有瘀血,咯血多兼有痰浊。消化道出血者加紫珠草,支气管扩张咯血加白及、生藕节,元气虚者更加山药、山萸肉。

(2)治痰火壅滞心脉营血证:多种病毒或细菌性脑炎,高热不退,甚或神昏谵语,发斑吐衄头痛,本方加石菖蒲、胆星、郁金、竹沥、大黄、法夏,甚或安宫牛黄丸。也曾用此方法治愈重症肝炎。若痰浊重而热毒裹于其中,本方略减其量而石菖蒲、郁金、法夏、竹沥增其量,痰浊去而内蕴之热也自去。

(3)肺痈证:多因风热外侵,痰火内结,郁结肺中,形成痈脓。本方又兼活血消痈散结功能,加泡参、桔梗、冬瓜子、牛蒡子等。

(4)疗毒疮痈疖肿:多种皮肤及黏膜急性感染之痈疖脓肿,多系热毒壅滞,此方内服,亦可煎汤外洗湿敷。

(5)湿热黄疸:急性传染性肝炎用此方加车前草频服之,可以解毒退黄。急性肝炎多夹湿,苦寒太过伤及阳气则成阴黄,则病必难解。若便秘则加大黄,大便溏而不爽,加枳实、厚朴、苍术、茯苓、石菖蒲、茵陈;若为阴黄,须加附子、白术、炮姜。

(6)痰热咳喘证:多种肺系炎症如大叶性肺炎、急性支气管炎、支气管哮喘,本方常与化痰平喘止咳药如麻黄、杏仁、炙紫菀、细辛、法夏、苏子、前胡等同用。肺心病因肺感染发作者,上方加当归、白果、制黄精、山药扶正。间质性肺感染,加祛风药如地肤子、蝉衣、防风、薄荷、羌活、荆芥等。

(7)湿热白带:宫颈炎、宫体炎、附件炎等多种妇科炎症表现为湿热白带者,本方加土茯苓、苡仁、苍术、乌药、车前子等为清热解毒、行气利湿药方。常有气虚者,加补中益气汤;若为急性盆腔炎,加熟大黄、皂角刺、冬瓜仁、大贝、夏枯草解毒除湿、化瘀散结;慢性盆腔炎腹痛隐然而下坠,白带清稀,此方加橘核、台乌、吴茱萸、炒荔枝核、徐长卿。

(8)热毒泻痢:急性细菌性痢疾,加白芍、木香、厚朴、当归、槟榔解毒凉血,也适用慢性结肠炎类证。

(9)淋证:普通炎症感染,本方频服常饮之可以利尿消炎,若遇劳而发者,益脾肾方中加入本方。前列腺炎性肿胀,加冬瓜子、桃仁、橘核、王不留行;若老年性前列腺肥大,可伍六味地黄丸,或金匮肾气丸等。

先父玉书公治跌打新伤红肿瘀痛,用新鲜虎杖捣烂,或干者研细末,均用醋或酒和之外包患处,是为破瘀消肿良方。若加土鳖虫、元胡索、当归尾、乳香、没药、陈皮等,更可散瘀活血,消肿接骨。

虎杖又是烧烫伤之重要药物。轻者用虎杖研细末,麻油或茶油调涂,或虎杖干粉撒布创面,病情重者,虎杖浓煎药液调涂。虎杖与地榆、大黄、乳香、没药等合而外用,亦为烧烫伤常用之方。凡烫火伤者,气血分必然有热夹毒,虎杖同甘草煎汤服之可以从内清解,也可与人参、山药、当归、麦冬同用,泻热而生津液、养元气也。

8. 白　果

"温肺益气,定喘嗽,缩小便,止白浊,降痰消毒杀虫。"(《纲目》)

"补气养心,益肾滋阴,止咳除烦,生肌长肉,排脓拔毒,消疮疥疽瘤。"(《本草再新》)

宋以前无医家用白果,修本草者亦不收。近代所用者,哮喘痰嗽、白带、白浊、遗精、小便频数,是为收敛之剂也。或谓白果有毒,可以致人死亡,然中毒者皆过量所致,或炒煮未熟也。余临床所用,幼儿10粒左右,成人20粒左右,去壳去心入汤剂煎服,从未发生任何副反应。

《摄生方》定喘汤以白果21枚去壳砸碎炒黄,与麻黄、苏子、冬花、半夏等药宣肺降气、祛痰平喘,用治素体痰多,又感风寒,肺气壅闭,郁而化热之哮喘咳嗽,痰黄稠不易咳出者。白果敛肺定喘而祛痰,与宣肺药同用,既可加强平喘之效,又防肺气之耗伤也。

贵州陈氏以定喘汤加前胡、紫菀、蝉衣用治支气管哮喘或喘息性支气管炎;程氏以阳和汤加白果、苏子、紫菀、前胡、泡参,用治慢性老年性支气管炎、支气管哮喘;石氏治肺心病反复发作,咳逆倚息不能平卧,痰清稀频频咯出甚多者,虽形寒肢冷,畏寒浮肿,渴喜热饮,也每用清肺解毒药如蚤休、败酱草、鱼腥草、金荞麦之类加白果数十克;余治急性支气管炎咳嗽难平,持续不能止,或有较多泡沫清痰咯出,宣肺止咳方中也常加白果,均取常效,未见敛邪弊端也。余意白果不惟收敛肺气,又可平抑上奔之肾气,开合之间,闭郁之肺气已得宣通,喘咳得平也。

《傅青主女科》易黄汤(山药、芡实、黄柏、车前子、白果)健脾燥湿,清湿热而止带下,用治脾虚湿热带下黄稠腥臭,腰痠脚软者。然白果之用于妇科带下证,非仅收敛一端也,贵州妇科名家陈氏谓:"舒肝扶脾,调和营卫,燥湿运化,芳香行气,滋阴温养,清热解毒,治带诸方,皆可适加白果"。余意白果益脾胃,又能拔毒愈疮消炎消肿,或能固护任督二脉,是为一般妇科带下证常用药也。

固精丸治遗精滑泄;桑螵蛸散治小便频数,或如米泔色;缩泉丸治小便频数,幼儿遗尿,皆因肾气不足,肾精亏乏,或膀胱虚冷,以致收纳无权,不能约束。白果微甘性温,气薄味厚,益肾滋阴,入肾家润其枯涩,诸方常可加白果数十克以增疗效也。

余家有猪脂白果饮(白果十数粒去壳及心,开水煮沸,放猪油1小匙,白果入内煮3～5分钟,煮熟捞出,乘热嚼食之,每日1次,晚间服)治老幼遗尿不能自知自止属脾肾虚者。

贵州徐氏有二白饮(白术30g、白果仁15g,用米汤煎药装暖瓶中热饮)治小儿泄泻,津伤烦渴,小便量多。此类泄泻,脾胃虚而阴伤。白术健脾,白果仁甘苦涩平,有收敛小便之专能,又可除肠中湿气而止泻,可使津液还于胃中,恢复其正常循环。不惟止泻止渴,尤利气阴,既用于小儿泄泻,成人亦宜之,老年久病者尤其相宜。

贵州陈氏有白果解毒饮[紫花地丁、银花各30g,白果20粒(去壳、心),桔梗、知母、大贝各9g,甘草3g]治疗疔毒。方中紫花地丁、银花等清热解毒,散结消肿。余本知白果敛肺气、定喘咳、止带浊、缩小便,未知其可疗疔毒。《滇南本草》谓:"大疮不出头者,白果肉同糯米蒸合蜜丸。"《本草再新》治乳痈溃烂,白果半斤,以4两研酒服之,4两研敷之。又见本方,始知白果可疗疔疮肿毒。

9. 五灵脂

"破血行血,凡瘀血停滞作痛,产后血晕,恶血冲心,少腹儿枕痛,留血经闭,胃间作痛,血滞经脉,气不得行,攻刺疼痛等证,在所必用。"(《本草经疏》)

"主疗心腹冷气,小儿五痫、辟疫,治肠风,通利血脉,女子月闭。"(《开宝本草》)

五灵脂甘温无毒,入足厥阴肝经,气味俱厚,阴中之阴,故入血分散血活血而止诸血气刺痛,行血宜用生者,止血当须炒制。

王清任制膈下逐瘀汤,治瘀血在膈下形成积块或小儿痞块,或肚腹疼痛,痛处不移,或卧则腹坠似有物者;少腹逐瘀汤治少腹瘀血积块疼痛或不痛,或痛而无积块,或少腹胀满,或经期腰酸腹胀,或月经一月见三、五次,连接不断,断而又来,其色或紫或黑,或有瘀块,或崩漏兼少腹疼痛;身痛逐瘀汤治气血痹阻经络所致肩、臂、腰、腿疼痛或周身疼痛。三者皆活血化瘀专方,皆用五灵脂以散心腹、经络血气瘀滞。其血府逐瘀汤虽无五灵脂而后世诸医所用又常加五灵脂。王清任诸方所治病证百十余种且多疑难者,疗效显著,数百年别开生面,是为名方可传也。

肝为藏血之脏,喜条达而恶抑郁,体阴而用阳,乃人体气机血脉运行畅达之保障。常见肝硬化者,多有胸胁满闷,胁下隐痛,脘腹胀痛,面色晦滞少华,形瘦削,肩颈青筋暴露有血痣,舌有瘀斑,脉涩。贵州李氏常用异功散加五灵脂于肝硬化脾胃气虚血瘀者;用一贯煎加五灵脂于肝肾阴虚、血脉瘀滞者;用清热解毒、健脾利湿方加五灵脂于湿热内郁者;用桂附地黄汤加五灵脂于脾肾阳虚、癥块瘀阻者;或用复元活血汤加五灵脂用于瘀血结块于肝脏,疼痛不休者。均直指厥阴肝经瘀血气滞,而有推陈致新之功。至于慢性肝炎、迁延性肝炎,其治也略同上法,而清热解毒、利湿健脾方加五灵脂为最常用者。

慢性胃炎、胃溃疡脘部胀满疼痛,或伴嗳气吞酸,其证虽在胃脘部,实因肝失条达,少阳津气不展,郁热犯胃侵脾,气机阻滞所致。五灵脂芳香解郁,行气止痛,乃胃炎、胃溃疡常用良药。贵州段氏五灵脂散(五灵脂、荔枝核各 12g,元胡索、茜草各 9g,香附、砂仁、制乳香各6g,碾细末,每服 4.5g,日 3 服,或水煎作汤剂)略具温散之性,治胃炎疼痛之属寒凝肝郁、血瘀气滞者;彭氏五灵脂乌贼骨散(炒五灵脂、乌贼骨各 250g,阿胶 100g,黄连 15g,以黄连煎水浸过五灵脂,晾干后上方共碾细末,每服 4.5g,日 3 服,连服数周)治慢性胃炎长期疼痛难愈者;潘氏消痞五香丸[五灵脂、香附(醋炒)各 100g,黑白丑各 12g(半炒半生)为水泛丸,每服 3g,日 3 服,服月余]亦治慢性胃炎、胃神经症似觉有物填塞胸次,按之无形无痛者。胃炎久而屡发,今日胃镜视之,必见溃疡、充血、糜烂、水肿等瘀血凝痰之病变也。

贵州王氏治胃、十二指肠溃疡疼痛胀满,有乌贝失笑散方(炒蒲黄、五灵脂、大贝母各 15g,乌贼骨 18g,枳壳、黄芩各 9g,黄连 4.5g,水煎服,另用三七粉 3g 吞服),疗效较好。

朱良春先生所用灵丑散[五灵脂 20g,黑白丑 10g(半炒半生),碾为散,每服 3～6g,日 3 服]治痢疾肠炎泄泻初起,胃肠积滞未消,浊气填塞,腹痛撑胀者,可使浊气下行,胀消痛定,五灵脂又可辟肠胃中冷热湿毒,通利滞气也。《永类钤方》灵脂散(五灵脂为细末,每服 6g,温酒下,妇人酸汤下)治暴心痛不可忍者。今用血府逐瘀汤加失笑散调畅气机,开通心阳,行气和血,治疗冠心病发作胸痛,心动悸。

五灵脂又为妇科行气活血、开闭散郁要药,治恶露不下或不尽,瘀血腹痛,经行腹痛,子宫寒冷不孕。贵州陈氏以五灵脂、蛇舌草、莪术、大贝、牡蛎、当归、元参、川芎、桃仁、半夏、山楂、蒲黄等治疗子宫肌瘤;丁氏以五灵脂、鸡血藤、穿山甲、生地、败酱、丹皮、苦参等治疗子宫肌瘤。皆因本病气机郁阻,血运迟滞,津液不行,血、气、痰、湿热相互搏结,发为癥块,五灵脂和余药自能开破之,消散之,余临床所常采用也。

贵州石氏以五灵脂合干姜、小茴、川芎、当归、大贝、白术、茯苓等治疗寒痰血瘀之不孕症,服药数十剂后,渐见少腹不冷,腰腹不痛,白带减少,月经基本正常,则多可受孕。又以生化汤加五灵脂、蒲黄、黄酒共煮,治产后或人流后恶露不行或阴道流血不止,少腹疼痛或低热

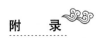

不退；更加砂仁、肉桂、吴萸，又治产后胃肠寒气疼痛，均有良效也。

　　慢性盆腔炎，腹部隐痛，白带量多色黄，尿频数，经期下腹坠痛加剧，或急性发作整个下腹疼痛加重伴有低热。余常用萹蓄、瞿麦、胆草、银花、丹皮、熟大黄、革薢、黄柏、木通为汤剂服，五灵脂、元胡索、香附、川楝子等分为末，每服 10g，日 2 次。若腰酸软疼痛，少腹冷痛，肛门下坠感明显，阴道流血，白带量多清稀，上述五灵脂散剂加服温宫散寒、行气化滞之方：香附、台乌、乳香、没药、桃仁、小茴、当归、川芎。

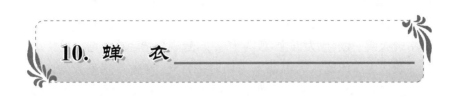

10. 蝉　衣

"治头风眩晕,皮肤风热,痘疹作痒,破伤风及疔肿毒疮,大人失音,小儿噤风天吊,惊哭夜啼,阴肿。"(《本草纲目》)

蝉衣甘咸微凉,《本经》所载为知了之虫体,今所用为知了羽化后之蝉壳。时珍认为,虫体大约治脏腑经络,蝉衣治皮肤疮疡风热。清·黄元御也以蝉衣轻浮,专主皮毛而已。虽大家亦未必识得蝉衣药用之全貌也。

固然风温初起,风热新感,发热微恶风寒,口微渴,咳嗽,无汗或少汗,可用之解表泄热;咽喉肿痛,声音嘶哑之属风热上壅者,可用之利嗓亮音;痘疹发出不畅,可用之透表促发;风气客于皮肤瘙痒,可用之疏风止痒;疔疮可用之研末醋调涂四周;小儿夜啼可用之合蜜令儿吮;小儿阴肿可用之煎水浸洗;病后眼生翳膜可用之与白菊合蜜煎服。然蝉衣虽体轻浮,性仅微凉,实能用治外感风热毒邪,深入脏腑气血者。清·杨栗山以蝉衣"轻清灵透,为治血病圣药",有"祛风胜湿,涤热解毒"之功。所著《伤寒温疫条辨》之升降散及其加减变化而成之十五方乃是用于诸多传染疫病及四时温病之重要组方,除解毒承气汤外,众方皆用蝉衣也。如神解散治温病初觉,憎寒体重,壮热头痛,四肢无力,遍身酸痛,口苦咽干,胸腹满闷者;清化汤治温病壮热憎寒,体重,舌燥口干,上气喘吸,咽喉不利,头面浮肿;芳香饮治温病头痛,牙痛,心痛,胁痛,呕吐黄痰,口中流水如红汁,腹如圆箕,手足搐搦,身发斑疹,头重舌烂之肺胃火毒者;大清凉散治温病表里三焦大热,胸满胁痛,耳聋目赤,口鼻出血,唇干舌燥,口苦自汗,咽喉肿痛,谵语狂乱者;小清凉散治温病壮热烦躁,头沉面赤,咽喉不利,或唇口颊腮肿者;大复苏饮治温病表里大热,或误服温补和解药,以致神昏不语,形如醉人,或哭笑无常,或手舞足蹈,或谵语骂人,不省人事,目不能闭者,名亡阳证；小复苏饮治温病大热，或误服发汗解肌药，以致谵语发狂，昏迷不醒，燥热便秘，或饱食而复者……。其余增损三黄石膏汤、增损大柴胡汤、增损双解散、加味凉膈散、加味六一顺气汤、增损普济消毒饮，所用蝉衣或一钱，或为五个，或为十二个，皆视病情轻重而增损也。

余认为虽传统认为温病本为四时之常气，疫病乃感染天地之异气，然温病常兼秽浊，而所谓疫毒，乃郁热滞于体内，必秉温热之性质，所治皆以解毒为主。蝉衣乃系升降散解毒泄热诸方之不可或缺者，切不可小视之。

胞兄恩权教授对温病学研究颇深，对升降散诸方尤为重视，于蝉衣之临床运用体会亦深，尝用升降散与生石膏、黄连、丹皮、栀子、蚤休、藕节等合方治疗疫毒外窜，内陷营血之流行性出血热；用升降散与枳实、竹茹、桃仁、地龙、川芎、川贝、前胡、法夏、炙远志、土鳖治疗痰热内郁、神明蒙蔽之煤气中毒；用芳香饮与牛蒡子、苍术、石菖蒲、升麻、葛根合方治疗温毒湿热，兼夹秽浊之急性淋巴结炎；用增损双解散加芦根、野菊花、白茅根、贯众合方治疗热壅脉络，迫血妄行之特发性血小板减少性紫癜；用蝉衣合五味消毒饮治疗风热夹湿蕴毒之过敏性皮炎；用蝉衣加桑叶、芦根、黄芩、前胡、竹茹、杏仁、枇杷叶治疗燥热伤肺之支气管炎；用蝉衣加麦冬、黄芩、地肤子、石斛、泡参、芦根、生石膏、枳壳、川贝、百部、甘草治疗风热蕴肺之间质性肺炎；用蝉衣加荆芥、当归、银花、连翘、芦根、元胡、桑寄生治疗外感风热，血室被扰之经期外感风热；用蝉衣加地肤子、益母草、紫地丁、白茅根、续断、茯苓、熟大黄治疗肺脾两虚、风热上壅之慢性肾炎水肿；用蝉衣加柴胡、郁金、法夏、鱼腥草、胆星、黄芩、青蒿、熟大黄治疗风热侵扰、痰气闭郁之精神分裂症。

恩权教授又撰祛风解毒汤(蝉衣、僵蚕、连翘各6g，赤小豆、紫地丁各15g，苦参10g，地肤子12g，土茯苓25g，甘草9g)治疗多种与过敏有关疾病如紫癜、肾炎、哮喘、结肠炎、荨麻疹等。以风邪善行而数变，多在表分，然与湿热相合，也能深入脏腑血脉，故蝉衣与诸清热解毒利湿药联用，正是针对风邪与湿热病邪共存之病机。

附：僵蚕："味咸，平。主小儿惊痫夜啼，去三虫，灭黑皯，男子阴疡病"。(《本经》)

僵蚕气味俱薄，入皮肤经络，发散诸邪所郁之风热也，又能化痰散

结,熄风定惊,去一切怫郁不正之气,然必须酒炒去其腥秽,以利诸般病情。其用大约有三:

一、痰热壅盛之惊痫抽搐,熄风止痉化痰也,与全蝎、天麻、胆星等合用之。脾虚久泻,慢惊抽搐者,又与党参、白术、天麻合用。

二、风热头痛、目赤、咽喉肿痛等证,疏风泄热也,与桑叶、荆芥、木贼、连翘、银花、栀子等合用,也可与甘草、桔梗、元参、法夏等同用。

三、瘰疬痰核之类,化痰散结也,与大贝母、夏枯草等合用。

然最常与僵蚕配伍合用者,必为蝉衣无疑,上述三类病证均宜之,可以行气解郁,开肺窍而透散郁热,疏通里气而洁小肠,如升降散诸方,乃四时温病三焦浊邪壅遏之对药也。

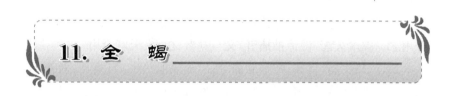

11. 全　蝎

"专入肝祛风,凡小儿胎风发搐,大人半身不遂,口眼㖞斜,语言謇涩,手足搐掣,疟疾寒热,耳聋,带下,皆因外风内客,无不用之。"(《本草求真》)

全蝎咸辛,性平。祛风止痉、通络解毒、止痛散结,主治惊风抽搐、癫痫、中风、头痛、风湿痹痛、破伤风、结核流注、风疹疮肿。其功与蜈蚣相类,其用与蜈蚣大略相同。且二者皆系虫类,皆入厥阴肝经,同气相求,合用之其力更为彰显,诸多疾病,二药合用,取临床良效也。

朱良春先生以全蝎、蜈蚣、炮山甲、火硝、核桃仁合方,章氏"虚痰丸"以蜈蚣、全蝎、斑蝥、炮山甲合方,治疗淋巴结核之瘰疬,解毒消坚之力甚强。余家有全蝎蒸梨方治幼儿、少年之瘰疬也甚效,其方:贵州威宁黄梨1个(若梨大可用一半)去皮横切两半去核,全蝎细末3g,纳梨中盖好,牙签固定,隔水蒸熟服之,每日1次。大约30天为一疗程。病者肿大之淋巴结多能完全恢复正常,形成脓肿之腐肉也多渐渐脱去,新生肉芽组织逐渐收口愈合。且服此方后,一般精神饮食大有改善,身体逐渐胖壮,毛发色泽也有光亮。

又有肾结核者,病之初起,腰部酸软疼痛,渐至无法站立伸直腰部,精力不振,形体消瘦,午后低热,手足冷汗,尿频尿急,常见肉眼血尿,服此全蝎蒸梨方2月得以痊愈。

又治结核性盆腔炎时有低热,腰骶酸楚,少腹坠胀,时有白带,月经量少舌红,渐至闭止,颧红咽燥,手足心热,亦用本方,又用养阴和营汤药(醋炙鳖甲30g,青蒿15g,地骨皮12g,生地30g,当归12g,丹皮10g,白及15g,百部20g,崔草花20g)辅之治愈。

若为一般盆腔细菌性炎症,少腹腰骶疼痛坠胀,黄白带下,或附件结节增厚,清热解毒剂中,也可加全蝎化瘀通络散结也。

　　《温病条辨》以全蝎入牛肉末蒸食,余有偏方以全蝎末入鸡肝内蒸食或烤食,治疗幼儿疳证、虫积有良效,知全蝎可以醒脾胃而养血气,改善身体营养状况,此亦为治疗结核类疾病或多种慢性疾病之重要条件也。

　　贵州李氏用全蝎与川草乌、南星、五灵脂等为蜜丸,名家宝丹,治一切风疾瘫痪,痿痹不仁,口眼㖞斜之证。举凡中风后遗症、尪痹、历节、肌无力、侧索硬化等等,只因风寒痰湿瘀血浸渍肝肾筋骨血脉,以致经络血脉不利,全蝎合以诸雄烈之剂,可以祛寒散风,活血祛痰也。

　　张氏以全蝎、穿山甲与《局方》五积散合方,治疗关节湿气痹痛有定处,虽不甚剧烈,然缠绵难愈,重着麻木。全蝎、穿山甲穿筋透骨,逐湿除风,其药力可以达于骨骱之间,可为五积散使药也。

　　陈氏加味麻杏石甘汤[麻黄、全蝎、蝉衣、细茶叶、钩藤各 3g,羚羊角(磨汁冲服)、生甘草各 1.5g,杏仁(蜜炒)6g,生石膏 9g]治幼儿急性支气管肺炎,症见骤然暴喘咳逆,呼吸短促,鼻翼扇动,腹满胸高,神志昏昧,手足抽搐,唇口苍白,冷汗,体温初期不高,继之渐高,或又下降。此肝经风热夹痰。全蝎祛风痰、定惊搐,又通肺家郁结之络而解毒也。余于喘息性支气管炎呼吸急促,气喘痰鸣,难以平卧,胸闷咯痰困难者,一般止咳定喘方无效者,属风热用麻杏石甘汤加全蝎 3～6g,蝉衣、炙地龙各 10g;属风寒用小青龙汤加全蝎 3～6g,苏子、前胡各 15g,多能迅速降气消痰,止咳平喘。

　　曾治疗带状疱疹灼热疼痛异于寻常,无可忍受,痛不欲生,寒热口苦,整夜难眠,经用抗生素、清热解毒凉血中药无效,其疱疹广泛,颜色发青晦滞,得本院王医生专用方一首(全蝎、当归、桔梗、郁金、丁香、枳壳、青黛、生甘草、怀牛膝、柴胡、赤芍、蝉衣各 10g,桃仁、红花、川芎、生地各 15g,泽泻 20g,车前子 30g,水煎服。又用新鲜马齿苋 500g,青黛 30g 共捣绒外敷疱疹处)3 日后疼痛缓解,1 周后干涩刺痛微痒,已经完全可以忍受,大部分疱疹消退。此或湿热毒阻滞脉络,亦厥阴血分病证也。

　　方氏治病毒性脑炎嗜睡头痛,发热抽搐,用全蝎、蜈蚣、地龙、黄连、大黄、枳实、黄芩等为方;许氏用白虎汤加全蝎治乙型脑炎高热灼手,口渴引饮,头痛呕吐,嗜睡昏迷,惊厥抽搐。知全蝎所治惊风,非仅限于幼儿惊厥,或痫证之抽搐。更用于瘟疫温毒之气营两燔,闭窍动风者。

　　全蝎药材多以盐腌制,故用时须以清水漂去盐质,晒干或微火焙干,且不必去头、足、尾以全药性也。

　　陈氏清凉蜈蚣散(蜈蚣、全蝎为细末,每服2～3g,生地30g煎汤送服,每日3次。)主治中风偏瘫或中风口眼㖞斜等证,因全蝎、蜈蚣辛温略燥,长期服用常致咽部及口腔黏膜干燥紧涩,甚或发麻不仁,今佐生地一味,甘寒滋阴养血,且善通血痹,亦活血化瘀良药,可抑制全蝎、蜈蚣等药之毒副作用。

12. 马钱子

"散血热,消肿毒,治痈疽恶疮。"(《中药志》)

马钱子味极苦,毒性剧烈,内服当特别谨慎,中毒轻者可致四肢肌肉痉挛,重则致命也。

本品归肝、胃经。可治咽喉痹痛、痈疽肿毒、跌仆骨折、风痹疼痛、面神经麻痹、重症肌无力、结核性疾病等。

考传统炮制方法:先将其细火微沸煮 8 小时,剥去外皮切薄片,晾干后又置砂锅内细火拌炒至棕褐色;或先用水泡半月去皮切片,再用香油炸 30 分钟至焦黄色,手触即碎,研末使用。马钱子经此炮制,药性已失大半矣。余偶得民间医炮制法供参考:马钱子清水浸泡至软,去皮切片晾干,继以润湿新挖黄土,铁锅内拌炒至棕褐色,取出过筛研细待用。因减去久煮过程,黄土甘润和阴阳,解百毒,尤能解火热之毒,用之炒制马钱子,既去燥热火毒,又存其固有之药性。据余观察此法,可省药材一半,药力反而有增也。

《外科全生集》小金丹以马钱子为主药,化痰祛湿,祛瘀通络,治流注、痰核、瘰疬、乳岩、横痃、贴骨疽、蟮瘭头等病证,今之多种恶性肿瘤,皆因痰毒瘀血结滞脏腑气血所致,马钱子与多种活血散结,解毒攻毒药内服外用,似有一定疗效也。新方神农丸以之配全蝎、穿山甲、雄黄等用治消化道癌、鼻咽癌、乳腺癌;配露蜂房、急性子、僵蚕用治食道癌、胃癌、肝癌、肺癌;配蜈蚣、紫草、雄黄研末调麻油外敷可治皮肤癌。

《救生苦海》以制马钱子、山芝麻、制乳香各 5 钱,穿山甲(炒)1 两,研末每服 1 钱,酒下,虚弱者半量服之,服后避风,治痈疽初起,跌仆损伤,风痹疼痛。

贵州石氏跳骨丹:马钱子、全枳实各 60g,滇三七、朱血竭各 7.5g,岩乳香 15g。

马钱子、枳实分别用童便浸泡,每日换 1 次,春日泡 5 天,夏日泡 4 天,秋日泡 7 天,冬日泡 10 天。童便浸泡好后,切片烤脆,与余药共研细末,壮年体强者每次服 3g,体弱者 2.1g,未满 10 岁者 0.9g,酒或淡酒送服。服药后忌风,宜睡前服。孕妇忌服。

跳骨丹治跌打损伤后筋伤骨断,能续筋接骨,骨体小者能使之自然跳拢接合,亦可用于一般伤损、风湿痹痛、拘挛麻木以及肢体瘫痪、神经麻痹等证。本方破气行积,开通经络,活血散瘀,消肿定痛,童便浸泡则滋阴降火,止血散瘀,可减马钱子毒性,并增其药效。

清宫九分散活血化瘀,力大功专,主治跌打损伤,伤筋动骨,红肿疼痛等证。仿九分散新方:土鳖虫、全蝎、制乳香、制没药、生甘草、苍术、川牛膝、麻黄、自然铜各 360g,制马钱子(传统炮制法 3000g,黄土拌炒法 1500~2000g)。

全部药材混而粉碎之,分装胶囊,每粒含药末 0.3g。

主治:①跌仆损伤。无论是否伤筋动骨,若疼痛明显,本方可以化瘀止痛,多种骨折所致剧烈疼痛与肿胀皆可服用,每次黄酒送服 3 粒,每天 3 次。

②多种风湿性关节炎、类风湿性关节炎、强直性脊柱炎,以寒痹及痛痹为表现者,服法同上。

③腰椎间盘突出症。晚上临睡前服 5 粒,黄酒加温开水送服,此后每晚增加 1 粒,最多不超过 10 粒。若有腰痛加重或腰背部紧而发麻反应,则不宜再加药量,药后静卧,不多饮水,连用 2 周为 1 疗程,每 1 疗程间宜停药 3 天。若病情缓解,则每晚减服 1~2 粒,至 3 粒则不再减量,再服 2~3 周以固疗效。

又本方亦治脑血管意外后遗偏瘫、失语、记忆力减退等证,慢性腰肌劳损、乳腺癌及食道癌等病证,亦有一定效用。

余治癫痫用下方:制马钱子、丹参、石菖蒲、朱砂各 20g,白矾 100g,为散剂,每服 1.5g,每日 3 次,可减常服镇静剂半数之量。或与马钱子通络散结,祛脏腑脑络之风湿痰毒有关。

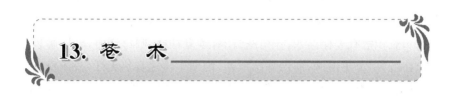

13. 苍 术

"燥土利水,泄饮消痰,行瘀开郁去满,化癖除癥,理气吞酸去腐,辟山川瘴疠,起筋骨之痿软,回溲溺之混浊。"(《玉楸药解》)

《本经》白术、苍术未分,故后世注白术多兼附苍术。其实二者药性功用大有差异。白术守而不走,苍术走而不守;白术善补,苍术善行;消谷纳食,止呕住泄二者略同,而泻水开郁,泻饮消痰,辟山岚瘴疠,起筋骨湿热痿软,去肚腹胀满,则苍术独长。苍术不能止汗,反能发汗,然能透发湿热而止湿温之汗,不能除气虚内伤之热而能除湿郁之热,久服则耗气伤津,与白术大异也。然二者相须而用,又是临床对药。

苍术所主治者,湿温、泄泻、痢疾、水肿、臌胀、黄疸、痰饮、痹证、痈疽、疮疡等证不胜枚举,举凡燥湿化浊,清热利湿,利水化湿,宣散湿浊之种种方法,苍术皆可运用其中,其用也广泛。余意苍术药用之效,可以一"湿"字统而言之。

九味羌活汤、大羌活汤治恶寒发热,肌表无汗,头痛身困项强,肢体酸楚疼痛类证,常见于寻常之感冒,也见于疫病之寒湿外束,热毒内蕴者。苍术发汗解表、祛风胜湿也;白虎加苍术汤,苍术去困阻中焦、弥漫三焦之湿浊也,也用治风湿热痹,关节红肿者。

慢性肝炎缠绵难愈,黄疸黯滞,脘闷胸痛,转氨酶居高不降,苦寒药无效者,必当辛开苦降,泻满消痞。余常用下方取稳定之效:苍术12g,茵陈15g,茯苓15g,车前仁15g,白茅根30g,竹叶10g,炒山楂15g,炒神曲12g,葛根20g,苏梗10g,黄芩10g。本方运化脾胃,务使湿热自中焦而下焦,从小便徐徐而去。

二妙散治湿热走注,筋骨疼痛,或湿热下注,下部湿疮,以及湿热成痿等证;《医学正传》三妙丸(非仅黄柏、苍术、川牛膝之三妙丸):苍术 4 两,黄柏 2 两,川牛膝、当归尾、草薢、防己、龟板各 1 两,酒煮面糊为丸如梧子大,每服百丸,空心姜盐汤下。治两足湿痹疼痛如火燎,从足跗热起,渐至腰胯,或麻痹痿软。皆是湿气为病,故重用苍术也。

五积散有姜桂温寒,桂芍调营卫,苓夏祛痰,归芎活血,麻桂解表,枳朴行气,姜枣健脾,所治外感风寒,内伤生冷之身热无汗,头痛身疼,项背拘急,胸满恶食,呕吐腹痛,以及妇女血气不和,月经失调等数十种病证。苍术用量独重于他药七、八倍者,乃因寒、食、气、血、痰五积之所成者,总为湿邪困扰,故重用苍术统治之。

《丹溪心法》越鞠丸主治气、血、痰、火、湿、食诸郁,胸膈痞闷,吞酸呕吐,饮食不消,五味药虽等分,然无苍术之燥湿健脾,则香附开郁、川芎治血、神曲消食、栀子清热之药效未必相应。只因湿阻脾胃,气机不畅,升降失常,诸邪始相因郁滞也。

素体阳气不足,腠理空虚,风寒湿邪流注经络,血瘀阻滞,痹证乃成。苍术加于祛风通络,散寒除湿方中,可治风湿性、类风湿性关节炎之属风寒湿痹者。若久蕴化热,局部红肿热痛,苍术加于清热除湿,凉血解毒方中,湿去热清,经络宣通,则热痹自除。若手足四肢麻木,苍术加于甘温养气血方中,可使正气周流,血脉得养,风湿自去也。

贵州方氏有正肠痢疾散(苍术 90g,羌活、杏仁各 60g,制川乌、生甘草、生熟大黄各 30g。沙锅炒诸药微黄,研细末,每服 1.5g,小儿半量。若发热寒冷,另加灯心为引冲服)治一切赤白痢疾,腹中滞痛,里急后重。一切痢疾者,非限于虚寒久痢,凡疫毒所感,体内多有湿热或寒湿蕴遏以内应,大肠运化失司,热毒与寒湿相搏结。苍术等药气味雄烈,辟时疫秽恶浊邪,以胜四时不正之气也。

外感风寒,内伤湿滞,《局方》藿香正气散,《医方考》六和汤皆有效验。余常更加苍术 10 数克,则二方解表化湿,理气和中之力更佳,或因吾黔中湿邪偏盛也。

石氏有万应膏秘方(苍术 100g,川乌、草乌、乳香、没药、白芷各 30g,血余 20g,黄丹 600g,麻油或桐油 300g。各药文火烤脆、研粉,先以麻油或桐油、血余置铁锅内文火细熬,待血余油中化净后,起铁锅,先下黄丹一半,搅匀后下药粉,又搅拌,下所余黄丹粉入药,反复调和匀净成药膏,皮纸上摊匀成"万应膏"。文火烤润后贴患处。)适用一般寒湿下注,气血瘀滞,脉道不通诸如冻疮溃烂、痈疽疮毒、关节疼痛、慢性下肢溃疡、慢性骨髓炎、慢性脉管炎等虚寒之证。

　　因读《仁斋直指方》"脾精不禁，小便漏浊淋不止，腰背酸痛，宜用苍术以敛脾精，精生于谷故也"等语，余治糖尿病消渴方中，每加苍术10数克。然无二冬、玉竹、山药、人参、虎杖、元参、生地、山萸肉等清热养阴益气，则苍术并不能敛脾精也，且生燥气不利于糖尿病等燥热、虚热病证。《本草经疏》曰："凡病属阴虚血少，精不足，内热骨蒸，口干唇燥，咳嗽吐痰，吐血，鼻衄，咽塞，便秘滞下者，法咸忌之。肝肾有动气者勿服"。此之谓也。

14. 紫　珠

"解诸毒物、痈疽、喉痹、毒肿、下瘘、蛇虺、虫螫、狂犬毒,汁洗疮肿,除血长肤。"(《本草拾遗》)

"对食道静脉出血、肠胃溃疡出血、鼻衄、创伤出血、肺出血、以及拔牙出血均有良效。"(《中国药植图鉴》)

紫珠性平微涩,余临床所用者,仅止血一证而已。

治胃肠出血,紫珠叶研末冷开水调服或水煎代茶常饮;治咯血、衄血,紫珠草研末调鸡蛋清服;治创伤出血,干、鲜紫珠草研末或捣绒外敷;跌打内伤出血,鲜紫珠叶与实各 2 两、冰糖 1 两开水炖服。

余以新鲜紫珠或干燥药材切碎,置大锅中浸半日,煎煮去渣浓缩成膏状,再以适量紫珠干燥粉末掺入拌匀烘干成块,粉碎后装瓷瓶备用。每 1g 成品相当于 35g 药材。视出血情况之轻重缓急,每次用紫珠制剂 2～4g,温开水溶后冲服,每天数次。临床用于食管静脉出血、胃肠溃疡出血、肺及支气管出血、鼻出血、妇科出血及各种不明原因出血。特别对于急性大量出血者,其良好止血效果非他药可比,药力甚宏,可谓止血第一药也。

考历来医家对紫珠止血作用少有重视,历来本草均少记载,本省各家中医药专门机构均未备售此药。然现代药理对其研究较为深入,已知其具收缩血管,促进血小板之凝聚,并降低血管通透性,促进血液凝固等重要止血机理。西医临床观察,或用干燥粉剂,或用提取溶液,或用煎剂、片剂或注射剂等,对多种疾病所致咯血、呕血、衄血、牙龈出血、尿血、便血、功能失调性子宫出血、外伤出血以及各种手术创面渗血等,均有良好止血效果,对小动脉之破损尤有迅速止血效果,故对消化道、呼吸道之较大出血疗效最佳,亦未见任何毒副作用也。

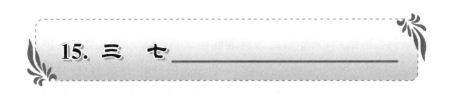

"和营止血,通脉行瘀,行瘀血而敛新血。"(《玉楸药解》)

三七味甘微苦,一般谓其微温,然常人服之数载,亦未觉其温热。性平无毒,入阳明、厥阴经,乃重要止血散瘀,消肿定痛药。

云南著名老中医李继昌制英雄独一丹极有特色,类云南白药组方,三七为君药:三七、重楼各90g,大血藤150g,金铁锁、藏红花各6g,制兰花小草乌3g,紫金龙15g共研极细末,每服1.5g,每日3次,用于热毒痰湿壅遏,以致气血郁滞,或为疼痛,或为出血,或为肿块,或壅脓不溃。三七运行气血,祛瘀散结,血气调和通畅,病即向愈也。贵州威宁一带有方类此独一丹:三七90g,重楼244g,金铁锁45g,草乌48g,藜芦7g,独活24g,研末每服1.5g,所治跌打损伤、外伤出血、子宫出血、胃出血。

《集简方》治吐血、衄血:三七1钱自嚼,米汤送下;治赤痢血痢:三七3钱研末,米泔水调服;治大肠下血:三七末淡白酒调1～2钱服;治产后血多,三七末米汤服1钱。

《回生集》军门止血方治外创流血不止:三七、白蜡、乳香、降香、血竭、五倍子、牡蛎各等分不经火,为末外敷之。

《医学衷中参西录》化血丹,治咯血兼治吐衄,理瘀血及二便下血:三七2钱、花蕊石3钱,血余1钱(煅存性),研细末,分两次开水送服。

外伤晕厥,总因剧痛、惊恐、失血、瘀滞、气闭或直接伤及元神,振荡脑部所致阴阳气不相顺接者,贵州伤科名家所用诸方,多以三七为君,辅以他药每收行气化瘀、固元镇痛、醒脑安神、凉血止血之效也。

三七合以血府逐瘀汤用治冠心病心前区剧痛,固定不移,胸闷心悸,短气喘息,面色青紫,六脉实牢之心脉瘀阻;若胸痛遇寒加重,口唇发绀,四肢厥冷,神疲少力,参附汤中,可加三七温阳通痹、活血化瘀;

若胸痛少气无力，或烦躁汗出，脉结代，多心之气阴不足，心脉瘀阻，炙甘草汤、薯蓣丸加三七阴阳两补、血气并调。

80 余年前，先父玉书公即认为人之衰老，渐生瘀血为害，三七活血化瘀而推陈致新，常年服之为保健养生之第一方。惟因当年人多贫穷，三七稀有精贵，小康之家也未必可以常服，而所能服者，确有益寿延年良效。余上世纪 80 年代始即用三七于中年后身体状况一般或略显虚弱之人，常年不断服食，有显著改善体质，去病延年效果。有数例连续服用 20 余年，累积服三七近百斤，如今 90 高龄，精神饱满乐观，记忆思维清晰，四肢关节自如，皮肤细密润泽，生活完全自理，心肺肝肾功能及各项生化检查正常。常年服用三七，未见毒副作用，与现代药理研究评价结果一致也。

若有脑血管疾病，血压偏高者，或眼底瘀血者，三七与天麻同服；冠心病者，与西洋参同服；老年痴呆倾向者，与还少丹同服；慢性肝病，与醋炙鳖甲研末同服；老年皮肤瘙痒、慢性便秘，与生熟火麻仁同服；慢性胃病，与补中益气汤、四君子汤、黄芪建中汤同服；痰浊重者可与川贝粉或三子养亲汤同服。

药名索引